# あぶない抗ガン剤

やはり、抗ガン剤で殺される

船瀬俊介

共栄書房

あぶない抗ガン剤——やはり、抗ガン剤で殺される◆目次

# 第4章　悪魔の抗ガン剤
## ――猛毒性の数々を知ってください　83

## 第9章　現代の〝黒魔術〟ガン治療

## 第11章 「ガンは全身病、食事で治せる」(ゲルソン博士)
### ——良い食事で、体内の治癒力は最大となる 333

# まえがき

## ●愛するひとと、あなたのために……

この本を、手にとっていただき、ありがとうございます。

お手にとられたのは、わけがあるはずです。

おそらく、あなたの身近なひと、愛するひとに、ガンと告知されたかたが、いるのではないでしょうか？

そして、お医者さんから、抗ガン剤治療をすすめられて、迷っている……。

その不安な気持ちが、伝わってくる思いがします。

もしかしたら、ガンと告げられたのは、あなた自身かもしれませんね。

……迷いや、不安や、恐怖はとうぜんです。

この本は、そんなあなたのような方のために、まとめたのです。

まず、心をしずめて、ページをめくってください。

この本には、あなたが、エッとおどろくことも、書いています。

これまでテレビや新聞などで、知っていたこと、聞いていたこととは、まったく異なることが、つぎつぎに出てきて戸惑われると思います。

## ●「猛毒で抗ガン物質」（厚労省技官）

たとえば――

わたしが取材した厚労省・抗ガン剤の担当技官は、こうハッキリ答えています。

「抗ガン剤がガンを治せないのは常識です」「それは、大変な毒物です」「投与された大変大勢のかたが亡くなっています」

あなたは、息が止まるほど、おどろかれたはずです。さらに、技官はこう答えています。

「抗ガン剤は、大変な発ガン物質で、新しいガンができた方が大変大勢います」

監督官庁の責任者が「抗ガン剤は超猛毒で、ガンを治せず、その毒で大勢のガン患者が死んでいる」とハッキリ証言したのです。

さらに、「抗ガン剤は強い発ガン性で、患者に新しいガンを多発させている」と認めました。

あなたは、頭をふるでしょう。「そんなことテレビも新聞も一言もいってない！」

マスコミが、ほんとうのことを、言えない、書けない。

その理由も、本書で明かしました。

## ●海外は脱三大療法でガン死減少

ページを開くと、あなたは、おどろくべき事実を知ることになります。

この二〇年ほど、海外では、ガン死亡率が急速に減りつつあります。

そして、ただ日本だけが、ガン死亡率が急増しているのです。

海外では、ガン死が減り、日本だけ増えている！

これは、いったいどういうことでしょう？

理由は、ただひとつ。

海外では抗ガン剤などそれまでのガン治療から自然な食事療法などにシフトしているからです。

日本では、いまだガンと告知され、病院にいくと、三大療法（抗ガン剤、放射線、手術）、が強制されます。

しかし、海外のひとびとは、気づき始めたのです。

「抗ガン剤などが、ガンを悪化させ、患者を死なせている」


**〝殺される〟とわかっている治療を選ぶ患者はいません。**

**〝死なせる〟とわかっている治療を選ぶ医者もいません。**


厚労省技官の証言は、正しかったのです。

## ●ガン死八割は治療の副作用死

だから、海外では、抗ガン剤、放射線、手術ばなれが、急速に進んでいます。

とくに、欧米では、脱・抗ガン剤の動きが急です。

そして、これらの国々では、ガン死亡率は急減しているのです。

日本の某国立大・臨床調査があります。

「ガン死者八〇%は、ガン治療で死亡している」という衝撃事実です。

あなたの胸は、悲しみと悔しさで、かき乱されるでしょう。

ガンで〝亡くなった〟とされた、愛するあのひとは、抗ガン剤などで〝殺された〟のです。

海外で、ガン死亡率が急減しているのは、これら〝殺人治療〟ばなれで救われているからです。

日本で、ガン死亡率が急増しているのは、いまだ〝殺人治療〟にすがり殺されているからです。

めざめてください。愛するひとのために、あなた自身のためにも――。

……胸を、ひきさかれるほどの
悲しみを二度と、くり返さないためにも
ページを開いてください。

# 第1章

# すでに抗ガン剤〝毒殺〟医療は終わっている

## ――日本は、抗ガン剤二〇倍、手術一七倍の狂気

## 脱・抗ガン剤は、もう世界の常識です

### ●米国はガン死急減、日本は急増

**世界では、ガン死亡率は下がり続けている。**
**日本では、ガン死亡率は上がり続けている。**

その最大の理由が、抗ガン剤なのです。

現在、世界のガン治療の「常識」は、脱抗ガン剤（ケモセラピー）です。

そして、代替医療へのシフトです。

その典型が、欧米諸国の激変です。

図1―1は、米国、英国、ドイツ、スイス、フランスと日本のガン死亡率の変化です。

アメリカやヨーロッパでは一九九〇年代をピークに、急激にガン死亡率が減少しています。

他方、日本は正反対に、ガン死亡率は急増しています。とくに、男性のガン死亡率の急増には、恐怖をおぼえるほどです。

欧米で、なぜ、ガン死が急速に減っているのでしょう？

それは、日本のようなガン治療をしなくなったからです。

ガンと診断されても、抗ガン剤や放射線を使わなくなった。そして、代替医療を積極的に行う。その結果、近年、急速にガン死亡率が減り始めているのです。

## ●デヴュタ証言で代替医療にシフト

海外では、このようにガン治療に、新しい風が吹き始めています。

アメリカのガン治療を激変させたのが、一九八五年、米国立ガン研究所（ＮＣＩ）のデヴュタ

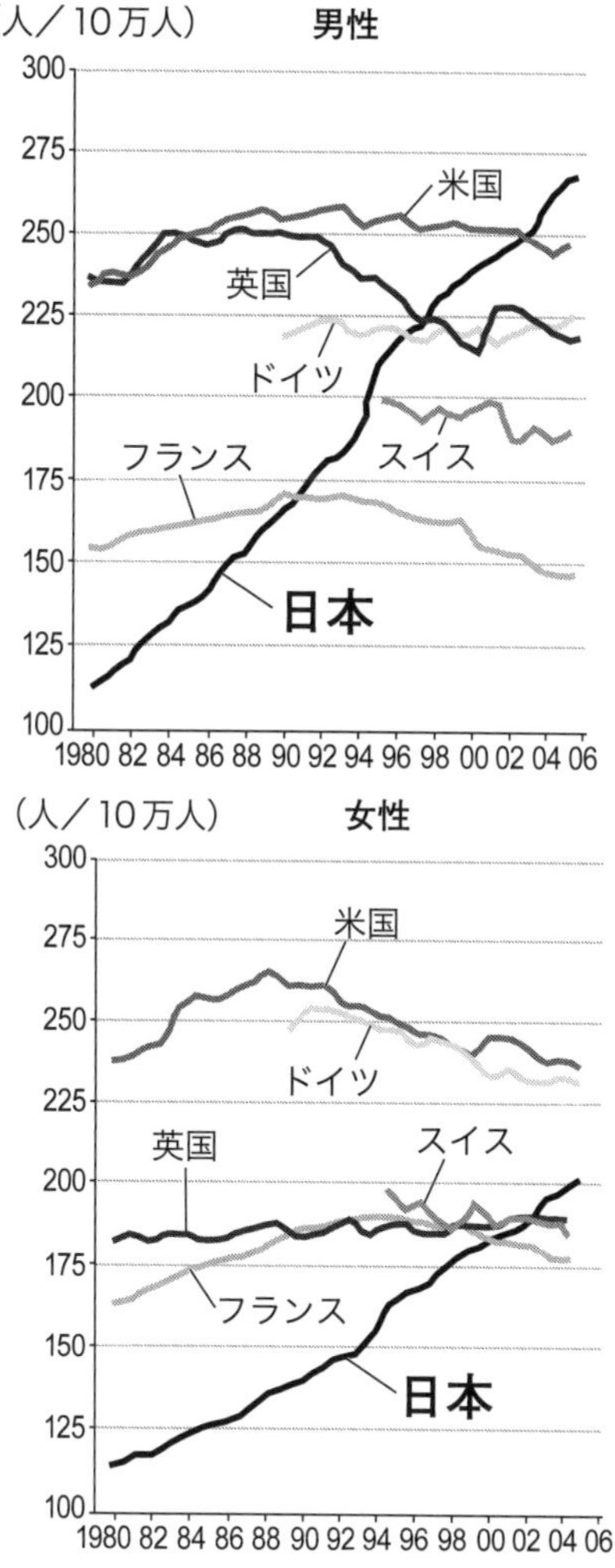


WHO HP statistics Number and rates of registered deaths

図１－１　先進国と日本のガン死亡率変化。海外は減少、日本だけ増加。（男女別、WHO（世界保健機構）統計資料）

■欧米はガン死が減少、日本だけ急増とは!?

■超猛毒抗ガン剤等で殺され続ける悲劇……

図1－2
■アメリカは代替療法でガン激減、日本は抗ガン剤で激増！

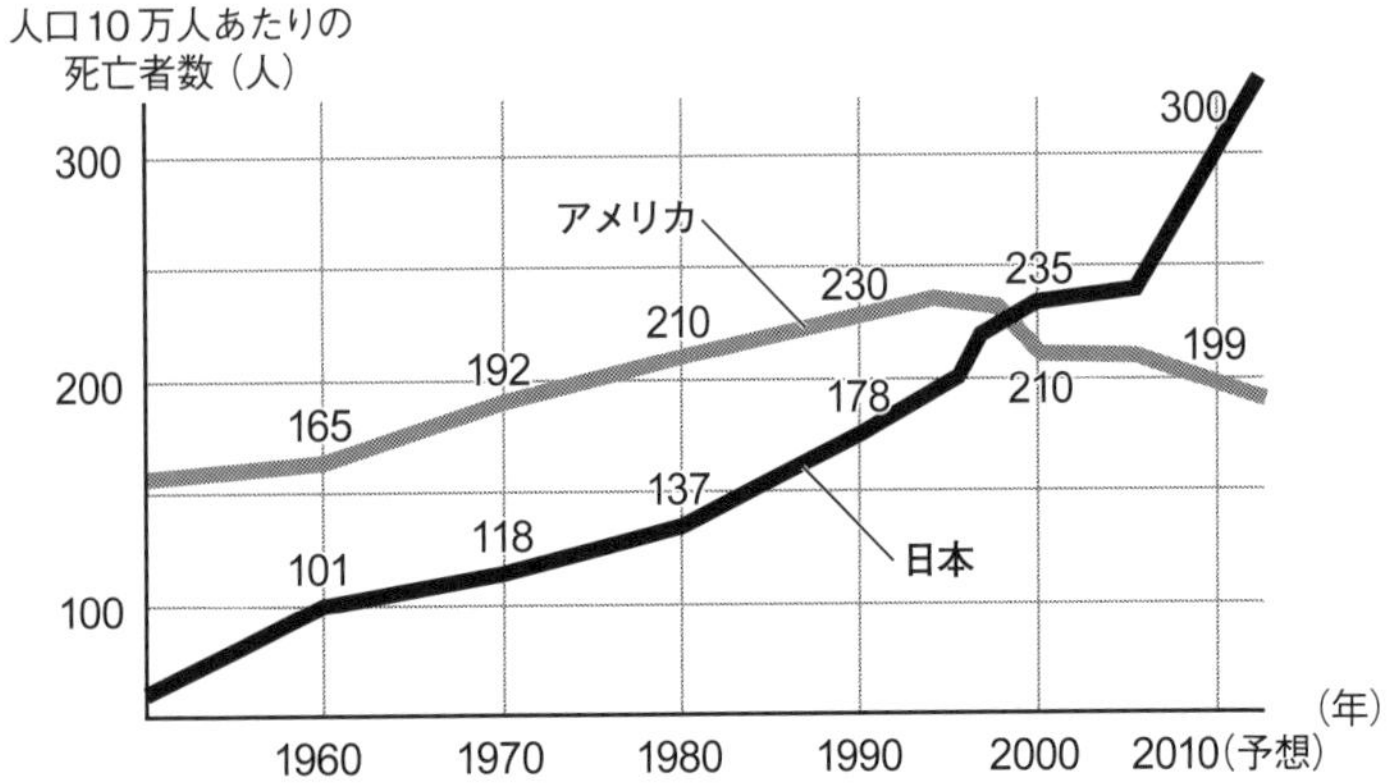


出典：厚生労働省　平成26年度人口動態調査
米国国立がん研究所　SEER Cancer Statics Review 1975-2012より

証言です。

デヴュタ博士は、こう断言したのです。

「……抗ガン剤をいくら投与しても、ガン細胞はみずからの遺伝子（ADG）を変化させ、抗ガン剤の毒性に耐性を獲得し、無力化してしまう」「さらに、抗ガン剤はガンと闘うリンパ球（免疫細胞）の製造機能を徹底的に攻撃するため、抗ガン剤の投与は、かえってガンを増殖させることが判った」（米議会証言より）

日本では、この衝撃証言は完全にマスコミから黙殺、抹殺されました。

しかし、アメリカでは、このデヴュタ証言をきっかけに、脱・抗ガン剤の動きが始まったのです。

それは、代替医療へのシフトです。

図1―2を見てください。

アメリカと日本のガン死亡率の変化です。

アメリカは一九九〇年代半ばから、急にガン死が減り始めています。そして、日本は逆に急増しています。アメリカでガン死が急減したのは、抗ガン剤等を止めたからです。そして、自然な代替医療にシフトしたため、ガンから救われる人々が増えたのです。

日本だけアメリカを追い越して、ガン死者が激増を続けている理由はただ一つ。

超猛毒の抗ガン剤、超有毒な放射線、そして無惨な手術という三大療法の〝虐殺〟が、より加速されているのです。

## ●日本だけ抗ガン剤、放射線漬け

「……アメリカは代替医療の発展と理解により、ガンによる死亡率が減少する――と、日本とは、真逆の道を歩むことになる」（ブログ『バカ医者に殺されない健康知識』）

それに続き、NCIは『ガンの病因学』という数千ページの報告書を発表。そこで「抗ガン剤はガンに無力なだけでなく、強烈な発ガン性があり、他の臓器に新たなガンを作る発ガン剤でしかない」と断定。さらに「放射線治療も免疫細胞を減少させるため、抗ガン剤より致死率が高い」と警告しています。

しかし、この衝撃報告も、日本のマスコミは徹底的に隠蔽《いんぺい》した。

「……世界のガン治療が、大きく代替医療に舵《かじ》をとり、生存率がどんどん高まるなか、なぜ日本だけが五〇年遅れといわれる、生存率の低いガン治療を続けているのだろうか？」

「また、日本の医師の多くが『もし自分や家族がガンにかかったとしても、抗ガン剤や放射線治

療を行わない』と、言い切るのは、なぜだろうか？」（同ブログ）

答えは、カンタンである。

〝かれら〟は、抗ガン剤が、患者を毒殺するだけのたんなる猛毒であることを知っているからだ。放射線が、抗ガン剤以上に致死率が高いことを知っているからだ。

だから、自分にも、家族にも、ぜったいに受けさせない。

そして、ガン患者が来たら、嬉々として、これら〝惨殺〟処置をほどこすのである。

こうして、無知な患者は、抗ガン剤漬け、放射線漬けの、地獄にひきずりこまれる。

いまや、日本は世界でも有数の〝抗ガン剤消費国〟になっている。

世界で使われなくなった猛毒抗ガン剤が、怒濤のように、山のように日本に殺到している。ガン死亡率が、日本だけ激増しているのも、あたりまえ……。

## ●無知は罪である、知らぬが仏

海外と日本で、どうしてこれほどの開きができたのだろう？

その理由も、また明快である。日本のテレビ、新聞は〝洗脳〟装置だからだ。

さらに、教育も〝洗脳〟システムである。その正体は〝狂育〟なのだ。

さらに、日本人は、〝正直〟の上に、馬鹿がいくつも乗っかっている。

そして、大きな情報ほど、無邪気に信じ込む。

新聞は真実を伝え、テレビは真実を言い、医者は真摯《しんし》に治療している……と、思っている。

まさに――無知は罪であり、知ろうとしないことは、さらに深い罪――なのです。
「知らぬが仏」とは、「知らないうちに、仏にされる」という意味なのです。
気づいてください……。

## ●脱・抗ガン剤は大きなトレンド

他方、欧米では、デヴュタ証言の衝撃以来、代替医療へのシフトが急速に進んでいる。
アメリカ政府機関ですら代替医療を推奨している。
「抗ガン剤は無力かつ有害、それに比べて代替医療は末期ガンにも大きな成果を上げている。代替医療こそ研究されるべきである」（ＯＴＡ報告）
こうして、世界のガン治療では、脱・抗ガン剤（ケモセラピー）が、大きな潮流（トレンド）となっているのです。
「……世界では、ガン三大療法以外の代替医療が数多く行われており、驚くべき治癒率を上げている。南米メキシコにあるサンタモニカ病院やオアシス・オブ・ホープ病院などでは、末期ガン患者の五年生存率が、驚くべき成果をあげ、世界中から多くの医師が見学に訪れている。しかも、初期・中期レベルにおいては、さらに驚くべき成果を出している」（同ブログ）
他方、日本では、ガン患者を救おうと代替医療を行った医師、治療師が、つぎつぎに逮捕されている……。
わが国は、背筋のふるえるほど、恐ろしいクニに成り下がってしまった。

## 日本だけガン死亡率が急増している

### ●先進国は脱三大療法に向かう

先進諸国で日本だけが、〝ガン死亡率〟が上昇している……ように、見える。

正しくは、抗ガン剤、放射線、手術の重大副作用による死亡率が上昇しているにすぎない。

アメリカやカナダなど、欧米諸国は抗ガン剤や放射線治療から抜け出した!

そして、世界で日本だけが、ガン死亡率が上昇し続けている!

これは、〝闇の勢力〟に支配されている新聞やテレビでは、絶対に伝えられない情報です。

つまり、ガン死亡者を減らすことに、諸外国は成功しつつある。

日本は、まったくちがう。

たとえば、カナダにくらべて、抗ガン剤は二〇倍、手術は一七倍も多い。これは、わたしが『抗ガン剤で殺される』(拙著、花伝社)で指摘した事実。二〇〇五年の時点でも、これだけの格差があったのです。

現在では、さらに格差は広がっているはずです。

あなたは仰天でしょう。

## ●二二%が無治療、抗ガン剤は五%！

カナダでは、医者自身が望む治療を、患者に施すのが一般的という（同書）。

患者の立場に立って治療法を選択する。

カナダの医学界がまともなのです。しかし、日本ではそうではない。

患者の苦しみも、都合も、知ったことか。まず、最優先されるのが、病院の経営である。

高い抗ガン剤をバンバン患者に打って、売り上げを伸ばすのが〝いい医者〟なのだ。

患者が苦しんで、のたうちまわろうが悶絶して死のうが、そんなことは知ったことではない。

以下は、患者本意のカナダでの例――。

「肺ガンは３Ａ期。軽い疲労感以外に症状はない。手術は可能。さて、『……自分がこの患者だったら……』の問いに、なんと『無治療』を望んだ医者が二二%もいた。『手術』を希望した医者は、わずか六%しかいなかった。抗ガン剤の『化学療法』は、それ以下の、たった五%……。つまり、カナダでは、『手術』六%、『抗ガン剤』五%しか、行われないのに、日本では、ほぼ一〇〇%まちがいなく、あなたは『斬られ』、毒を『盛られる』のだ」（同書）

## ●日本は三三倍、抗ガン剤、手術強行

さらに、カナダでは、「手術」と「抗ガン剤」併用を希望した医者は三%しかいない。

しかし、日本では、厚労省作成の「ガン治療マニュアル」には、こう明記。

「治療成績の向上には、化学療法が最も重要な役割を果たす」と強調、推奨されている。

つまり、日本対カナダは……三％対一〇〇％。三三倍も、日本の患者は、危険きわまりない「抗ガン剤」「放射線」のリスクを浴びせられている。

そして、日本だけ〝ガン死者〟が激増している。つまりは、ガン治療という名の、医療過誤による死亡……さらに、わかりやすくいえば、ガン治療という名の虐殺である。

これら事実を知らない日本のガン患者は、超猛毒の抗ガン剤漬け、超危険な放射線、不要な外科手術で、殺され続けている。

## ●治療をしないスウェーデンの選択

スウェーデンでも、ガン治療で「何もしない」選択が、あたりまえになっている。

たとえば、前立腺ガンの患者二二三人を、「まったく治療せず」に平均一〇年間、経過観察した研究がある。報告書によれば、死亡したのは一二四人だが、ガン死だったのは、わずか一九人（八・五％）しかいなかった。

「……よって、研究者たちは『全摘除が標準的な治療法とはいえない』と結論づけている。そして、日本でよく行われる放射線治療も尿道を通した切除も『必要ない』という結論なのだ」（『JAMA』276巻、1992）

以上のような結果から「スウェーデンでの前立腺ガン〝治療〟は、『何もしない』で様子をみるのが、一般的。日本で、抗ガン剤で苦しみ、放射線で火傷《やけど》に耐え、手術で痛い思いをしている前立腺ガン患者は、スウェーデンに〝医療〟亡命したくなるだろう」（『抗ガン剤で殺される』、

前出）

## 日本だけ抗ガン剤で〝ガン死〟が急増

### ●先進国で日本だけの異常現象

ガン治療で患者は、殺されている。欧米では、助かっている……。

図1-1（17ページ）が証明しています。WHO（世界保健機構）統計でも、先進国ではガンによる死亡率は横ばいというより、減少傾向にあることが、わかります。

なのに、日本だけが、男（左）、女（右）ともに、異様に右型上がりで急増しています。

これは、実に不自然な増え方です。

政府は、日本は医療先進国と、胸を張っています。

しかし、ガン死亡率が右肩上がりで急増している国のどこが医療先進国といえるでしょう。

まさに、この図は、日本のみがガン治療後進国であることの恐ろしい証明です。

日本だけ、男女とも、ガン死亡率が急増している理由は、ズバリ、たとえばカナダの二〇倍も抗ガン剤をガン患者に投与している狂気が、最大原因です。

抗ガン剤は「ガンを治せず、猛毒でガン患者を死なせている」「猛烈な発ガン物質なので、さらにガンを多発させる」

厚労省の抗ガン剤担当技官の言葉を、思い出してください（参照12ページ）。

また、カナダの一七倍というガン手術の突出ぶりも、ガン死亡率急増の元凶であることは、まちがいありません。

はやくいえば、ガン治療が、日本人のガン患者死亡率を爆発的に高めているのです。

## なぜ、日本だけガン死が急増しているのか？

### ●米国は代替医療を国家計画に

日本のガン治療は、アメリカより二〇年以上遅れている。

これは、もはや常識です。

アメリカでは、一九六五年頃から、心臓病の死亡率が急激に減っています（図1−3）。

脳卒中なども同様に、減っていることに注目してください。

さらに、ガン死亡率も一九九〇年をピークに上昇から下降に転じ、減り続けています。

病人大国といわれるアメリカで、この変化はいったい、どういうことでしょう？

その理由は――

「……アメリカが、三〇年くらい前から、放射線治療・抗ガン剤治療・手術などの三大療法から脱しはじめて、食事、健康食品、東洋医学、瞑想、音楽療法などをはじめとした、『代替医療』の比重を高くすることを、国家プロジェクトとして、行ったためのようです」（ブログ・るいネット）

## ■病人大国アメリカは食事改善、脱抗ガン剤で健康大国へ

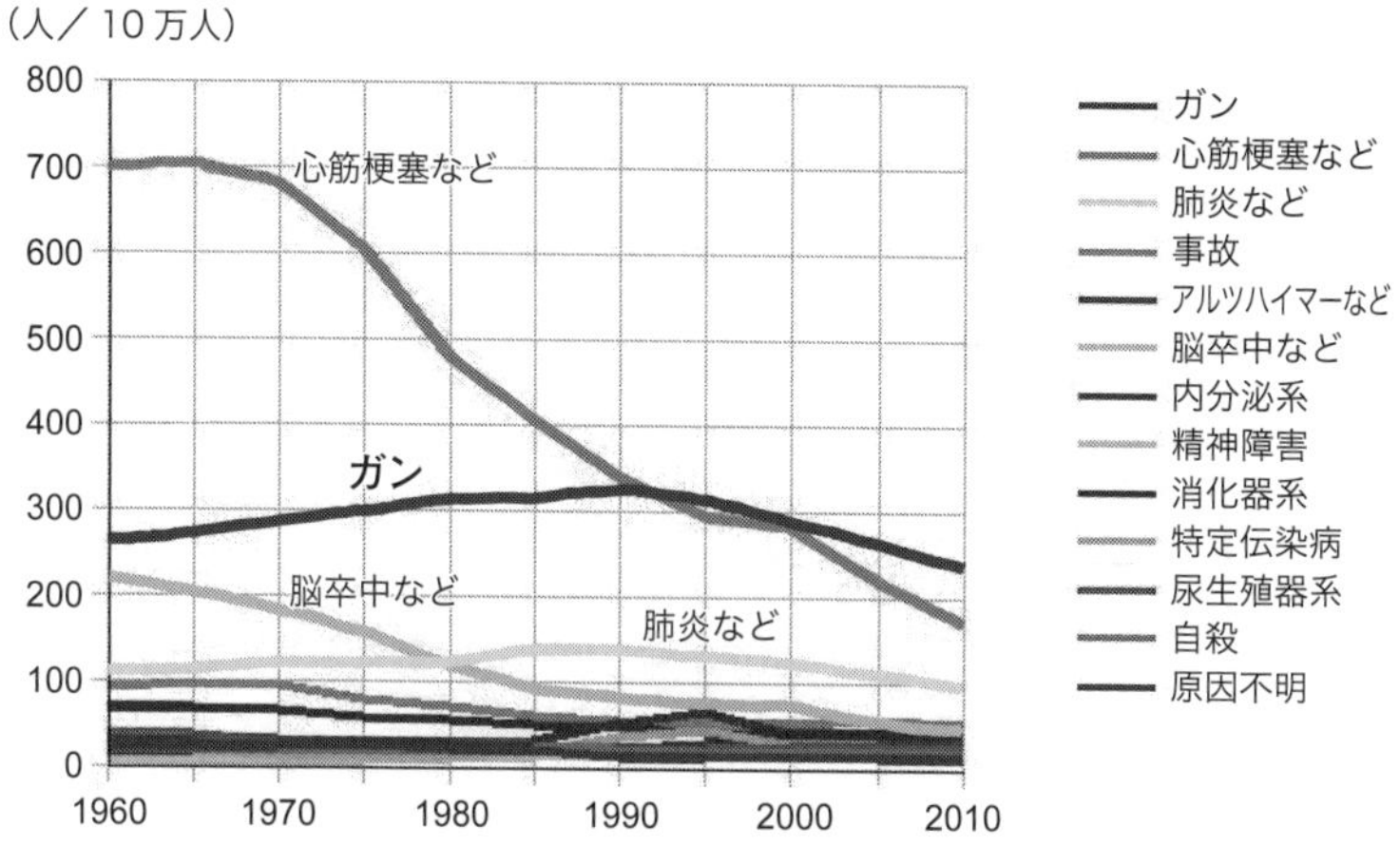


図１－３　『アメリカ標準化死亡率の推移（男性）ＯＥＣＤ加盟国比較

そのきっかけとなったのは、まちがいなく一九七七年マクガバン報告、一九八五年デヴュタ証言（前出）、一九八八年ＮＣＩ報告（抗ガン剤の発ガン性指摘）……など、一連のガン治療否定の出来事でしょう。

ＷＨＯ（世界保健機構）ですら今や、治療に「医学的根拠がある」ことを認めてガンの代替医療を列挙し、推奨しています。

（１）栄養免疫学を背景とした食事療法
（２）機能性食品などサプリメント療法
（３）ストレスを減らし免疫力を高める心理療法
（４）東洋医学（漢方・鍼灸《しんきゅう》・気功など）
（５）インド医学（アーユルヴェーダ）

ＷＨＯですら勧めているこれら有効な代替医療を、日本の厚労省は勧めているでしょうか？　否《いな》です。

日本のガン治療を行っている医師たちは、勧めているでしょうか？

否です。

ただの、受験マシーン、記憶ロボットの彼らの頭のなかには、医学部ですりこまれた三大療法以外は、存在しない。ストーン・ヘッド……つまり、石頭というのは、彼らのカチカチに固まった脳味噌をいうのです。

こうして、日本のガン治療は、アメリカよりも二〇年以上も遅れをとってしまいました。

## ●あなたは何を情報源とすべきか

現在、アメリカでは、約六〇％の医師が代替医療を推奨している、という。

その結果、抗ガン剤や放射線治療から抜け出し、ガン死亡者を減らすことにアメリカは成功しているのです。

日本は、まったく逆です。

テレビ、新聞、雑誌などは、巨大スポンサー・製薬会社の圧力で、抗ガン剤批判は絶対タブー。政府自民党の巨大スポンサーも製薬会社。だから、厚労省こそ、医療マフィアの中央司令本部なのです。大学医学部は、まさに〝洗脳〟装置そのもの。だから教育（狂育）に期待するのは、はじめからムリです。

### ●学生は記憶ロボット、医者は薬販売ロボット

彼ら、医師たちは、みずからが〝医学狂育〟で〝洗脳〟されてきた……という事実にすら気づいていない。

大学医学部は、難関として知られています。偏差値が高くないと、有名大学の医学部には合格できない。これが世間の常識です。しかし、その受験戦争とは、深い思考力をテストするものではない。教科書、参考書を、隅から隅まで〝暗記〟して、それを素早く答案に書ける者だけが、医学部入学の栄冠を勝ち取る。そして、医師国家試験も、まったく同じ。勝負は、暗記力である。

こうして、医師免許を勝ち取った人を、世間は称賛の羨望の眼で見上げる。

「あの人は、頭がいいのね！」

本当に頭がいいのだろうか？　白衣を着て、胸をそびやかしているのは、ただ教科書を必死で、暗記してきた〝記憶ロボット〟にすぎない。

彼は、大学医局や病院勤務の現場で、今度は高価な医薬品の〝販売ロボット〟と化すのである。

## 〝近代医学の父〟ウイルヒョウの深き罪

### ●「生命も機械に過ぎない」と暴論

〝近代医学の父〟と称えられるルドルフ・ウイルヒョウ（一八二一〜一九〇二年）――。彼こそは、まさに黒魔術と化した現代医学の大教皇です。ベルリン大学学長などドイツ医学界の頂点

## ■医学を〝黒魔術〟にしてしまった大罪人

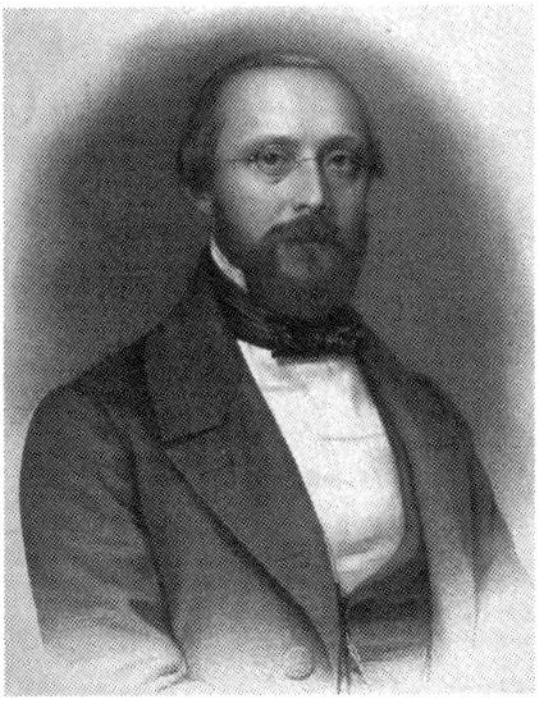

ウイルヒョウ

を究めたこの男は、ただ権力欲、名声欲、金権欲の塊《カタマリ》で、その権勢を欲しいままにしていました。

当時、ドイツでは生命論について「生気論」と「機械論」が対立していました。

「生気論」とは、「生命とは、物理、化学など人智では解明できない神秘的な力（生気）によって支配されている」とする考えです。

医学の祖とされる医聖ヒポクラテス以来、これまでの医師たちは、この「生気論」の立場に立っていました。深遠な生命の神秘に対して、深く畏敬し、清く謙虚だったのです。

これにたいして、当時、英国で勃興した産業革命を背景にして、「機械論」が台頭してきました。つまり「生命とは、結局は精巧な『機械』に過ぎない」と断定する傲慢不遜な理論です。

ウイルヒョウは、その急先鋒でした。

## ●「生気論破れたり！」と勝利宣言

彼は、穏健、謙虚な「生気論」者たちに、論争を挑んだ。

「物理や化学で説明できない『生気』とやらが、存在すると主張するのなら、それを科学的に証明してみよ」

これは、まさに無理難題の極致です。

「科学で説明できない」と言っている相手に対して、それを「科学的に証明しろ」と、吹っかけたのです。

意地が悪いというより、悪辣《あくらつ》です。

意表をついた論法に、「生気論」者は、ただ返答に窮します。

すると、ウイルヒョウらは、それみたことか！　と嘲笑《あざわら》い「『生気論』破れたり！」と、勝手に勝利宣言をしてしまった。

なんとも、得手勝手《えてかって》なやり方があったものです。

「生気論」者は、「機械論」に、負けました……とは、一言もいっていない。

しかし、「機械論」者の方は、勝った、勝ったと、勝手に勢いづいてしまった。

## ●自然治癒力を否定した大ミス！

ウイルヒョウは、得意満面で、こう宣言をしてしまった。

「生命も、所詮《しょせん》は物体にすぎない。モノに自然に治るなどという神秘的な力など、あるわけがない！」

「病気や怪我《けが》を治すのは、われわれ医師であり、医薬であり、医術だ！」

この勝利宣言に、おおいに満足して、拍手を送る勢力がいました。

世界の医療利権をほぼ掌握していたロックフェラー財閥は、「機械論」の勝利を大いに喜び、

〝医学の父〟の称号を、授けたのです。

うやうやしく冠をいただいたウイルヒョウは、ついに、世界医学界の頂点に君臨しました。

しかし、勢いというものは、恐ろしいもので、「『生気論』を打ち負かした！」という高揚感から、彼は、生命の自然治癒力まで、否定してしまった……。

これは、〝医学の父〟の致命的な大ミス！

## 自然治癒力否定の医学は大崩壊する

### ●『医学大辞典』も治癒力を黙殺

あなたは、台所で包丁で指を切った体験は、あるはずです。

あわてて、バンドエイドを貼る。一週間もたつと、切り傷が自然にふさがっている。

一か月もたつと、消えている。いったい、だれが治したのでしょう？

それは、体自身の〝治る力〟が治したのです。

これが、自然治癒力です。

しかし、〝医学の父〟は、しょっぱなから、それを否定してしまった。

だから、近代から現代にいたるまで、医学教育では、いっさい自然治癒力を教えない。

大学の医学部カリキュラムにも「自然治癒力」の講座は、存在しない。

わたしは、医学を批判するためにも現代医学を学ばなくては……と、かつて大枚の一万二〇〇〇円（税別）を払って二六七〇ページの分厚い『医学大辞典』（南山堂）を購入。まっさきに探したのは、「自然治癒力」の項目です。はたして、現代医学は、それをどう解説しているのか？興味津々で、ページをくったが、「ない……！」。驚きました。

## ●悪魔教の現代医学破れたり！

現代医学は、自然治癒力の存在を黙殺している。

〝医学の父〟が存在を否定しているのだから、載せる訳には、いかなかった。

ナルホド……現代医学は、自然治癒力の存在を認めていない。完全に無視、黙殺して、素知らぬ顔をしている。なぜか？　自然治癒力を認めたら、現代医学が立ちゆかなくなるからだ。

だから、『医学大辞典』からも、排除した。じつに、姑息である。

ハッキリこう告げたい。「現代医学破れたり！」。まさに、勝負あった。

# ウイルヒョウは悪魔教、黒魔術の司祭

## ●〝一〇〇人の名医〟とは自然治癒力

古代ギリシヤの医聖ヒポクラテスは、こう述べている。

「人間は、生まれながらにして、体内に一〇〇人の名医を持っている。われわれ医師が行うべきは、その名医の手助けにすぎない」

医聖のいう〝一〇〇人の名医〟こそ、まさに自然治癒力の例えにほかならない。

医学の根幹は、自然治癒力の補助である――と、約二四〇〇年も前に、医の聖人は、喝破《かっぱ》しているのだ。

その生命の根本理論を、〝近代医学の父〟は、否定するという致命的ミスを犯した。

そして、病気や怪我を治すのは、医師、医薬、医術のみだと吠《ほ》えたのだ。

自然治癒力を否定する医学など、存在しない。してはならない。

それは、ただ自然治癒力を妨害、圧殺するものでしかない。

それは生命と財産を奪い尽くす。まさに悪魔教のおぞましい黒魔術でしかない。

メディアや「狂育」で〝洗脳〟されたひとびとも、その恐ろしい現実に、気づき始めている。

多くのひとびとが目覚めた時、悪魔の巣窟の大伽藍《だいがらん》は、大音響とともに崩壊するだろう。

## ハイハイと従い殺されるのは、もうやめよう！

### ●声をあげ立ち上がった米国市民

「……米国では『抗ガン剤はガンを治さない』『かえってガンをひどくする！』ことは一九八〇年代から判っています。日本のガン治療は二〇年以上遅れ、代替医療の普及は三〇年以上遅れている。アメリカでは、国家的規模で、代替医療への取り組みが行われている。日本のガン医療業界は、これを一切無視してきました。日本では、それが、いまだ続いており、抗ガン剤によって多くのガン患者の生命が、日々むしばまれて続けているのです」（『にほん、ブログ村』）

米国で、ガン死が減り続けている。

国民が目覚めて来たから、政府もガンを防ぐ国家プロジェクトを打ち出している。

しかし、日本は、まったくそのような声はない。

国民は、まったく蚊帳の外。無知のきわみにある。

しかし、ネットでは、ようやく、悪魔的ガン治療を批判する投稿が目立つようになっています。

「……抗ガン剤は、ガンを逆に多発化させる。日本は欧米で売れなくなった抗ガン剤の在庫処分場！　ガンビジネスは、世界的に見ても最凶最悪の醜悪なビジネス！　ガン患者に、絶望と不安と激痛と死を与えるビジネスなのです」（同）

# 第2章

## あなたは、殺される道を、えらぶのですか？

――めざめてください。愛《あい》するひとのためにも。

## 「だまされた……」先輩作家Sさんの痛恨

### ●入院させず、通院で稼げ！

国立大学付属病院の八割が赤字……。あなたは、信じられますか？

だから、これらの病院は医師にノルマを課している、という。

たとえば、月に×千万円以上の売り上げ……うんぬん。

たとえばガン患者一人、年間一〇〇〇万円の〝売り上げ〟目標。だから、医師はガン患者が一〇〇〇万円の〝札束《さつたば》〟に見えてしまう。

病院の稼ぎ方にもテクニックがある。

「入院させず、通院させる」

なぜなら、「ガン患者の入院が長引くほど、儲からない」からだ。

抗ガン剤、MRI検査など、国から出る医療費補助には上限がある。

他方、外来で抗ガン剤治療や検査を行うと、そのたびに請求できる。

だから、ガン患者も、通院患者が〝おいしい患者〟なのだ。

ガンで入院していても、三週間もすると「自宅で様子をみましょう」と医師からすすめられる。

患者は、回復しているのか……と、ひと安心する。

しかし、そうではない。「これ以上いてもらっても、儲からないから、出て行ってくれ」と、言われているのだ。

あとは、通院させられ、そのたびに抗ガン剤を打たれつづけ、その猛毒で衰弱していく。

## ●「だまされた……」と痛恨

私の先輩作家Sさんの末期《まつご》を思い出す。

最初は、口内のちいさな〝ガン〟だった。

「抗ガン剤を打ってはだめです！」と必死で説得したが、彼は専門医の勧めに一縷《いちる》の望みを託した。一時、腫瘍は縮小をみせた。「快調、快調……！」。Sさんも上機嫌だった。しかし、希望は長く続かなかった。いったん縮んだガンは、それから小さくなるどころか、ぎゃくに、みるみる増殖していった。ガン細胞は、みずからの遺伝子を変化させ、抗ガン剤の毒性に耐性を獲得したのだ（ＡＤＧ）。

医者は、それを放射線で焼こうとした。たちまち喉の周囲が赤く変色していった。

放射線火傷で食道はふさがり、最後は数ミリのチューブで流動食を流し込む状態となった。

千葉の大学病院にひさびさに見舞いに行って、愕然《がくぜん》とした。病室から、ふらふら幽鬼のように現れたパジャマ姿のSさんは、それこそ骨と皮に痩せこけていた。

私を認め……船瀬さん……と、抱き付いてきた。

思わず抱き締めたが、手や胸に当たる骨が痛かった。

彼は、私の耳元でかすれた声でつぶやいたのだ。

「だまされた……」

わたしは、胸が詰まり、涙がこみあげ、返す言葉もなかった。

## ●病院で死なれては困る

もはや、余命幾許《いくばく》もないことがわかったからだ。

Sさんの喉周辺の皮ふは、花模様のように白く変色していた。ガンが皮ふを食い破って現れているのだ。ガン専門医は、これを〝ガンの花が咲く〟と呼ぶそうだ。

なんとも〝優雅な〟表現ではないか。

そのSさんは、病院から〝退去〟を命じられた。

「できる治療はすべて行いましたので、あとは自宅療養してください」

ていのいい〝追い出し〟である。ホンネは「病院で死なれては困る」。

困惑する奥さんに、病院側はチューブを通じて行う栄養補給のやり方を、懇切に〝指導〟した。

こうして、検査漬け、抗ガン剤漬け、放射線漬けで、全身ガンまみれになったSさんは、病院を追い出されたのである。

そして……、ほどなくして、訃報が届いた。

葬儀で、棺の中で眠りにつく痩せこけた顔を見ると、あの、「だまされた……」というかすれ声が、耳元によみがえり、たまらなかった。

# 全身カビまみれで、死んでいく……

## ●八〇％は無残な副作用死だ

ガン患者の末期は、すさまじい。

ガン腫は皮ふを食い破って体表に現れる。

さらに、口内はカビだらけとなる。それだけではない。鼻、眼、耳……から肛門、陰部まで、開孔部はカビまみれとなる。なぜか？　抗ガン剤が免疫細胞である白血球を破壊、殲滅《せんめつ》するからだ。免疫力を喪失した身体で喜ぶのは、ガン腫瘍だけではない。カビ類もここぞとばかりに増殖する。さらに感染菌も、まさにわが世の春と増殖し放題。だから、ガン患者の死にぎわは、肺炎やインフルエンザ、有毒カビ菌などの感染症で命を落とす。

ロックグループ、ＲＣサクセションの忌野清志郎《いまわのきよしろう》さんは、ガンで入院し二〇〇九年に死去。最後は、無菌室に隔離されて死んだ。

なぜ、無菌室に閉じ込められたのか？

抗ガン剤・放射線治療の末期には、感染菌やカビに侵されることを、病院側も知っているからだ。病原菌、カビ菌の爆発的増殖の原因は、抗ガン剤、放射線による免疫力の喪失である。

だから、感染症死は、まさにガン治療の最悪副作用死なのだ。

Ｏ大学付属病院のインターン医師は、その事実に驚愕し、博士論文にまとめた。

〝ガン死〟の患者八〇％は、じつはがん治療で、〝殺して〟いた。

そして、論文を手にした学部長は激怒し、面前で、破り捨てたのである。

## 「抗ガン剤が『治せない』のは常識です」（厚労省技官）

### ●毒で死ぬ患者が大変大勢いらっしゃる

「……抗ガン剤が、ガンを治せないのは、周知の事実です」

受話器を耳に、あぜんとした。

そのときの衝撃は、いまだに忘れません。

耳をうたがうとは、まさにこのことです。

発言の主は、当時、厚労省の抗ガン剤担当、K技官です。

今から十五年も前のことなのに、その声がありありと耳によみがえります。

彼は、抗ガン剤を管轄する監督官庁の責任者です。

その彼が、私の取材にたいして「抗ガン剤が、ガンを治せないのは〝常識〟」と、平然と言ってのけたのです。

わたしは、気をとりなおして、さらにたずねます。

――抗ガン剤には、毒性があると聞いたのですが……？

「大変な毒物です」

――エッ……、そんな猛毒をガン患者に打っているのですか？

「そのとおりです」

――それでは、弱った患者は、その〝毒〟で死んでしまうのでは？

「そんな患者さんが、大変大勢いらっしゃる……」（悲しそうに）

――それは、〝毒殺〟じゃないですか！

「それは、不穏当ではないでしょうか」

## ●猛毒で大量殺人、発ガン性でガン多発

厚労省は、「抗ガン剤がガンを治せない」と、はっきり認めているのです。

それを〝常識〟とすら、言い切った。

あなたは、この事実を、まず胸に刻むべきです。

さらに、抗ガン剤は「猛毒」であると明言しています。

打たれた患者は「大変大勢のかたが、猛毒で亡くなっている」と認めています。

**――抗ガン剤という猛毒で、大量ガン患者が〝殺されている〟――**

厚労省は、この驚愕事実を、一五年も前に、はっきり認めているのです。

つまりは、わたしたちのクニは、とっくの昔に知っていたのです。

全国の病院で、抗ガン剤という超猛毒で大量殺人が行われている……という真実を！

「まさか……」あなたは、絶句したはずです。

さらに驚愕はつづきます。わたしは、同技官にたずねます。

――抗ガン剤には、発ガン性があると聞いたのですが……。

「大変な発ガン物質です」

――エッ……！　ガン患者に発ガン物質を打っているのですか？

「そのとおりです」

――なら、患者さんに新しいガンが発生するのでは？

「そんなかたが、大変大勢いらっしゃる」（悲しそうに）

あなたは、この厚労省・抗ガン剤担当者とのやりとりを聞いて、あきれ果てたはずです。

これでは、政府の推進するガン治療とは、名ばかりです。その正体は、抗ガン剤という猛烈な毒物、発ガン物質を、弱り切ったガン患者に投与して、〝毒殺〟し、それでも死なない患者には、その猛烈発ガン性により、新たなガンを発症させて、最後は〝殺す〟。

これが、日本の……いや、世界の医療現場で行われているガン治療という〝死の儀式〟の正体なのです。


**「抗ガン剤はいくら使っても効かない！」（厚労省保険局課長）**

## ●医師九九・六％が自分には断固ＮＯ！

抗ガン剤責任者だけでは、ありません。

厚労省保険局の医療課長ですら、「抗ガン剤は効かない！」と爆弾証言しているのです。

その名は、麦谷眞里氏。彼は、ガン治療に関するトップレベルの責任者です。

その高級官僚が、勇気をふり絞り、実名で、公の場で次のように発言したのです。

「……抗ガン剤について、（健康）保険で支払う必要はない！　なぜなら、いくら使っても効果がないからです」（二〇〇五年一〇月二〇日、『医療経済フォーラム』にて）

ガン専門医が集まるガン学会のロビーでも、医師たちのホンネは、次のようなものです。

「効かないクスリをこんなに使っていいのかね？」「固形ガンには、まったく効かないね」「すべては、出世のため……（笑い）」

内外の医師に、手当たり次第に次の質問をぶっつけた報告があります。

「あなたは、自分自身に抗ガン剤を打ちますか？」

このアンケートは、かんたんです。回答は「ＮＯ」か「ＹＥＳ」の二通り。

その集計結果は、なんと医師二七一人中二七〇人が「ＮＯ」。

「ＹＥＳ」と答えたのは、たった一人でした。

つまり、九九・六％の医師が、自分には、抗ガン剤投与「断固拒否」なのです。

なぜ、医師たちが、ほぼ一〇〇％、抗ガン剤にＮＯなのでしょう？

理由は、きわめてかんたんです。

厚労省、Ｋ技官が正直に表明したように、「抗ガン剤がガンを治せない」のは、医学界では常識だからです。さらに「超猛毒で猛烈発ガン物質」。投与したら「猛毒で毒殺される」か、新たに「発ガンする」。そんな、恐ろしい毒物を、みずからに進んで打つ馬鹿な医者はいません。

むしろ、二七一人中に一人いたことが、おどろきです。

## ●学会トップも認めた抗ガン剤殺人

医者の世界では、抗ガン剤は効かない、怖い……が常識です。

NHKの朝の番組で、ハプニングがありました。

出演していた内科学会の重鎮が、こうつぶやいたのです。

「……みなさん、ご存じないと思いますが、じつは、抗ガン剤自体が強い毒物でして、患者さんのなかには、ガンで亡くなる前に、その〝毒〟で亡くなられているかたが、そうとういるのです」

これはおそらく生番組で、ストップのかけようが、なかったのでしょう。

むろん録画撮りなら、ぜったいにカットされているはずです。

しかし、公共放送で、ハプニングとはいえ、内科学会のトップクラスが、ガン患者は、ガンではなく、抗ガン剤の〝毒〟で死んでいることを公言した意味は重い。

# ガン治療、受けたら余命三年、受けないと一二年六か月

## ●受けなきゃ四倍以上も生きる！

ガン治療を受けないと、受けたひとより四倍以上も生きる！

あなたは、信じられますか？

「……ガン治療を拒否した患者の平均余命は一二年六か月である。しかし、治療を受けた患者は平均すると、わずか三年しか生きていない」

これは、カリフォルニア大バークレー校、ハーディン・ジェームス教授（医療物理学）が、一九六九年、米国ガン協会の専門委員団にたいして行った講演です。

つまり、この当時ですら、抗ガン剤や外科手術などのガン治療で、ガン患者は余命を四分の一以上、ちぢめていたのです。（『医療殺戮《さつりく》』ユースタス・マリンズ著、ヒカルランド、要約）

ガン治療を受けると、寿命は受けない場合より、九年以上も縮む！

なら、病院に行かず、治療を受けない方がよい。子どもでもわかるリクツです。

現在は、抗ガン剤の種類、量もケタ外れに多くなっています。

厚労省の抗ガン剤担当者が認めた〝猛毒〟が、ガン患者に投与されているのです。

現在では、ガン治療を「受けたひと」と「受けないひと」の余命格差は、さらに拡大しているでしょう。このジェームス報告一つとっても、ガン治療が、じつはガン患者を大量虐殺している

事実は確実です。

ここで注目すべきは、「治療を拒否した」ひとは、ただ病院に行かなかっただけです。

彼らが、食事療法や断食、ファスティングなど代替医療を徹底していれば、さらに、この格差は広まったでしょう。

あるいは、ガンが自然退縮して完治したひとも、数多く出現したことでしょう。

そのような完治例は、自然な代替医療では数多く見られるからです。

ジェームス博士は、次のようなおどろくべき報告も行っています。

「……症状が重いために放ったらかしにされたガン患者のほうが、症状が軽くて治療を受けた患者よりも、じっさいの生存期間は長くなっている」

## 四週間しか抗ガン剤効果を観察しないとは⁉

### ●約一割が四週間以内に〝縮む〟と認可

では——

ガン患者を、治せず、殺すだけの超猛毒物質が、どうして医薬品として認可されているのでしょう？

だれでも、首をひねるはずです。

わたしも、K技官に食い下がりました。

――どうして、患者を殺し、新たなガンを発生させる猛毒を、抗ガン剤という医薬品に認可しているんですか？

「それは、一割ていどのガンが縮小すると、『効果あり』として認可しているのです」

――エッ！　たった一割ですか？　では、あとの九割には全く効かなくても、いい？

「そうです」

――ガン腫瘍が縮む……というのは、投与してどれだけの期間、観察するのですか？

「ええっと、四週間です」

これには、驚いて、声を荒げてしまった。

――たった、四週間……!?　あなた、何を言っているんだ。

人間の寿命が、四週間か！　そんな、短期間の観察で、何が判るんだ。


わたしの怒鳴り声の前に、彼は沈黙してしまった。

じつは、厚労省が、抗ガン剤の〝効能〟判定で、腫瘍縮小の観察期間を「四週間」（一か月）としたのには、巧妙なウラがあった。

抗ガン剤は、超猛毒物質なので、これを人体に投与すると、その猛毒に、まず、患者が衰弱する。そして、ガン腫瘍の一部も衰弱する……。

ガンは患者の体内に生息しているのだから、当然。つまり、患者も弱る。ガンも弱る。

だから、一部のガンは衰弱して小さくなることもある。厚労省は、四週間以内に腫瘍が半分以下に〝縮む〟と、「抗ガン作用アリ」と認め、医薬品に認可してしまう。

## 抗ガン剤〝神話〟を打ち砕くデヴュタ証言

### ●ガン細胞は耐性獲得！　ＡＤＧの衝撃

その後、効能判定で縮小率は二割に上げられている。それでも、まず、残り八割のガンは、ピクリとも動かない。それでも、二割のガンが四週間以内に縮めば「縮小効果あり」で認可という荒っぽさに、あきれた。

八割に「無効」なのに、〝有効〟と判定するのは、ムチャクチャだ。

さらに、観察期間が四週間と、やたらに短い。これにも、ワナがあった。

抗ガン剤有効論を支えるのは、ただ、この腫瘍縮小効果しかない。

しかし、「腫瘍が縮んだ」と「ガンが治った」は、まったく別物だ。

この――腫瘍縮小＝ガン有効説を覆す、強力な証拠がある。

それがデヴュタ証言だ（前出）。

全米で最も権威あるガン研究機関ＮＣＩ。そこの代表が、議会という公の席で、証言したのだから、世界の医学界に衝撃が走った。

彼は、こう明言した。

「……我々は、絶望している。これまで行ってきた抗ガン剤治療（ケモセラピー：化学療法）は無力だった。なるほど、抗ガン剤を投与すれば、一部の腫瘍に縮小効果がみられる。しかし、それも一時的で、ガン細胞は自らの遺伝子（DNA）を組み替えて、抗ガン剤の毒性を無力化してしまう。これはちょうど、農薬に対して害虫が耐性を獲得するのと、同じ現象である」

デヴュタ所長は、抗ガン剤投与に対抗して変異する遺伝子を、アンチ・ドラッグ・ジーン（ADG：反抗ガン剤遺伝子）と命名している。

## ●日本のガン学界は箝口令《かんこうれい》を引いた

このNCI所長の議会証言は、日本のガン学界にも衝撃だった。学界は騒然となった。そこで、急きょ、次の決議がなされた。

「この事実は、絶対、患者に、もらしてはならない」

いわゆる箝口令《かんこうれい》である。当然、マスコミにも一切、知らせない。

こうして、デヴュタ所長が、職を賭して行った議会証言によるADG（反抗ガン剤遺伝子）の存在も、完全に〝闇の支配者〟に封印されてしまった。

だから、患者どころか医師ですら「ADG……？　なんですか？　それ」と、キョトンとしている。

ガン細胞の抗ガン剤に対する耐性獲得……という決定的な情報すら、医学界では、誰も知らない。そこで、抗ガン剤の〝効能・効果〟が真面目な顔で論じられている。

まさに、無知の喜劇としかいいようがない。

## ガンは五〜八カ月で元のサイズに再増殖する

### ●抗ガン剤は無力化、腫瘍はリバウンド

〝農薬ジレンマ〟という言葉をごぞんじですか？

ある農薬をまいたら、害虫がたちどころに全滅した。農家は、大喜び。しかし、それはぬか喜びにすぎなかった。生き残ったほんのわずかな害虫は、みずからの体内の遺伝子を組み替えて、その農薬の毒性に耐性を獲得する。そして、子孫を残し、増殖していく。

これも、害虫たちが、農薬の〝毒〟に対して、遺伝子を組み替えて対抗（適応）したからだ。このアンチ・ドラッグ現象が、そっくり、ガンにも起こったのである。

抗ガン剤推進論者は、これまで、こう主張していた。

「抗ガン剤は、ガンを完治できないかもしれない。しかし、ガンを縮小させることはできる」

しかし、この苦しい言い逃れも、このデヴュタ所長が認めたアンチ・ドラッグ・ジーン（ADG）によって、粉砕された。

不思議なことに、抗ガン剤推進論者でも、ADGの存在については、一言も触れない。医学論文でも、見かけたことは皆無である。

では、医学界はADG現象を知らないのか？

そうではあるまい。ただ、触れるとヤバイ。だから、沈黙を保ち、素知らぬ顔をしているのだ。

ガン細胞が、みずからの遺伝子を変化させて、抗ガン剤を無力化させている……。

この事実を認めると、抗ガン剤利権は消滅、崩壊する。

だから、医学界でＡＤＧの名を口にすることもタブーなのだ。

## ●観察「四週間」のナゾが解けた

厚労省が、抗ガン剤の〝効能〟判定の期間を「四週間」ときわめて短く設定しているミステリーも解ける。抗ガン剤投与後、これ以上長く観察を続けると、ガン細胞がみずからの遺伝子を組み替えて、抗ガン剤に対抗するＡＤＧを発現させてしまうからだ。

わたしが入手した米医学界「東海岸リポート」によれば、抗ガン剤で一部ガン細胞に縮小がみられても、投与後五〜八カ月で、再増殖して、すべてのガン腫瘍が元のサイズにリバウンドしている。恐ろしいのは、その増殖スピードは加速され、さらにガンは巨大化し、最後は被験者を殺していることだ。

「なぜ、四週間という、短い期間に設定したのだ？」

わたしはＫ技官に問い詰めた。

彼は、沈黙して、一言も答えられなかった。

「……ガン細胞の再増殖を、ごまかすためです」と、本当の理由など、答えられるはずもなかった。その意味で、厚労省が抗ガン剤認可で行ってきたことは、狡猾《こうかつ》であり悪辣《あくらつ》である。

## 細胞毒で心停止、ショック死、劇症肝炎、腎不全……

### ●抗ガン剤はあなた自身を殺す

抗ガン剤が、なぜ、患者を弱らせ死なせてしまうのか？

それは、抗ガン剤が〝細胞毒〟だからです。

抗ガン剤は、ガン細胞を殺す——と製薬会社はいいます。しかし、抗ガン剤には、ガン細胞も正常細胞も見分けがつかない。つまり、抗ガン剤はあらゆる細胞を殺す毒物なのです。

〝細胞を殺す毒物〟という事実は、抗ガン剤の医薬品添付文書に書かれています。

「細胞を殺す」ということは、「あなた自身を殺す」ということです。

なるほど、抗ガン剤を打って、すぐ死ぬということは、まれです（即死する例もある）。

厚労省の担当者も認めているように、抗ガン剤は超猛毒です。

だから、原液を打ったら、まちがいなく即死します。その事実は、「看護師」への取り扱いマニュアルにも、はっきり明記されています。

だから、〝死なない程度〟に、その超猛毒をうすめてガン患者に注射したり、口から飲ませたりしている。

しかし、うすめても毒物を投与している行為に変わりはない。

その結果は、急死するか、あるいは次第に弱って死んでいくかのちがいだけです。

## ●毒に全身臓器が悲鳴をあげる

毒物を投与すると、体中の臓器、組織がその毒性に反応します。

細胞毒に、全身の臓器が悲鳴をあげる。

これが、毒物反応です。具体的には、吐き気、おう吐、食欲不振、腹痛、下痢などが起こる。

体は、体内に入った毒物を、できるだけ早く体外に排泄しようとする。

さらに、抗ガン剤の副作用でよく知られているのが脱毛。これも、毒物反応の典型的症状です。

それだけではない。抗ガン剤の医薬品添付文書には、重大副作用が警告されています。

――その列挙された症状に、あなたは絶句するでしょう。

▼**消化器穿孔《せんこう》**：抗ガン剤の猛毒に侵されて、胃や腸に孔があいてしまう。

▼**心停止**：文字通り、心臓が止まって急死します。まさに、即死状態です。

▼**ショック死**：心臓の脈拍が弱り、顔面蒼白、急激に血圧低下し死にいたります。

▼**劇症肝炎**：抗ガン剤が超猛毒なので肝臓自体が激しく冒され急死します。

▼**急性腎不全**：腎臓は血液の浄化機能があります。それが冒されやはり死亡します。

▼**溶血性尿毒症**：腎臓機能が冒されて起こる、典型的、致命的症状です。

▼**間質性肺炎**：肺の細胞と細胞の間が炎症を起こし、悪化すると呼吸困難となる。

▼**脳梗塞**：脳の血管に血栓などが詰まり、血流が阻害され死亡することもある。

▼**急性すい炎**：すい臓が抗ガン剤の毒に冒されて発症。重症死亡率は二〇～三〇％。

▼**糖尿病悪化**：全身症状は網膜症、神経障害、心筋梗塞、脳梗塞などが悪化する。

▼**横紋筋融解症**：筋肉が溶けていく難病。重症では腎不全を引き起こし死に至る。
▼**造血障害**：赤血球、リンパ球などを作る機能が低下、貧血、感染症などを起こす。
▼**全身浮腫**：腎機能低下で全身が腫れて、水泡、水膨れなどでパンパンになる。
▼**意識障害**：脳機能が冒されることで起こる。軽い場合は言語障害などを発症する。

（抗ガン剤『シタラビン』の「医薬品添付文書」より）

これらは、ガンを治せない、たんなる猛毒物を体に注入した当然の結果です。

## 抗ガン剤のルーツは、戦争中の毒ガス兵器だ

### ●戦争の狂気は、医療の狂気に……

現在、多用されている抗ガン剤のルーツは、なんと、第一次、二次大戦で大量に使用されていた毒ガス兵器と知ったら、あなたは卒倒するでしょう。

それは、俗にマスタードガスと呼ばれる。匂いがマスタード（からし）に似ていることから、そう呼ばれている。その猛毒性は、凄まじい。かつて日本軍も同じ毒ガス兵器を作っていた。場所は、瀬戸内海の大久野島。世間の人は、これを〝毒ガス島〟と呼んで恐れていた。ここには、民間から重用されて約六五〇〇人余の人々が強制的に働かされ、その多くは無残なガンで亡くなっています。

その死亡率は通常の約四一倍、肺ガンに限ると五〇倍という驚倒する死亡率でした。

これだけ猛烈な発ガン物質が、第二次大戦後には、なんと、抗ガン剤に化けた……！

つまり、戦争が終わって平和になったとたんに、毒ガス兵器が大量に余ってしまった。

その在庫処理で使われたのが、抗ガン剤の原料という。

これほどのブラックジョークはありません。

戦争の狂気は、医療の狂気に取って替わられたのです。

猛烈発ガン毒物マスタードガスを原料とする抗ガン剤は、抗ガン剤全体の約八割を占めると言う。別名、アルキル化剤と呼ばれ、現在もガンの患者に投与されている。

むろん、医者は、その抗ガン剤が、もともと殺人兵器であったマスタードガスから製造された……などとは、一言も教えてくれない。

むろん、その医者ですら、抗ガン剤原料が大量殺戮《さつりく》の毒ガス兵器であることなど、まったく無知なのです。

## 超猛毒の抗ガン剤「認可」は薬事法一四条違反

### ●抗ガン剤はガンを凶暴化させる

ＡＤＧの存在や、毒ガス原料の実態などから、厚労省が超猛毒物を、医薬品に認可した前提が完全崩壊しました。

そもそも薬事法一四条には、こう定められている。

## 「効能にくらべて、危険性が著《いちじる》しい物質は、これを医薬品として認可しない」

厚労省技官や保険課長たちですら「ガンを治せない」と断言している。

唯一の〝効能〟に見えるのは、二割のガン腫瘍の〝縮小〟効果だ。

しかし、それも「デヴュタ証言」のADGの存在と、「東海岸リポート」で報告された五～八カ月後に元の大きさにリバウンドすることにより、完全否定された。

残るのは、患者を殺す超猛毒性のみである。

さらに、恐ろしい真実が、残されている。農薬に耐性を獲得した害虫たちは、より農薬の毒性に対してパワーアップしている……という事実だ。

これは、そっくり、ガン細胞にもいえる。

抗ガン剤に耐性を獲得したガン細胞は、以前にまして凶悪化している。

ガン細胞に猛毒の抗ガン剤を浴びせることは、そのガン細胞を凶暴化させることなのだ。

## ●抗ガン剤、多剤ほどガンは凶暴化

よく、医者は「抗ガン剤で、ガンを叩く」という。

それは、超猛毒による攻撃だ。

だから、〝叩く〟という表現は、まちがいではない。

しかし、猛毒で叩かれたガン細胞が、耐性を獲得して凶暴になる……という恐怖の事実に、医者はまったく無知だ。

かれらは、Ａという抗ガン剤が効かなくなったら、Ｂという抗ガン剤を使えばいい……と安易に考えている。

しかし、各種の抗ガン剤攻撃を続ければ続けるほどに、ガン細胞はつぎつぎに耐性を獲得し、凶暴化、凶悪化していく。

「東海岸リポート」（前出）でも、抗ガン剤単独投与と、二種、三種の複数投与群を比較すると、複数投与するほど、ガンは縮小するのに反比例して、患者死亡率は七～一〇倍と跳ね上がっている（参照１６６ページ）。

これが、抗ガン剤によるガン凶悪化の恐ろしい現実である。

# 第3章

# 抗ガン剤、触れても危ない超猛毒……!

## ——戦慄《せんりつ》の「取り扱いマニュアル」

## 放射能なみの猛毒！　抗ガン剤は「吸うな！」「触るな！」

### ●恐れいる厳重取り扱い装置

――抗ガン剤は、放射能なみの超猛毒です。

その厳重な「取扱い装置」をみればわかります。

図3―1を見てください。病院内のある近代設備です。

装置の名前は「安全キャビネット」。

「安全」とは、だれの〝安全〟のことでしょう？

写真3―2はそこでの作業風景です。なにをしているのでしょう？

作業者の姿を見てください。防護頭巾《ずきん》にゴーグル、分厚いマスク。さらに防護服に身を固めています。おまけに両腕は袖口《そでぐち》まで防護服に覆《おお》われ、両手も白いゴム手袋。

作業台と作業員の間はガラスフードで仕切られています。

両手が入るだけの隙間をあけて、「安全キャビネット」内で、手作業を行っているのです。

その姿は、福島第一原発事故の放射線と闘う作業員とそっくりです。

**▼安全キャビネット：**図3―1は、作業者の手もとが、吸い込む空気流による「エアーバリア」で守られていることを示します。さらに、上から空気が下に流れ、手元で調整している〝液体〟の蒸気などが、いっさい外部に洩《も》れない仕組みになっているのです。

## ■病院職員はエアバリアで守られる

図３－１

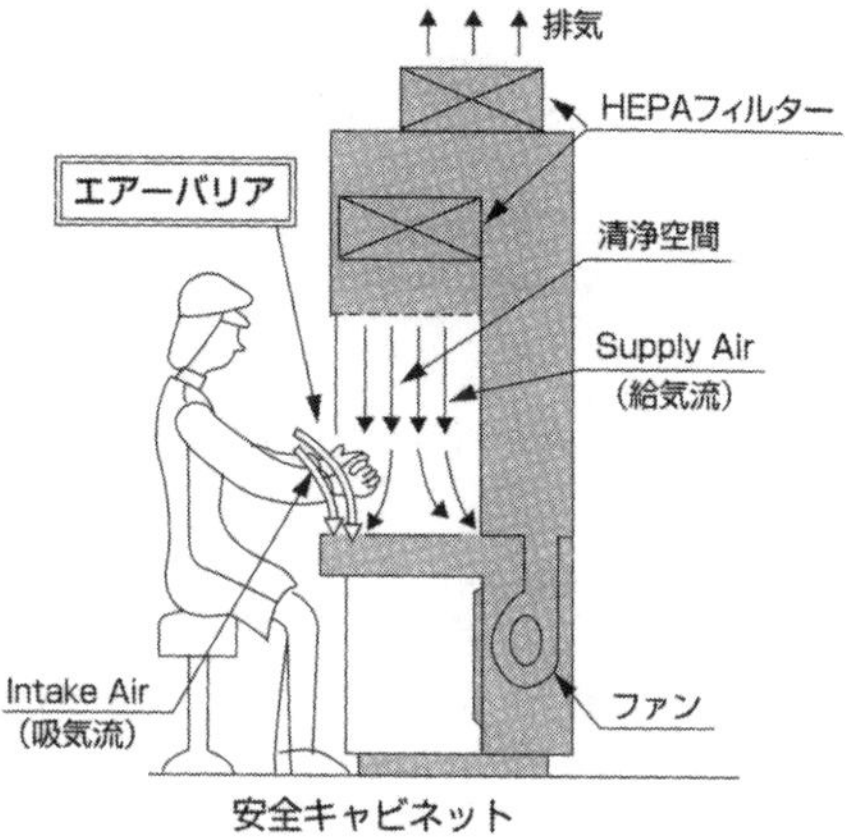


出典：『抗がん薬調製マニュアル』

## ■両手だけ「キャビネット」に入れて抗ガン剤を移し換える

写真３－２　安全キャビネット内での作業

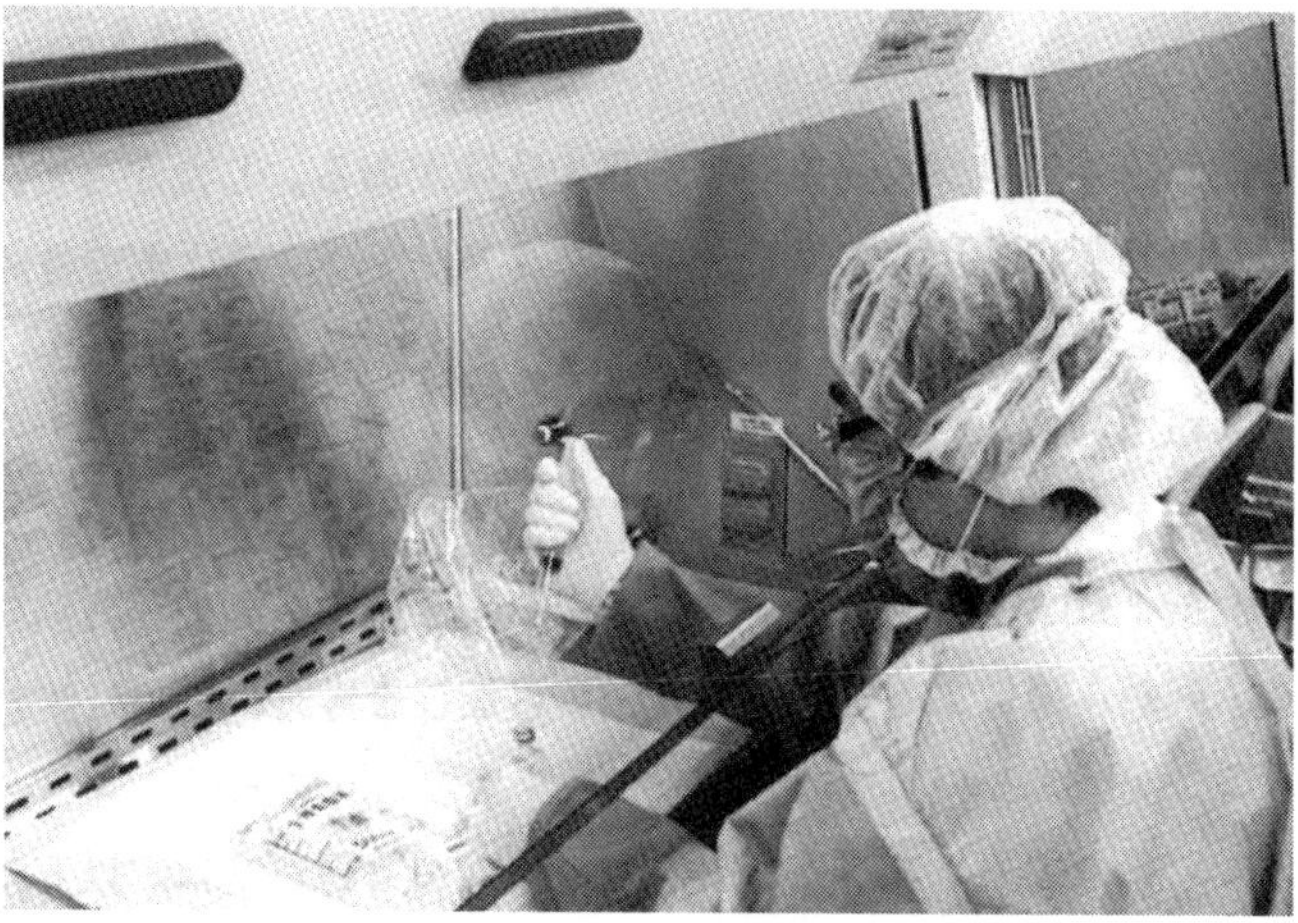

出典：『抗がん薬調製マニュアル』

かれらが扱っているのは放射性物質ではない。その〝薬液〟の正体こそ抗ガン剤なのです——。

## ●抗ガン剤取り扱い注意の「指針」

『抗がん薬調製マニュアル』（第2版）。監修は日本病院薬剤師会。発行は「じほう」。表紙には「抗悪性腫瘍剤の院内取扱い指針」とあります（＊以下略『マニュアル』）。

「指針」とは、別名「ガイドライン」。厚労省が医療関係者向けに定めた診断・診療の公的な「指導書」です。

## ●細胞毒性、変異原性、発ガン性あり

その冒頭には、次のような一文——。

**「……抗ガン剤は、細胞毒性、変異原性、発ガン性を有するものも多い」**（要約、以下同）

あなたは絶句するでしょう。これが、抗ガン剤の丸裸の正体なのです。医師や看護師は、抗ガン剤が「ガンを治せず」「猛毒物」で「強烈発ガン物質」であることも、とっくの昔に知っているのです。

まさに、知らぬは患者と家族ばかりなり……。

**「……抗がん薬の取り扱い者の被ばくによる健康上の危険性が指摘されている」**と『マニュアル』は警告しています。

**「このため、注射用抗がん薬の調製にあたっては、調製者だけではなく、取り扱い者全員が被ば**

**くしないように作業環境および作業手順を整備する必要がある」**（同）

つまり、超猛毒の抗ガン剤を患者の体内に注ぎ込むまでに、看護師など病院関係者の肌に触れたり吸い込んだりして〝危険〟が及ぶので、十分な管理体制が必要である――と「指針」は指導している。

この抗ガン剤の毒性に対する恐れようは、尋常ではない。

その他、抗ガン剤の調製作業には「ゴム栓瓶より採取」「溶解液注入」「薬物混合」「薬液希釈」などの作業がある。

抗ガン剤の調製作業は、それで終わりではない。

**「……作業中に生じた残薬、使い捨て器具などは、そのつど『安全キャビネット』内でビニール袋等に密封しておき、最終的に専用の廃棄物容器に廃棄する」「注射針をリキャップ（蓋）せずに廃棄する場合には、ビニール袋を貫通してしまうため、『安全キャビネット』内で専用の容器に廃棄・密封してから外に持ち出す」**

さらに、まだ終わりではない。

**「……終了時は、手袋やガウンなどを外して専用容器等に廃棄する。最後に、手指や腕を石鹸《せっけん》などで十分に洗浄し、うがいも十分に行う」**

あとは、こうして調製した超猛毒抗ガン剤を、……**ベッドに衰弱しきって横たわるガン患者のやせ細った腕に静かに注射する……**。

## 病院職員を守る「安全」配慮、そして患者には注射！

### ●看護師を守るための完全装備

抗ガン剤を取り扱う看護師は、その注射液の気体を「吸うな！」、「触るな！」と『マニュアル』は厳重注意している。

なぜか？　まさにサリン並みの超猛毒物だからです。そうして、看護師は〝完全装備〟で、抗ガン剤の瓶《びん》から注射器に移し替えるという単純作業に、写真3-3のようないでたちで立ち向かう（以下、『調製マニュアル』ガウン・テクニックより）。

## 皮ふについたら洗い流せ！　目に入ったら眼科に行け！

### ●真実を知ったら病院から逃げ出す

『マニュアル』は抗ガン剤の飛沫《ひまつ》どころか気体を吸っても超猛毒だから、看護師には危険という。**肌に一滴でも触れたら皮ふ腐蝕などを起こし、大変恐ろしい。だから、サリン並みの防御で薬瓶から注射器に移し替える。**

抗ガン剤の正体は、このように戦慄の超猛毒物でしかない。

その猛毒の瓶《びん》に、ペロリと**『抗ガン剤』という薬剤ラベルを貼ったとたんに、ン百万円ナリの**

**〝ダイヤモンド〟に化ける**のです。

**巨万の富を得るガン・マフィアたちには、こたえられない現代版の〝錬金術〟**です。

●**触れたら流水で洗え！　眼科に行け！**

——異常な細心の注意をしていても、薬剤師や看護師などが抗ガン剤にふれてしまうこともありうるでしょう。

そんな〝非常事態〟にたいしても、『マニュアル』は「指導」しています。

「……抗がん薬の被曝《ひばく》や汚染時の処理について、」

**①皮ふ、手指などに付着**：「ただちに流水で洗い流す。さらにせっけんで洗う」。

**②目に入った！**：「ただちに水中に顔をつけ、まばたきをくり返す。あるいは流水で一五分以上、洗い流す。原則として眼科を受診する」。

**③衣類に付いた！**：「ただちにゴム手袋を着用し、付着部位を流水で洗い、さらに洗剤で洗う。高度汚染衣類は、ほかのものといっしょに洗たくしない」。

**④床・作業台にこぼれた**：「ゴム手袋で手、指をおおい、汚染か所をペーパータオルなどで拭き取る。さらに無毒化剤で拭き取る」。

「**……抗がん薬を取り扱う場所では、汚染処理を速やかに実施するために『処理用キット』（ゴム手袋、ガウン、ビニールエプロン、マスク、吸着シートやパッド、タオル、汚染物を回収するためのシールができる厚いビニール袋など）を常備。『スピル・キット』として市販されてい**

5…ガウンの外側に触れないようにしてガウンを開く（ガウンは床や周囲に触れないように注意する）
6…両手をガウンの内側だけに触れるようにして袖に手を通す
7…出した方の手で襟元をつかみ，反対の手も袖口から出す
8…髪の毛に触れないようにして襟の紐を結ぶ
9…紐を後ろにまわして結ぶ
10…オーバーマスクを付ける
11…外側の手袋を装着する
①手順4に準じる
②外側の手袋でガウンの袖口を覆う（皮膚ー内側の手袋ーガウンー外側の手袋の順）

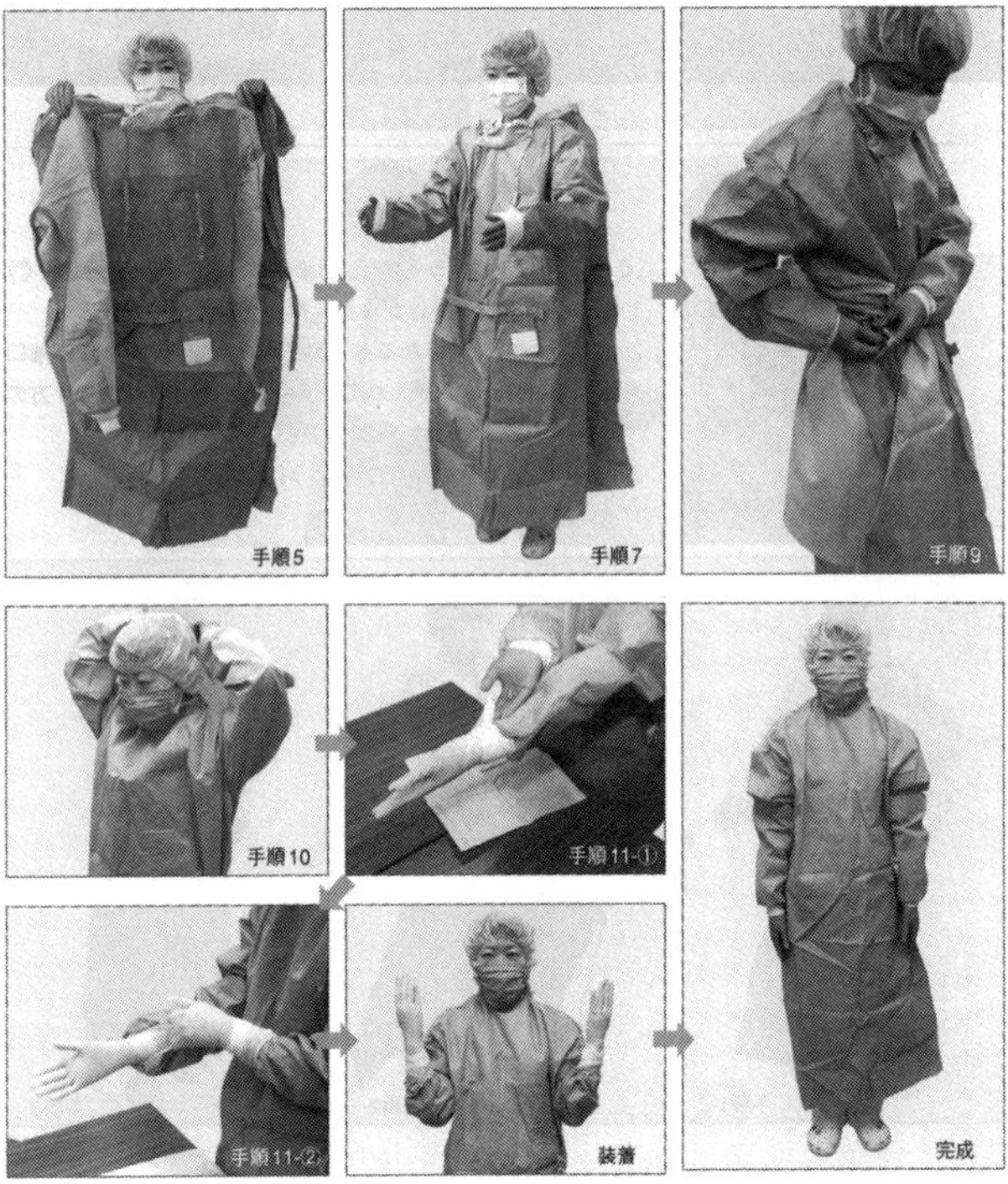


出典：『抗がん薬調製マニュアル』

## ■抗ガン剤を扱う前に。放射性物質並み超重装備で立ち向かう

写真3−3　ガウンテクニック

**ガウンテクニック**

**目　的**

ガウンテクニックは，感染管理の面から，患者と医療従事者間，患者間の交差感染を予防するためと感染の拡散を防止するためにガウン着脱の手順の標準化を図ったものである。注射剤の混合調製においても，調製者への曝露防止と汚染の拡散防止のために，ガウンテクニックを習得する。特に，作業終了時にガウンを脱ぐ時に，調製室外に汚染を持ち出さないことが重要である。

**手　順**

**〈キャップ，マスク，ガウン，手袋の装着〉**

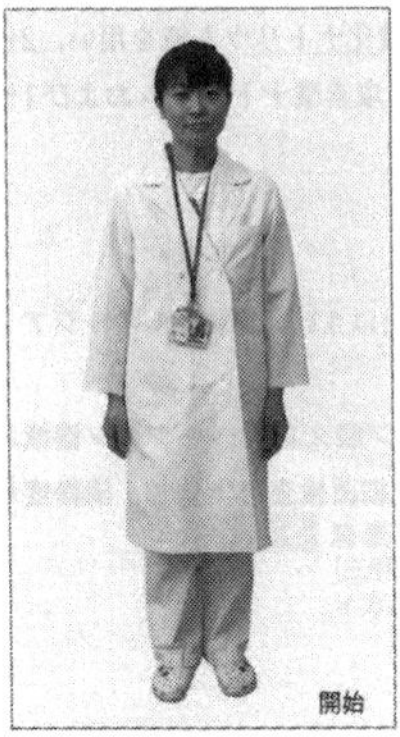


1…手洗いを行う
2…マスクをする（表裏を確認し，正しく装着する）
3…頭髪を全部入れるようにしてキャップをかぶる
4…内側の手袋を装着する
　①滅菌パックを開き，包装紙を取り出す
　②包装紙の内側に触れないようにして全体を開く
　③片方の手袋は折り返しの輪の部分をつかんで取り出し，台から離して手にはめる。折り返しの内側，つまり手袋の外側部分に触れない
　④もう一方の手袋は手袋をはめた指を折り返しの間に入れて持ってはめる。装着時は手袋をした手の親指を立て，手袋の内側に触れないようにする。最初にはめた手袋の折り返しの間に指を入れて折り返しの部分をのばす

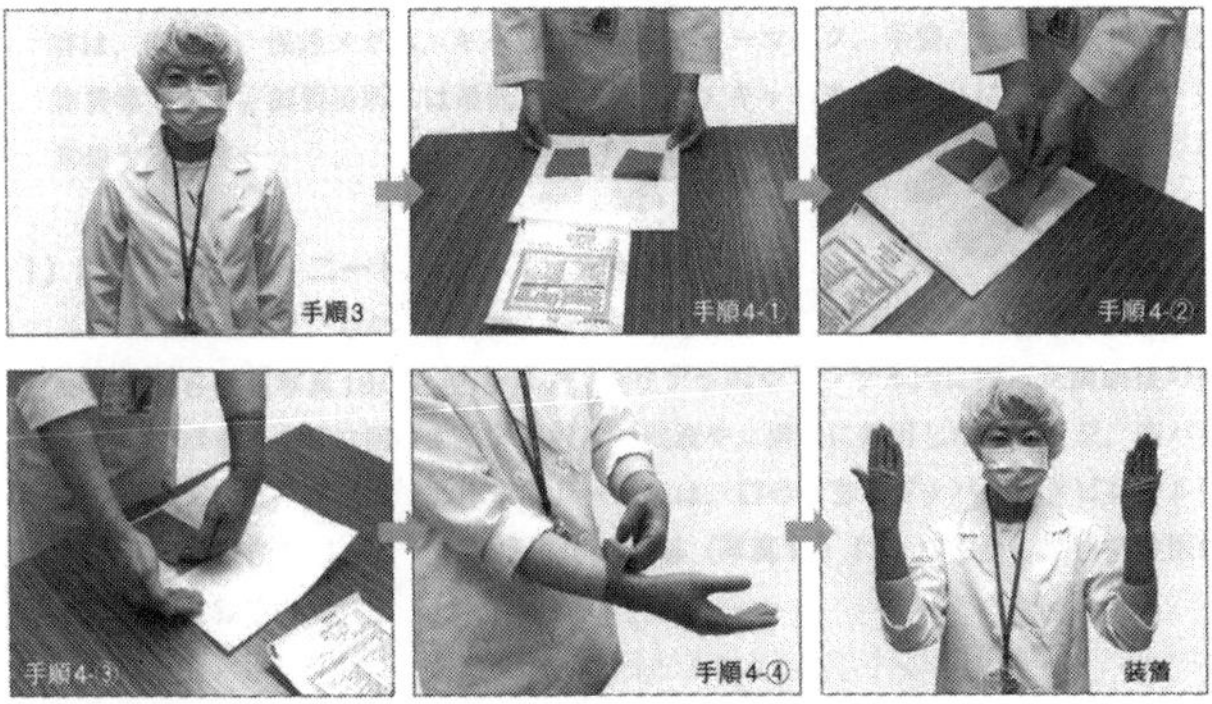

**る」（同マニュアル）**

**●粘膜の刺激作用、潰瘍、組織の壊死**

「手指に触れた」だけで「ただちに洗い流せ！」「目に入ったら一五分（！）流水で洗え！」「眼科に行け！」と政府（厚労省）は全国の医療関係者に注意、指導している。

抗ガン剤「ナベルビン」（協和発酵キリン）の注意例。

**「……細胞傷害性がある。直接の接触により粘膜の刺激作用、潰瘍《かいよう》、組織の壊死《えし》などを起こす可能性がある。取扱いに当たっては、十分な注意が必要。皮ふに付着した場合には、ただちにせっけん、および多量の流水で洗い流す。粘膜に付着したばあいには、ただちに多量の水で洗い流す。眼には接触させない。眼に入ったばあいには、ただちに水で洗浄する。激しい刺激や角膜潰瘍《かいよう》が起こることがある」（同マニュアル）**

## 看護師は抗ガン剤の猛毒性を知らされていない

**●薬剤師には教え、看護師に教えず**

『マニュアル』は、「抗ガン剤の調製現場では、専門職の薬剤師ではなく、一般職の看護師が行っており、好ましくない」と指摘している。

**「……抗ガン剤は、現場で取り扱う医療従事者にとっては、有害なさまざまな細胞毒性を有して**

**いることが知られています」「病棟での抗ガン剤の混合・調製を含む予薬作業、抗ガン剤治療患者へのケアは看護師の業務であることから、看護師は医療従事者のなかでも抗ガン剤に曝露する機会が最も多い職種である」**（『看護師のための抗癌剤取り扱いマニュアル』石井範子編、ゆう書房）。この本の発行は二〇〇七年九月。

## 猛毒「抗ガン剤」を浴びる看護師さんも被害者

### ●抗ガン剤を扱う職員も汚染される

抗ガン剤毒性は、すでに一九三〇年代から指摘されていました。

**「……抗ガン剤を取り扱う医療従事者への健康被害が注目されるようになったきっかけは、一九三五年にイギリスのハドウ（Haddow）らが『実験動物の腫瘍成長を抑制する多環炭化水素（注：抗ガン剤）に発ガン物質がある』という論文を雑誌に発表したことである」**（石井氏）

以来、これは抗ガン剤による化学療法現場では**「ハドウのパラドックス」**と呼ばれている。なんと八三年も昔の話……。

一九七九年、ファルク（Falck）論文が、医療関係者にショックを与えた。

**「抗ガン剤を取り扱った看護師の尿中の変異原性物質は、抗ガン剤曝露《ばくろ》が考えられない精神科医や事務職員と比較して、有意に増加している」**。

**●看護師にすら被害は多発していた**

▼一九七八年、スウェーデン健康福祉省が「抗ガン剤の安全な取り扱い指針」制定。

▼一九八一年、ノルウェーの労働基準監督署がガイドラインを作成。

▼一九八〇年代以降、アメリカ労働衛生安全局がガイドライン制定、順守を勧告。

さらに病院薬剤師会（ＡＳＨＰ）、ガン看護学会（ＯＮＳ）など専門職団体も独自ガイドラインを制定している。

欧米各国の研究では、看護師たちにつぎのような被害報告があります。

**急性中毒症状……①接触性皮ふ炎、②角膜損傷、③気管支炎、④組織壊死《えし》。さらに⑤催奇形性、⑥発ガン性、⑦変異原性なども報告されている。**

**抗ガン剤の「気体」「付着」「飛沫《ひまつ》」……すべて危険！**

**●こんな危険なものをガン患者に投与!?**

日本では、医療現場でもっとも抗ガン剤を取り扱っているのは看護師さんたちである。

その四割が、抗ガン剤の毒性が自分にもおよぶことを「知らなかった！」。

無知の悲劇は患者だけでなく、看護師さんたちにもおよんでいた。

取り扱う抗ガン剤被ばくによる看護師の被害を防ぐ――。

そのために二〇〇七年、作成された『取り扱いマニュアル』（表3-4）。

## ■抗ガン剤に「触るな」「吸うな」患者の排せつ物もアブナイ

表３−４　看護業務と抗ガン剤への曝露の機会

| 看護業務 | 抗ガン剤への曝露への機会 | |
|---|---|---|
| 調製・与薬準備 | ・エアロゾルの吸入<br>・皮ふへの付着<br>・目への飛び散り<br>・針刺し<br>・薬剤の付着した手からの経口摂取（喫煙時など） | ➡ |
| 運搬・保管 | ・アンプル・バイアル破損にともなうエアロゾルの吸入や皮ふへの付着 | ➡ |
| 与薬（点滴・注射など） | ・エアロゾルの吸入<br>・皮ふへの付着（座薬・軟膏）<br>・目への飛び散り<br>・針刺し<br>・薬剤の付着した手を介した経口摂取（喫煙時など） | ➡ |
| こぼれた薬剤の処理 | ・エアロゾルの吸入<br>・皮ふへの付着<br>・目への飛び散り | ➡ |
| 付着物の廃棄 | ・エアロゾルの吸入<br>・皮ふへの付着<br>・針刺し | ➡ |
| 排泄物の取り扱い | ・便・尿への接触（皮ふ・目）<br>・エアロゾルの吸入 | ➡ |
| リネン類の取り扱い | ・エアロゾルの吸入<br>・皮ふへの付着 | ➡ |
| 在宅における看護 | ・便・尿・吐物への接触（皮ふ・目）<br>・エアロゾルの吸入<br>・薬剤付着リネン類への接触（皮ふ） | ➡ |

**危　険**

抗ガン剤による健康影響

急性中毒症状
変異原性
発ガン性
催奇形性
流産への影響
精子毒性
など

出典：『看護師のための抗癌剤取り扱いマニュアル』

それは、薬剤師向けの『調製マニュアル』（前出）よりも、さらに、こと細かに注意事項を徹底しています。

たとえば、アンプルや密閉容器（バイアル）に入っている抗ガン剤液の取り出し作業について。注意もより具体的。

**▼アンプル**：「……アンプルカットの時には、薬剤が飛びはねやすい。また、カットすることで薬剤がエアロゾル化することもある」

**▼こぼれ**：「調製作業中などにカットされたアンプルを倒してこぼれが生じることもある」

**▼密閉容器**：「バイアル（密閉容器）に入った抗ガン剤も、薬剤を溶解したり、吸い上げようとして、容器内を陽圧にしたときに、蓋《ふた》に開いた穴から抗ガン剤がこぼれることもある」

**▼注射器**：「抗ガン剤調製のため注射器内の空気を排出するときにも、エアロゾルが発生したり、薬液がこぼれたりする」

**▼針の取り外し**：「注射器から針を外すさいにも、エアロゾル発生やこぼれが生じやすい」

**▼輸液ライン**：「点滴静脈注射をするとき輸液ラインを抗ガン剤の入った薬液でチューブを満たすと、ライン先端から抗ガン剤がこぼれる」

**▼錠剤など**：「錠剤や座薬・軟膏などの局所薬を素手で扱うことにより、取扱い者が、皮ふから抗ガン剤を吸収してしまう」

**▼その他**：「……点滴終了後に、取り外した点滴バッグ、ボトル、点滴セットなどから抗ガン剤がこぼれ出る。経口薬、局所薬を与えるときにも、散薬であれば、飛散する可能性がある」

## 看護師が抗ガン剤を吸ったり、触れたばあい危険！

**●患者の排泄物・体液も非常に危険だ！**

看護師にとって危険なのは、抗ガン剤の「気体」や「こぼれ」だけではない。

投与されたガン患者の排泄物や体液も、危険きわまりない。

**「……主要な抗ガン剤は四八時間以内に尿中に排泄される。したがって、抗ガン剤治療をしている患者の排泄物を取り扱うとき、治療終了後四八時間までを『ばく露防止策を実行すべき時間』とする」（『取り扱いマニュアル』）**

ただし、抗ガン剤の種類によっては、排泄までの持続時間が長いものもある。

**抗ガン剤治療を受けているガン患者の糞尿は、抗ガン剤まみれ。**それに少しでも触れることは、抗ガン剤に触れることと同じ。**患者の排泄物や精液などは、猛毒抗ガン剤のエキスのようなもの。触れることはきわめて危険。**それは「経皮毒」として、看護師の体内に吸収されてしまう。

よって、ガン患者の〝下の世話〟は、看護師にとってじつに危険な作業となる。

**「……可能なかぎり、患者には直接トイレまで出向いてもらい、排泄してもらうことが望ましい」「トイレは抗ガン剤を服用している患者専用のものとして、排泄物を流すときには二回流してもらう」**。

## ■危険性は放射性物質なみ。付着物はすべて「厳重処分」せよ

表3−5　抗ガン剤も放射性廃棄物なみの廃棄物管理

| 抗ガン剤付着物の種類 | 物品の例 |
|---|---|
| 抗ガン剤の残薬 | アンプルや注射器に残った注射液（そのまま所定の廃棄容器に捨てる）<br>バイアルから吸い上げて残った注射液（バイアルに戻し、所定の廃棄容器に捨てる） |
| 抗ガン剤の与薬に使用した物品 | 薬液空バイアル、アンプル、注射器、点滴ボトル・バッグ、針、ガーゼ、点滴セット、アルコール綿、接続用器具、吸収性ライナーなど |
| 抗ガン剤の薬液の準備に使用した身体防護服 | 手袋、保護メガネ、ガウン、フェイスシールドなど |
| 抗ガン剤の治療を受けた患者の体液で汚染された物品 | 48時間以内に抗ガン剤治療を受けた患者の体液で汚染されたパッド、ナプキン、紙おむつ、尿器、便器、フォーレカテーテル、ドレナージバッグなど |
| 抗ガン剤治療を受けた患者の体液 | 糞尿バッグの尿・胸水・腹水・滞留液など |

出典：『看護師のための抗癌剤取り扱いマニュアル』

### ●ガン患者の「便器」清掃にも防護服！

『取り扱いマニュアル』は、患者が使用した便器にまで注意をうながしている。

▼**便器**：「**便器などを清掃する場合は、防護服を装着**し、二％次亜塩素酸ナトリウムを用いて行う。清掃職員が行う場合は、ばく露防止の必要性と具体的な方法について十分説明する」。

……いやはや、病院関係者がここまで神経質になるのは、それだけ抗ガン剤じたいが、ケタはずれの毒物であることの証しだ。

だから、抗ガン剤を投与されているガン患者の排泄物や体液を扱うときも「厳重注意」がマニュアルで指導されている。

▼**尿・腹水・胸水**：「**必ず防護服を装着する。尿などは飛び散る場合も予測されるので、フェイス・シールド（顔面防護）の装着が必要**」

「腹水・胸水などの体液を取り扱うときは、密封できるドレナージ・バッグに廃液し、またば

く露の危険性を最小限にするため、廃液バッグに入ったまま廃棄する」。

## 代謝で強毒物になったり、七日間排泄されないものも

### ●看護師への毒性説明は不十分

『取り扱いマニュアル』（前出）は、抗ガン剤をつぎのように定義づけています。

「……抗ガン剤の標的であるガン細胞は、細胞周期と呼ばれるヒトの一連の細胞分裂過程を通して、増殖し、正常な生体機能に障害を与えている」

「ガン細胞増殖を阻止しようと、人体に投与される物質が抗ガン剤である」

はやくいえばガン細胞分裂を阻害するために投薬される。しかし、それだけではすまない。

**「……ところが、生体内において抗ガン剤が抗ガン作用を発揮するとき、正常細胞も同様に傷害される危険性がある。それは、ヒトの正常細胞もまた、機能維持のため一定の細胞周期で分裂・増殖しているからである。とくに、細胞分裂の盛んな骨髄細胞、消化管上皮細胞、毛根細胞などには障害がおよびやすい。そのため、一般的にもよく知られているように、抗ガン剤投与の副作用として、骨髄障害（白血球減少、血小板減少）、消化器症状（口内炎、悪心・嘔吐、下痢）、脱毛などが起きやすい」**

## 本質は細胞毒……「殺す」ために投与、死ぬのは当然

**●抗ガン剤は〝命〟を殺す毒物である**

『取り扱いマニュアル』（前出）は、抗ガン剤が「人体に猛毒物である」ことを、ハッキリ認めています。

**「……生体内において、抗ガン剤が抗ガン作用を発揮するとき、正常細胞も同様に傷害される危険性がある」「とくに、細胞分裂の盛んな骨髄細胞、消化管上皮細胞、毛根細胞などには傷害が及びやすい」**

元慶応大学医学部（講師）の近藤誠医師は「抗ガン剤は細胞毒です」と断言する。

**「他のクスリは、少なくとも人命を救おうとして投与する。しかし、抗ガン剤はちがう。それは、細胞（生命）を〝殺す〟ための毒物なのです」**

しかし、ふつうのひとはその〝抗ガン剤〟という名前にだまされる。

そのひびきから**抗生物質を連想し、――ガンと闘ってガンを治してくれる――薬剤だと信じこんでいる。**それは**あまりに馬鹿正直にすぎます。無邪気すぎます。**

**●これは、もはや〝虐殺〟でしかない**

細胞の生命を奪う〝細胞毒〟――ということは、人間の生命を奪う。

『取り扱いマニュアル』は続ける。そこでは抗ガン剤の毒性について解説。

**「……抗ガン剤投与の副作用として、骨髄傷害（白血球減少、血小板減少）、消化器症状（口内炎、悪心、嘔吐、下痢）、脱毛などが起きやすい。このように、抗ガン剤と細胞増殖抑制薬としての性質を持つが、細胞周期の回転の速い（増殖が速い）細胞ほど抗ガン剤への薬物感受性が高い」**

はやくいえば、細胞分裂が盛んな正常細胞ほど〝細胞毒〟の抗ガン剤による攻撃を受ける。下痢、脱毛より恐ろしいのは造血機能障害である。

白血球は免疫細胞である。抗ガン剤投与で激減すると、患者の免疫力も激減する。

とりわけ、白血球の一種であるＮＫ細胞は、ガン細胞を直接攻撃する。まさに、ガンと闘う頼もしい兵士である。ところが、**抗ガン剤を投与すると、抗ガン剤はガン細胞は攻撃せずに、ＮＫ細胞を攻撃、殲滅《せんめつ》する**。

だから、**抗ガン剤を打って、もっとも喜ぶのはガン細胞である。**

**抗ガン剤の正体は、ガンの応援剤にすぎない。**

**燃えている家を消すのに、ガソリンをぶっかけている**のに等しい。

また、血小板の減少は、内臓内出血を引き起こし、最後は多臓器不全で死亡する。

さらに赤血球の激減は、悪性貧血となり死亡する。

このように抗ガン剤による造血機能障害は、ガン患者をあっというまに〝悶死〟させる。

これを虐殺といわず、なんといおう。

**●〝生命の素〟DNAを破壊する**

DNA（遺伝子）は生命の素である。それを阻害、破壊すれば、生命は死にいたる。

**「……抗ガン剤の多くはDNA合成阻害やDNA修復機能の阻害などによって、ガン細胞の分裂や増殖を抑制する作用機序を有する。たとえば、アルキル化剤である白金製剤（シプラチンなど）では、DNAのグアニン塩基と共有結合することで（DNAらせん構造の）二本鎖間に架橋（ブリッジ）を形成し、DNA複製における一本鎖への分離過程を阻害する……ことなどによって、ガン細胞の細胞分裂を阻害する」（同マニュアル）**

ただし、抗ガン剤は、ガン細胞と正常細胞の区別がまったくつかない。

つまり、DNA破壊による細胞分裂阻害の攻撃は人体細胞すべてに向けられる。

マシンガンを無闇に乱射するようなものだ。

だから、**抗ガン剤はガン細胞を殺すまえに、人体細胞を殺してしまう。**

正常細胞への攻撃は、マニュアルも認めている。

**「……こうした作用機序を持つ抗ガン剤は、抗ガン作用と同時に、ヒトの正常細胞に作用してしまうと嘔気《はきけ》・嘔吐《おうと》、血球減少、脱毛などの急性中毒症状をもたらすことが多くある」「このような副作用を含む抗ガン剤がおよぼすさまざまな健康への影響は、抗ガン剤治療を受ける患者のみならず、抗ガン剤を取り扱う医療従事者にもおよぶ危険性がある」**（同）

## ●現代ガン治療は「地獄行き」新幹線

これほどの背筋の凍る超猛毒を、平然と多種大量、衰弱したガン患者の体内に注ぎ込んでいるのが、現代のガン治療なのである。

どうしてこのようなおぞましいことが、今も全国の病院で行われているのか？

なぜか……？　理由はただ一つ。推定、約二〇兆円という目の眩《くら》む莫大なガン利権の確保、ただそれだけです。まさに、それは〝治療〟という名の〝殺戮《さつりく》〟でしかない。

**悪魔の飽食、悪魔の饗宴《きょうえん》……あなたは、そんな殺戮病棟に足を運ぶ気になりますか？**

**「今のガン治療は、地獄行きの新幹線。ガン検診は、その改札口です」**

日本の自然医学の泰斗《たいと》、森下敬一博士（国際自然医学会会長）は断言します。

列車名は〝のぞみ号〟！——いちど乗ったら、もう降りられない。

あなたは、それでも改札口を通る勇気がありますか？

# 第4章　悪魔の抗ガン剤

## ――猛毒性の数々を知ってください

## 突然変異、発ガン、奇形、精子毒性などの恐怖

### ●DNAや染色体を破壊する

抗がん剤のもっとも恐ろしい毒性をあげてみましょう。

それはDNA（遺伝子）を破壊する細胞毒性です。

**①変異原性：DNA・染色体を傷つけ異常を起こす**

これは、細胞に突然変異を起こさせる毒性です。

DNA（遺伝子）や、そのかたまりの染色体を傷つけて異常を起こすのです。だから別名、遺伝毒性という。遺伝子情報が阻害され、次世代の細胞や個体に突然変異の異常があらわれます。DNAが傷ついても、自然に修復されるばあいもあります。


**「……しかし、変異が強いばあいや、なんらかの理由で修復機構が円滑に機能しないばあいは、身体に深刻な影響をおよぼす」「体細胞に変異がおよぶと、ガンが発生したり、さらに生殖細胞に影響が起こると次世代にも変異の影響を与えることになる」（『取り扱いマニュアル』）**

この変異原性は、かならずガンを起こすものではありません。

ただし「発ガン」や「催奇形性」などの恐れを示します。変異原性をテストする方法には、微生物サルモネラ菌などを用いる方法やDNAを用いるばあいなどがあります。

**②発ガン性：膀胱《ぼうこう》ガン患者投与で膀胱《ぼうこう》ガン九倍に……!?**

ガン患者に投与するクスリに猛烈な発ガン性がある。それだけでもブラック・ジョークです。

しかし、ガン患者は、だれひとり知らない。

発ガン性にも、さまざまな要因があります。

**⑴細胞のたび重なる変異、⑵遺伝的要因、⑶細胞分化異常**……など。最近では「動物たんぱくこそ史上最悪の発ガン物質」（『チャイナ・スタディ』コリン・キャンベル他著）という衝撃報告もあります。「食」の異常、かたよりが、発ガンを激増させるのです。たんぱく過剰摂取がガンを激増させるという指摘は、世界の栄養学者、ガン学者らに衝撃をあたえています。

たとえば**「動物たんぱくは植物たんぱくの八倍も発ガンを促進した」（キャンベル博士）**。

さらに、発ガンは種々多様の要因でおこります。

「抗ガン剤には、発ガン性を有する薬剤のあることが動物実験やヒト疫学調査の結果などから明らかになっている」（同）。

たとえば、**「膀胱《ぼうこう》ガンの患者に抗ガン剤（シクロホスファミド）を投与すると、通常の九倍近く膀胱《ぼうこう》ガンが発生する」**（フェアチャイルド、一九七九）。

**＊抗ガン剤の発ガン性**：ＷＨＯ（世界保健機構）の下部組織ＩＡＲＣ（国際ガン研究機構）は、それぞれの薬剤について四分類の「ヒトの発ガン性リスク評価」を定期的に公表しています。

**▼グループ1**：ヒトに対して発ガン性がある。
**▼グループ2A**：ヒトに対しておそらく発ガン性がある。
**▼グループ2B**：ヒトに対する発ガン性を持つ可能性がある。
**▼グループ3**：ヒトに対する発ガン性があるものとしては分類できない。
**▼グループ4**：ヒトに対しておそらく発ガン性はない。

いささか抽象的な分類ですが、これが国際的な判定基準となっています。日本で市販されている抗ガン剤は、医療業界や政府が「発ガン性がある」と『取り扱い指針』ではっきり認めているのです。だから、とうぜん最凶の「グループ1」です。

日本病院薬剤師会は、その毒性（①変異原性、②催奇形性、③発ガン性）を調査しています。それを『抗ガン剤の取り扱い基準』に示しています。

**＊『取り扱い注意度』**は三段階：
**A（細胞毒性が強い**。「十分注意が必要」）
**B（細胞毒性を有する**。「注意が必要」）
**C（細胞毒性に注意する）**
（『抗悪性腫瘍剤の院内取扱い指針・第2版：抗がん薬調製マニュアル』日本薬剤師会・監修）。

**③催奇形性：胎児は細胞分裂が盛んで攻撃されやすい**

催奇形性とは、文字通り「胎児に奇形を起こす」性質をいいます。

抗ガン剤は、細胞の増殖スピードが速い細胞ほど〝攻撃〟する。

だから「正常細胞でも、細胞増殖の盛んな物は顕著な影響を受けることになる」

「胎児は細胞分裂が盛んであり、妊娠中の母胎がばく露されれば、抗ガン剤のもつ細胞毒性をもっとも受けやすい……」（『取り扱いマニュアル』）。

じっさいの研究でも「**先天異常を発生した症例では、妊娠三か月以内に抗ガン剤の投与を受けていた**」（ホフマン）という報告がある。

**④流産発生：抗ガン剤を扱う看護師らに流産発生**

これは患者ではなく、抗ガン剤を取り扱う看護師、薬剤師の被害例。

「**妊娠中の抗ガン剤取り扱いが流産発生率の増加に関連している**」（ヴァラニスら、一九九九）。

**⑤精子毒性：⑴無精子症、⑵運動低下、⑶染色体異常**

精子細胞の母細胞である「精母細胞」形成は、精原細胞から有糸分列によって生じる。

「この過程で抗ガン剤にばく露されることで、さまざまな影響が起こると考えられている」（同）。

じっさい、**抗ガン剤の化学療法を受けている男性患者には、次のような精子の異常が確認されています**。

**⑴無精子症、⑵精子運動性の低下、⑶精子染色体の異常……。**

――以上のように、ほとんどの抗ガン剤に①変異原性、②発ガン性、③催奇形性、④流産発生、⑤精子毒性があることは、医療専門家では常識なのです。

**「警告！　本剤には細胞毒性、催奇形性、発ガン性アリ」**

## ●これでも抗ガン剤治療受けますか？

医者から抗ガン剤をすすめられた。抗ガン剤治療を受けている。そんなかたは、次頁の表を見てください。

市販抗ガン剤がどれほど猛毒物か、具体例をしめしています（表4―1）。

一例として「ブスルフェクス」（協和醗酵キリン）について（『抗ガン剤を取り扱う際の危険因子および毒性一覧』＊下線、筆者）。

**■取り扱い注意**：ここから迫力があります。

**「本剤は細胞毒性を有する」**と堂々と認めています。さらに**「皮ふ、粘膜、眼などに本溶液が付着したばあいには、ただちに多量の流水でよく洗え」**とは……！

**①変異原性**：**「遺伝子突然変異の誘発作用を有する」「染色体異常誘発能が認められた」「小核**

## ■最も危険なタイプは「毒薬」指定で発ガン・催奇形性あり！

表4－1　抗ガン薬を取り扱う際の危険因子および毒性一覧表

| 一般名<br>商品名（会社名）剤形 | 取り扱いに注意する事項（添付文書、インタビューフォーム、その他のメーカー提供情報） | 添付文書またはインタビューフォームの情報<br>変異原性 | 催奇形性・胎児毒性 | 発がん性 | 指定 | 危険度 |
|---|---|---|---|---|---|---|
| ブスルファン<br>アルキルスルホネート系<br><br>ブスルフェクス（協和発酵キリン） | 本剤は細胞毒性を有するため、調製時には手袋、マスク、保護メガネ等を着用し、十分に注意すること。皮膚、粘膜、眼等に本溶液が付着した場合には、直ちに多量の流水でよく洗い流すこと。 | 報告あり<br>*in vitro* および *in vivo* 遺伝子突然変異試験で、遺伝子突然変異の誘発作用を有することが確認された。また、*in vitro* および *in vivo* 染色体異常試験で染色体異常誘発能が認められた。*in vivo* 小核細胞でも小核誘発能が認められた。<br>遺伝毒性に関するこれらの3種類の試験結果より、遺伝毒性が報告されている。添加剤であるDMAおよびPEG400に遺伝毒性は認められていない。 | 報告あり<br>動物実験（マウス、ラット、ウサギ）で胎児あるいは出生児において筋骨格系の異常、性腺の発育障害、体重・体長の減少および生殖機能への影響が認められたとの報告がある。ラットでのDMA（添加物であるN,N-ジメチルアセトアミド）2g/kgの単回腹腔内投与、1g/kgの経皮投与において胎児への催奇形性が認められたとの報告がある。<br>添加剤であるPEG400には生殖発生毒性に関する影響は認められていない。 | 何らかの報告あり<br>国際がん研究機関（IARC）でヒトに発がん性を有する薬剤に分類されている。動物実験（マウス、ラット）においてがん原性が示唆されたとの報告がある。また、ブスルファンを投与した患者に二次発がんが認められたとの報告がある。添加剤であるDMAおよびPEG400にがん原性が認められるとの報告はない。 | 劇 | I |

| 危険度 | 判定基準 |
|---|---|
| I | ①毒薬指定となっているもの<br>②ヒトで催奇形性または発がん性が報告されているもの<br>③ヒトで催奇形性または発がん性が疑われるもの　上記のいずれかに該当するもの |
| II | ①動物実験において催奇形性、胎児毒性または発がん性が報告されているもの<br>②動物において変異原性（*in vivo* あるいは *in vitro*）が報告されているもの<br>上記のいずれかに該当し、Iに該当しないもの |
| III | 変異原性、催奇形性、胎児毒性または発がん性が極めて低いか、認められていないもの |
| IV | 変異原性試験、催奇形性試験または発がん性試験が実施されていないか、結果が示されていないもの |

添付文書、インタビューフォームならびにメーカー提供情報に基づき、わが国で市販されている抗がん剤について、一般的、商品名、メーカー、剤形、取り扱いに注意する事項および毒性（変異原生、催奇形性、発がん性）をまとめ、以下の判定基準により、危険度を分類した。
出典：『抗がん薬調製マニュアル』

**細胞でも小核誘発能」「これら三種類の実験結果より、遺伝毒性が報告されている」**。

つまり、DNA、染色体、小核細胞いずれにも、この抗ガン剤は猛毒で襲いかかり、破壊しているのです。こうして細胞レベル、組織レベルでも遺伝子情報がメチャクチャになる。

だから、その後、奇形やガンが発生するのも当然です。

こういう猛毒を平然とガン患者に打つ現代医療が、根本から狂っている。

**②催奇形性**：以下のような先天異常の悲劇が続発するのもあたりまえです。

**「動物実験（マウス、ラット、ウサギ）で胎児《たいじ》あるいは出生児において、筋骨格系の異常、性腺の発育障害、体重、体長の減少および生殖機能への影響が認められた」**

生命は、この抗ガン剤による凄まじいDNA破壊により、生まれる前から決定的ダメージを受けている。これらは成長中の胎児や出生時に観察された異常です。

おそらく、数倍、数十倍の受精胚や初期胎児などが流産、死産しているはずです。

**③発ガン性**：DNA遺伝情報の破壊は、胎児などは流産、死産、奇形などで現れます。

このDNA毒物がガン患者に投与されると、その猛烈発ガン性で「新たなガン」を誘発する。

**国際機関IARC（前出）でも、四段階評価トップ（G1）「ヒトに発ガン性を有する薬剤」に断定されています**。

また**「動物実験（マウス、ラット）において、ガン原性が示唆された」「投与された患者に〝二次ガン〟が認められた」**。ガン患者に強烈な発ガン物質を打っているのだから、とうぜん。

そうして、これら抗ガン剤を打っても、一〇人に二人ていどしかガン腫瘍は縮まない。

縮んだガンもたちまち抗ガン剤毒性に対して耐性を獲得。みずからの反抗ガン剤遺伝子（ＡＤＧ：アンチ・ドラッグ・ジーン）を変化させて、抗ガン剤の毒性を無力化する。

猛烈に再増殖をくりかえす。

**〝治療〟するつもりで投与した抗ガン剤が、その猛毒刺激でガンを凶悪化させたのです。**

## ●皮ふに付くと痛く、ただれて溶ける

この「毒性一覧」を引用した『抗がん薬調製マニュアル』（前出）には、例としてとりあげた抗ガン剤「ブスルフェクス」以外に、九六品目の抗ガン剤がリストアップされている。

そのうち「取り扱い注意」を具体的に明記している抗ガン剤は四五品目（四六・四％）。

たとえば**「細胞障害性のある抗悪性腫瘍剤であり、直接の接触により、粘膜の刺激作用、潰瘍、組織の壊死等を起こす可能性があるので、取り扱いに当たっては十分な注意が必要」（「アドリアシン」協和キリン）**。

わかりやすくいえば「皮ふに付くと痛くて、ただれて、溶ける」と言っている。

## ●奇形児、流産、二次ガン多発！

また「変異原性」を警告している抗ガン剤は七四品目（七六・三％）。

それ以外は「データなし」。これは「変異原性なし」という意味ではない。ただ記録がないだけ。抗ガン剤の作用を考慮すれば、これらも重大な変異原性（遺伝毒性）があると判断すべき。

**一例をのぞき、全抗ガン剤（九六品目、九九・〇％）が、はっきり「催奇形性あり」「胎児毒性あり」と注意を喚起している……！**。

だから妊娠する可能性のある女性に対する抗ガン剤投与は、ぜったいにタブー。

また、変異原性の四番目、精子毒性を忘れてはいけない。

男性にも、その変異原性が精子生成を阻害する。

つまり奇形精子が生じて不妊症になったり、異常な遺伝子情報が胎児に引き継がれ、深刻な奇形や内臓器系発達障害、遺伝子性疾患などが、わが子に発現する恐れが十分にあります。

## ●抗ガン剤の発ガン性を伝えず

「発ガン性」は二六品目が「データなし」。これも「発ガン性なし」という意味ではない。

もしかしたら悪質なデータ隠しかもしれない。

けっきょく、一覧で**七一抗ガン剤（七三・二％）が「発ガン性」をはっきり警告している。**

## ●悪魔のメニュー『ガイドライン集』

巨大ガン利権の主要部分を占めるのが抗ガン剤市場です。

日本では、**ガンの疑いで病院に行けば、必ずガン〝三大療法〟が待っている**。

**①抗ガン剤、②放射線、③手術……**。

これらは、すべて、ガン・マフィアたちがそろえた〝死のメニュー〟。ただし、〝客〟であるはずのあなたは、これらを断ることはできない。何の抵抗も許されない。まな板ならぬベッドのシーツの上に眼をつむって横たわる自由しか、もはや残されていない。

**まさにアウシュヴィッツの毒ガス室と、なんら変わりはない。**

さて、そこであなたを眼の前にした担当医は、なにやら分厚い本のページをめくりはじめる。これこそ、全国の医者の〝虎の巻〟ならぬ〝カンニング・ペーパー〟。

その名は『治療ガイドライン（指針）集』。製薬メーカーが主導して、〇〇学会会長の教授などに名を連ねさせ、厚労省の御墨付きで毎年発行している。

**全国の医師たちが、それに盲目的にしたがった治療、投薬、手術などをしている。**

## ●これなら患者に訴えられない

「ガイドラインに従っておりさえすれば、何かあっても（患者や家族に）訴えられない」と、医師たちはうそぶく。

このガイドライン作成に参加した医師たちには、関係する製薬メーカーなどから、巨額のお金が〝協力費（?）〟として振り込まれる。

たとえば「メタボ健診」の「指針」作成では、肥満学会会長でもあった大阪大学医学部の松澤佑次教授（第二内科）の元には、判明しているだけで八億三八〇八万円も振り込まれている。「寄付金」の内訳（上位二〇社）を見ても、メタボ治療薬メーカーがずらり。

こうなると天下御免の奉加帳！　三共（後の第一三共）の一億一六〇〇万円が突出しているの

も、「メバロチン」というコレステロール低下剤が主力商品で、二〇〇〇億円もの荒稼ぎをしているから。医者はクスリの自動販売ロボットにすぎない。

## ●メニューから選ぶ多剤投与の恐怖

さて――、あなたがガン検診で「胃ガン」と診断されて、おずおずと医者の前に座っているとします。医師はチラチラと横の『ガイドライン集』に眼をやりながら、「そうですねぇ。まず抗ガン剤で叩いて様子をみましょう」とうなずくはず。

おそらく、医者がまず選ぶのは「シスプラチン」でしょう。

なぜ、わかるのか?

わたしの手元には「主要な抗癌剤の分類と標的癌腫」一覧表があるからです（表4-2）。

「シスプラチン」の「治療における標的ガン腫」を見ると、胃ガンの他「……食道ガン、非小細胞肺ガン、小細胞肺ガン、頭頸部ガン、卵巣ガン、子宮体ガン、子宮頸ガン、膀胱ガン、胚細胞腫……」とおどろくほどのガンが並んでいる。

これらがみな抗ガン剤「シスプラチン」のターゲットという。

つぎに「胃ガン」を標的にあげているのが「メトトレキサート」。これも胃ガンの他に「乳ガン、膀胱ガン、急性リンパ性白血病、骨肉種」と、脈絡のないガンの病名がならぶ。

三番目は「フルオロウラシル」。これも他に「大腸ガン、食道ガン、乳ガン、すい臓ガン、子

## ■ 100 種類を超える抗ガン剤！正体はたんなる超猛毒物質群

表４－２　主要な抗癌剤の分類と標的癌腫

| 分類 | | 一般名 | 標準治療における標的癌種 |
|---|---|---|---|
| 殺細胞性抗癌剤 | | | |
| アルキル化剤 | マスタード類 | シクロホスファミド | 乳癌、子宮体癌、非ホジキンリンパ腫、急性リンパ白血病、多発性骨髄腫、軟部肉腫、骨肉腫、小児固形腫瘍 |
| | | イホスファミド | 子宮頸癌、胚細胞腫、軟部肉腫、骨肉腫、小児固形腫瘍 |
| | | ブスルファン | 慢性骨髄性白血病 |
| | ニトロソウレア類 | ニムスチン | 脳腫瘍、悪性黒色腫 |
| | | ラニムスチン | 脳腫瘍 |
| | 白金製剤 | シスプラチン | 胃癌、食道癌、非小細胞肺癌、小細胞肺癌、頭頸部癌、卵巣癌、子宮体癌、子宮頸癌、膀胱癌、胚細胞腫 |
| | | カルボプラチン | 乳癌、非小細胞肺癌、小細胞肺癌、卵巣癌、骨肉腫、小児固形腫瘍 |
| | | オキサリプラチン | 大腸癌 |
| | その他 | ダカルバジン | ホジキンリンパ腫、軟部肉腫、悪性黒色腫 |
| | | プロカルバジン | 非ホジキンリンパ腫、ホジキンリンパ腫、脳腫瘍 |
| 代謝拮抗剤 | 葉酸代謝拮抗剤 | メトトレキサート | 胃癌、乳癌、膀胱癌、急性リンパ性白血病、骨肉腫 |
| | | ペメトレキセド | 悪性胸膜中皮腫 |
| | ピリミジン代謝拮抗剤 | フルオロウラシル | 胃癌、大腸癌、食道癌、乳癌、子宮頸癌、頭頸部癌 |
| | | テガフール・ウラシル | 肺癌 |
| | | シタラビン | 急性骨髄性白血病、慢性骨髄性白血病 |
| | | エノシタビン | 急性骨髄性白血病 |
| | | カペシタビン | 乳癌 |
| | | S-1 | 胃癌、大腸癌、乳癌 |
| | | ゲムシタビン | 膵癌、肺癌 |
| | プリン代謝拮抗剤 | メルカプトプリン | 急性リンパ性白血病 |
| | | フルダラビン | 慢性リンパ性白血病 |
| | | クラドリビン | ヘアリーセル白血病 |
| | その他 | ヒドロキシカルバミド | 慢性骨髄性白血病 |
| | | レボホリナート | 大腸癌、胃癌 |
| | | ホリナート | 大腸癌、胃癌 |
| | | ボルテゾミブ | 多発性骨髄腫 |
| 抗癌抗生物質 | アントラサイクリン系 | ドキソルビシン | 乳癌、小細胞肺癌、子宮体癌、膀胱癌、非ホジキンリンパ腫、急性リンパ性白血病、多発性骨髄腫、軟部肉腫、骨肉腫 |
| | | ダウノルビシン | 急性骨髄性白血病、急性リンパ性白血病 |
| | | エピルビシン | 乳癌 |
| | | イダルビシン | 急性骨髄性白血病 |
| | その他 | マイトマイシンC | 胃癌、非小細胞肺癌、子宮頸癌 |
| | | アクチノマイシンD | 小児固形腫瘍 |
| | | ブレオマイシン | ホジキンリンパ腫、胚細胞腫 |

出典：『看護師のための抗癌剤取り扱いマニュアル』

宮頸ガン、頭頸部ガン」が対象。

## ●七〜一〇倍も早く死んでいる

おそらく医師は、これら三種類の抗ガン剤あたりを処方箋に記入するはずです。

なぜなら最近、**日本では、抗ガン剤の多剤投与が常識となっている**からです。

これは、一種類の抗ガン剤では〝効き〟が悪い。つまり、腫瘍縮小がほとんど見られない。

そこで、連発銃ならなんとかなるだろう……という発想。さらに三種類なら三倍儲かる！

ところが、これが恐ろしい。**アメリカの大がかりな研究報告で、二〜三種類の多剤投与群は一種類群よりも、七〜一〇倍も早く死んでいる！**（「東海岸リポート」、165ページ参照）

一種類の猛毒物より三種類の猛毒のほうが、三倍毒性が強い。子どもでもわかる。

さらに、**相乗毒性も恐ろしい。おたがいの毒性が相乗効果で強められてしまう。**

しかし、日本のガン治療現場では、この高収益の多剤投与をやめる気配はいっさいない。

## ●標的ガンも治せず、悪化させ、殺す

このような姑息で犯罪的なデータごまかしをやってきても、製薬メーカーは認可基準をクリアする縮小効果をあげられない。

抗ガン剤は超猛毒だから、とうぜんだ。

「ガンが縮小する前に、実験台の患者が死んだ！」

そんな悲喜劇的なケースが山ほどあっただろう。おそらく抗ガン剤メーカーは、数十種類のガンを標的にして臨床テストと称する〝人体実験〟をくり返してきたはず。そのなかでかろうじて「四週間以内に縮小」……という〝ハードル〟をクリアしたガン腫が、一覧表の「標準治療における標的ガン腫」欄に記載されているのだ。

だから、研究資金が潤沢《じゅんたく》なメーカーほど、対象ガン腫を増やせる。

それだけ、〝有効〟を謳《うた》える標的ガンも増えるわけだ。

ただし――、この一覧表に載っているガンを「抗ガン剤が治す」とかんちがいしているかたも、まだいるはず。**「抗ガン剤はガンをいっさい治せない」**、それどころか**「免疫力を阻害し、ADGにより ガンを凶悪化させて、全身転移を引き起こし、ほぼ確実に患者を殺す」**。

これが、現代医学の隠された〝常識〟……、医者の〝ホンネ〟なのです。

## 背すじも凍る抗ガン剤の猛毒の数々（「添付文書」）

### ●「添付文書」でクスリの正体は赤裸

――ここまで書いても、まだ抗ガン剤に、いちるの望みをもっているひとも多いはず。

それだけ、マスコミや教育による、あなたに対する洗脳（マインドコントロール）は根深い。

では、胃ガン患者に対し標準的に投与される「シタラビン」の「医薬品添付文書」を見てみましょう。

その前に、「添付文書」についてかんたんに説明しておきます。

「添付文書」には、薬の「効能」「用法」「用量」から「使用上の注意」「禁忌」（避ける人）「警告」「副作用」「重大副作用」などが列記されています。

とりわけ重大、深刻な情報は「警告」として赤枠で囲って、目立つように表記することが義務付けられています。だから、クスリの正体は、ここではほぼ丸裸となっています。

## ●「シタラビン」――細胞毒、手についたら洗い流せ！

「添付文書」に記載されている「シタラビン」の毒性を、明らかにしていきます（一部要約）。
**①商品名**：「キロサイド」（日本新薬）他
**②治療対象のガン**：「添付文書」の［効能・効果］の見出しの次に――
肺ガン／胃ガン／肝臓ガン／胆のうガン／すい臓ガン／乳ガン／子宮ガン／卵巣ガン／膀胱腫瘍／急性白血病など。

ただし「膀胱腫瘍／急性白血病……以外は、他の抗ガン剤との併用が前提。膀胱腫瘍は『キロサイド』のみ単独で注入する。患者に点滴、注射などで注入する……」。
**③作用・特徴**：DNAを合成する酵素（DNAポリメラーゼ）に結合する〝毒性〟で、ガン細胞の増殖を抑える。ただし、正常細胞との区別はつかないので、正常な細胞までその毒性ダメージを受けてしまう。
**④取り扱い注意**：「添付文書」（日本新薬）の巻末には、次のようなショッキングな注意も。

**「本剤は、細胞毒性を有するため、調製時には手袋を着用することが望ましい。皮ふに薬液が付着した場合は、ただちに多量の流水でよく洗い流すこと」**

つまり、その猛烈な細胞毒のため、看護師さんの手や指につくと、皮ふ細胞がドロドロに壊死《えし》して溶けていく。

**⑤「使用上注意」**：**「本剤を、他の抗ガン剤と併用した患者に、白血病、肺腺ガン……などの二次性悪性腫瘍（二次ガン）が発生したとの報告がある」**。

これは悪い冗談ではすまない。「シタラビン」じたいが「発ガン剤、増ガン剤である」ことを、製薬メーカーも公式文書ではっきり認めている！

**「……染色体の切断をふくむ重度の染色体異常および（マウスなど）げっ歯類の培養細胞の悪性形質転換が報告されている」**

これは、「シタラビン」は〝生命の素〟である遺伝子（ＤＮＡ）をズタズタに切断して、凄《すさ》まじい染色体異常を起こす。それを製薬メーカーは**「細胞を悪性ガン化させるばあいもある」**とはっきり認め、「添付文書」で「警告」している。

正常な細胞をガン化させる超猛毒を、衰弱したガン患者に注射する――これは、もはや故意の殺人行為（毒殺）ではないか！

**⑥副作用**：「添付文書」には、以下のとおり「深刻」な抗ガン剤の副作用の数々が列挙されている。

「シタラビン」の〝作用〟を思い起こしてほしい。ＤＮＡをズタズタに切り裂く。肌に触れれば、皮ふをドロドロに溶かすほどの細胞毒……。だから、このような超猛毒を体内に注入された患者は、恐ろしい副作用群におそわれる。

▼**悪心《おしん》・嘔吐《おうと》など**：（一九八症例中）二七％に発生。他の抗ガン剤と併用時は……**悪心・嘔吐・食欲不振・腹痛・下痢……など消化器系障害は四三％にたっした**。

これは分裂の盛んな消化器系の内皮細胞が、抗ガン剤の細胞毒に直撃されたため。さらに、〝毒〟を体内に注射されたため、患者のからだはそれを必死で体外に排泄しようと嘔吐し、さらに下痢、下血などを起こし、苦悶する。

▼**血液障害**：白血球および血小板の減少などが二五％の患者で確認された（これは重大副作用の造血機能阻害による）。

――以上、二つの副作用は、『シタラビン』承認時から一九七六年までの集計という。いかに、古参の抗ガン剤かが、よくわかる（それでも、この〝毒薬〟は生き延びているソラ恐ろしさ！）。……以上の副作用は、メーカーにとって〝とるに足りない〟副作用のよう。なぜなら、つぎの血も凍る〝重大副作用〟が列記されている。

**⑦重大副作用**

▼**造血機能ダメージ**：これらは「シタラビン」による骨髄攻撃などにより、さまざまな症状が現れる。血球は母細胞から次々に分裂して増殖し生まれている。さらに、血球は他の血球にも変身することが確認されている。ところがＤＮＡ破壊を行う「シタラビン」により造血機能も破壊されてしまう。その典型が血球の激減である。

**▼汎《はん》血球減少症**：つまり**「シタラビン」の造血機能攻撃であらゆる血球成分が激減する。**
「赤血球、白血球、血小板……三者とも減少する」と「添付文書」。そして（頻度不明）とある。

これは、頻度が多すぎるので「不明」と隠したのではないか。

他の「副作用」については、％レベルで「集計」しているのに不自然だ。

なお、この**「汎血球減少症」を起こす疾患は、⑴急性白血病、⑵骨髄腫瘍（多発性）、⑶骨髄転移ガン、⑷悪性リンパ腫……などである**（『医学大辞典』南山堂より）。

これは、皮肉としか言いようがない。

この**「シタラビン」の「治療対象」疾病として、**なんと**⑴急性白血病が明記されている。**

つまり、白血病を治療する目的で投与した抗ガン剤が、白血病の典型症状である「汎血球減少症」を重大副作用として〝加速する〟。

もはや、こういってはなんだが、マンガのような構図である。

**⑵骨髄転移ガンもおなじ。**それは、この**抗ガン剤を投与するほど、重大副作用でガン症状が悪化するのだ。**こうなるとブラックコメディ……。メチャクチャ。

「シタラビン」はこれらガンと併せて、深刻な汎血球減少症をセッセと悪化させている。

まさに……〝毒〟を盛って、〝毒〟を助ける……。

**▼ショック（死）**：「（投与後）ショックを起こすことがある（頻度不明）」（「添付文書」）
この「警告」には、文字どおりショック。

「ショック症状」とは「……血流量が減少することによって、臓器・組織の生理機能が阻害される状態」（『医学大辞典』前出）。

症状は、「心拍の微弱、不整、さらに血圧低下などで急死することもある」。

それが俗にいう「ショック死」である。つまり、**「シタラビン」投与でショックを起こすと急死することもある。顔面蒼白、体温低下、呼吸不全……痛ましい死である。**

しかし、立ち会った医者は、ぜったい抗ガン剤投与によるショック死とはいわないはずだ。

**「ガンによる症状が急に悪化、お亡くなりになりました」と頭を下げる。**

「添付文書」は、「シタラビン」による重大副作用のショックを次のように「警告」している。

「……呼吸困難、血管浮腫、ジンマシンなどのアナフィラキシー様症状を伴うことがあるので、観察を十分に行う」。さらに「……異常が認められる場合には、投与を中止し、血圧の維持、体液の補充管理、気道の確保などの処置を行う」

初めて「投与中止」を明記している。

ショック症状とは、いつ亡くなってもおかしくない状況なので、「投与中止」は至極《しごく》当然の措置です。

▼**「間質性肺炎」「急性心膜炎」「心のう液貯留」「急性呼吸促進症候群」……。**

これらは近年、「添付文書」に追加された重大副作用群。他にも続々と出てくるだろう。

抗ガン剤「シタラビン」を注射された患者は、ガンの他これら恐ろしい病気の発生リスクも背負う。これらはいずれも、生死にかかわる重篤症状である。

わたしは二〇〇五年発刊の『抗ガン剤で殺される』（前出）でつぎのように批判しています。

「……問題は、このような**重大事態を引き起こすような〝劇薬〟〝毒物〟を、漫然と投与する現代医療の〝悪魔性〟にある。ただでさえ患者は、体内にガンを抱え、疲弊しきっている。そこに漫然と〝毒液〟を注射しつづける……。まさに〝悪魔の所業〟ではないか。患者のショック死は、当然の帰結なのだ。突然のショック症状に慌てて投薬中止しても、間に合わず、患者が死にいたった悲劇は、全国に多発してきたのではないか。だから、遺族の感情、反発を考えると公表できない（つまり、〝もみ消す〟〝闇に葬る〟）。……その全国医療現場での数々の〝隠蔽工作〟が、「添付文書」の（頻度不明）という文字に隠されているのだ**」

**ああ……吐血、心臓マヒ、痴呆症《ちほうしょう》……**

## ●細胞毒なので吐血、苦悶してとうぜん

**▼消化管障害（吐血・下血）**：これは細胞毒の「シタラビン」の毒性により、胃や腸壁が直接ダメージを受けたもの。「手指についたら大量の水で洗い流せ」と、取り扱う看護師には「厳重注意」しているほどの猛毒物。それほど細胞を壊死させる。とうぜんの「重大副作用」。

さらに消化器障害はつづく。「消化管潰瘍、出血（好中球減少性）腸炎……などの消化管障害（頻度不明）があらわれたとの報告がある」（「添付文書」）。

それは血を吐いたり、下血などの症状によって発覚する。文字通り、「シタラビン」を投与された患者は、苦悶のうちに血を吐く――。「異常が認められた場合には、投与を中止し、適切な

処置を行う」(同)。いわれるまでもなく、目の前で口から鮮血を吐く患者に抗ガン剤「シタラビン」の注射を続行する勇気ある医者もいない。

**▼急性呼吸促進症候群**:「シタラビン」投与後に、急に呼吸が激しく乱れてくる。これは、前述の重大副作用「ショック」につづく、前ぶれ。猛毒を投与されれば呼吸が乱れるのもあたりまえ。即座に「投薬中止」はとうぜんの処置です。

**▼間質性肺炎**:これは特殊な肺炎です。重大副作用として「警告」されています。間質性肺炎とは「……肺胞壁、細気管支、細同静脈の周囲など(肺の)間質の病変」が特徴。**その原因は、なんと「各種薬剤、放射線照射など……」(『医学大辞典』前出)**。

ところが、日本の標準的ガン治療の三点セットは①抗ガン剤、②放射線照射、③外科手術。だから、ガン治療の副作用にはつきものの肺炎なのです。

抗ガン剤「イレッサ」の集団訴訟も、投与された肺ガン患者八〇〇人超に、重大副作用の間質性肺炎が発症して死亡したことが発端。

「肺ガンを治す」と信じて打ってもらった抗ガン剤のため、肺炎で生命を奪われた。

悔やんでも悔やみきれないはず。

この間質性肺炎は、X線撮影で〝網目状〟〝節目状〟の影が現れる。

しかし、このレントゲン検査でも、放射線が原因の発ガンがまた促進されてしまう。

どこまで行っても**患者は損をするようにできている。病院はどう転んでも得をするようにできている。**

重大副作用の間質性肺炎の発症が確認されたら、とうぜん抗ガン剤「シタラビン」の投薬を中止するように「添付文書」は指示している。

しかし「イレッサ」では、まにあわずに膨大な数の犠牲者を出してしまった。この「シタラビン」でも、表に出てこない間質性肺炎の副作用死は、相当な数に上るのではないか。

▼**急性心膜炎**：心膜炎は「心包炎」「心のう炎」とも呼ばれる。

この疾患は「心のう液貯留」と併発する。心臓じたいが炎症を起こし、浮腫を生じた深刻な状態。この**疾患の発症原因もまた「……特殊な薬物、X線照射」（『医学大辞典』前出）**などが原因となるとは！

これもまた抗ガン剤、放射線のガン治療そのもの。いったい何のための〝治療〟か！

抗ガン剤「シタラビン」は、心臓まで直撃するのだから恐ろしい。その症状も「発熱、胸痛、呼吸困難……」苦しさが伝わってくる。これは猶予のならない状態。とうぜん、抗ガン剤の投薬中止。緊急救命措置は「心膜に注射針を刺してたまった液を抜く」などの処置が必要となる。

そのまま患者をほうっておけば、前述の重大副作用ショックなどにつながり、心不全などで突然死、ショック死しかねない。

手遅れの患者は、いったいどれくらいいたことだろう……。

## ●抗ガン剤であっと言う間に死んだ！

「抗ガン剤を打ったら、あっという間に死んじゃったんです……」

わたしは、そんな悲しい身内の相談を何度も受けた。

**「その前まで、ほんとうに元気だったのに、どうして急に亡くなったのか……？」**

**まちがいなく抗ガン剤の猛毒による重大副作用によるショックか、心膜炎などによる心臓マヒが死因だ。しかし、医師も病院関係者も、「抗ガン剤の重大副作用を発症して死亡した」とは口が裂けても言わない。**

「ガンが急に悪化して、亡くなられました」と声を落とし、頭を下げる。

遺族も「そうですか……」と声を落とすしかない。

そして、医者は死亡診断書に「××ガンにて死亡」と記入、すべては一件落着する。闇の彼方に葬られた抗ガン剤投与で急死した（殺された）ひとたちは、いったいどれくらいいだろう？

このような治療による重大医療過誤による死者も、すべて厚労省には「ガンによる死者」として集計される。だから、政府公表のガン死者三七万人の中には、約八割、約三〇万人もの医療過誤の犠牲者が含まれているのだ。

**▼脳症**：抗ガン剤「シタラビン」を投与されたガン患者に、認知症の症状が発症することもある。抗ガン剤治療の末期に、患者が痴呆状態におちいる。介護する家族にとっては辛い症状です。細胞毒の抗ガン剤は全身を巡り、あらゆる組織、臓器、器官を侵し、破壊します。だから脳組織もとうぜん猛毒にやられる。「シタラビン」が脳を損傷することを「添付文書」も認めている。

**「……まれに、白質脳症などの中枢神経障害、シタラビン症候群（発熱、筋肉痛、骨痛）があらわれる」（「添付文書」）**。

**脳が損傷されるのだから、認知症、記憶障害、痴呆状態もとうぜん**。また、「シタラビン症候群」なる〝病名〟が存在することには恐れ入った。

それだけ多発している。抗ガン剤の悪名、ここにきわまれり！

同薬剤の副作用は、これに止まらない。

解説しているとキリがないので、副作用症状名のみ記す。

その他――**▼風邪症状、▼胆うっ滞（胆汁がつまる）、▼肺水腫（肺に水が溜まる）、▼小脳失調（大量投与で発症）、▼脱毛、▼発疹、▼口内炎、▼肝臓障害、▼発熱**……などなど。

## 免疫力は激減、貧血、内臓出血で死ぬ

### ●「慎重に投与せよ！」とは

**■「重要な基本的注意」**

①「骨髄機能抑制などの重篤な副作用が起こることがある」

これは「シタラビン」投与で「骨髄の造血機能等が破壊される」ことを意味します。

DNAを根本からズタズタに破損する細胞毒を注入するのだからとうぜん。

この重大副作用を防ぐために、「添付文書」はこう指導している。

**「頻回に臨床検査（血液検査、肝機能・腎機能検査など）を行う」**

**これでは患者が、今度は検査漬けとなる**。そして、これらに異常が現れたらどうするのか？

「添付文書」は〝慎重投与〟を指示している。

しかし、**〝猛毒〟を〝慎重投与〟せよ**――というのも、**奇妙不可解な表現ではある**。

そもそも厚労省の抗ガン剤担当技官が「抗ガン剤がガンを治せないのは常識」と証言している。

重大副作用の兆候があるのに、「ガンを治せない〝猛毒〟を慎重に投与せよ」と指導する。

もはや正気の沙汰とは思えない。そう、現代のガン治療は、完全に狂っている。

全体が狂っているので、中にいるひとも、外にいるひとも、まるでそれに気づかない。

さらに「添付文書」には、変な表現もある。

「……使用が長期間にわたると副作用が強くあらわれ、遷延性《せんえんせい》に推移することがある」。

医療関係者は、このように難解な表現を駆使して患者をあざむく。

遷延性とは、はやくいえば「長引く」という意味。つまり抗ガン剤をダラダラ投与すれば、

「副作用も慢性化、悪性化する……」と、あたりまえの注意をしているにすぎない。

**スッパリ抗ガン剤をやめれば、副作用の恐怖も危険も断ち切ることができる**。

**しかし、それをいえば製薬メーカーの商売はあがったり**。だからいえない。

**②「感染症・出血傾向の発現または増悪《ぞうあく》に十分に注意すること」**

「シタラビン」は、その強烈なＤＮＡ損傷作用で造血機能を破壊する。それは免疫力（白血球）

破壊につながる。さらに血液を凝固させて出血を止める働きを担《にな》う血小板も破壊され激減する。

だから、これら抗ガン剤投与は、必然的に重大副作用として感染症と出血悪化を起こす。

とりわけ、**免疫力激減は抗ガン剤の宿命**。

**無菌室に収容され息を引きとるガン患者が多い。抗ガン剤を大量投与され、放射線を大量照射され、ＤＮＡ破壊作用で造血機能も破壊され、免疫細胞の白血球が激減してゼロベースになった。すると、病原菌、バクテリア、ウイルス、カビ菌、カンジダさらに寄生虫までが殺到して、最後はカビまみれになって死んでいくのです。**

同様に造血機能破壊による血小板減少も、内臓内出血をまねき、多臓器不全でガン患者は急死する。

## ●医者は抗ガン剤副作用死を永遠に隠す

しかし、臨終の席で医者が「多臓器不全を起こしています」といっても、それが投与された抗ガン剤による重大副作用と気づくひとは皆無でしょう。

さらに医者が「ガンが相当、進行していましたから……」と顔を曇らせて言えば、家族は「ガンが原因で多臓器不全を起こしたのだ」と〝納得〟してしまう。こうして、抗ガン剤や放射線などの重大副作用被害を家族、遺族から隠すのは、じつにかんたんなことなのです。

**「添付文書」にある「感染症と出血傾向」を防ぐベストの方法は、抗ガン剤投与を即時やめること。これは子どもでもわかる。**

すると、抗ガン剤で攻撃されていた、ガンと闘う味方の兵士たちＮＫ細胞なども復活、増殖してガンを駆逐《くちく》し始める。抗ガン剤をやめれば、ガンと闘う自然治癒力も快復する。

さらに玄米菜食、運動、入浴、笑い療法などを始めれば、ガンは自然退縮から自然消滅に向かう。それは自然の摂理からいってもとうぜんのことなのです。

**③「小児に投与するばあいには、副作用の発現に特に注意」**

子どもにこのような戦慄の猛毒を打っているのか！　わたしはただ絶句する。

生命にかかわる危険な〝細胞毒〟を子どもに注射することじたいが狂気の沙汰。けっして、許されることではない。

「注意」には「――本剤の（注射による）投与後、神経マヒ、または硬節（しこり）などをきたすこともある」「くりかえし注射は同一部位を避ける」「乳児、小児には連用しないことが望ましい」。

これはあたりまえのことだ。

「注射針の刺入時、激痛を訴えたり、血液の逆流を見たばあい、ただちに針を引き抜き、部位を変えて注射すること……」（「添付文書」）

光景が眼に浮かび、ただ胸がいたむ。

## アクセル、ブレーキいっしょに踏め!?

### ●「併用注意」とは

**④「相互作用――併用に注意すること」**

これも実に奇妙な「注意書き」です。

なぜなら「シタラビン」は、ガン治療には「他の抗ガン剤との併用以外では使えない」（例外は白血病、膀胱ガンのみ）。

**「併用せよ」と命じておいて「併用に注意」とは、「アクセルとブレーキを一緒に踏め」と言っているようなもの。**

この「シタラビン」を「併用せよ」という「指示」について、わたしは次のように解釈した。

「――この『シタラビン』は、古典的抗ガン剤だ。つまり、長いあいだ、全国の病院でガン患者に真っ先につかわれてきた。その結果は惨澹《さんさん》たるものだったはずだ。つまり、ガン患者は、ほとんど治らず（反抗ガン剤遺伝子ADGにより）リバウンド（再発）して増殖悪化し、患者はガン悪性化に加えて、『シタラビン』の〝細胞毒〟により、目を背《そむ》けたくなる副作用に苦しみ、衰弱、悶絶して死んでいった。製薬メーカー担当者たちは、そのおぞましい惨状に足が震えたはずだ。**しかし、ドル箱の稼ぎ柱。みずから『無効』『有害』を政府（厚労省）に申請して、認可を取り消してもらう――などといった〝馬鹿正直〟な選択――など、社員として会社の利益をかんがえたら、できるはずもない。そこで、ひねり出した〝珍案〟は……『他の抗ガン剤と混ぜれば、〝無効〟はごまかせる』**という もの。それが、珍妙な『多剤併用』指示なのだろう」（『抗ガン剤で殺される』前出）

自己矛盾の極致の「併用注意」は、さらに矛盾を生む……。

**▼他の抗ガン剤と放射線照射：**「骨髄機能抑制（造血障害）が増強することがある」。

なら、止めればいい。ところが、またも「観察しながら減量するなど慎重に投与する……」と「慎重投与」を「指示」している。**ホンネは「投与中止」なのだろうが、製薬メーカー社員としての苦しさがにじむ。**

抗ガン剤も、最初にスッパリ拒否すれば、それから先の「苦悶」「地獄」も味わわなくてすむ。なんどもいうが、病院にガン治療で行くのは、〝地獄行き〟新幹線に乗せられるのと同じ。乗車拒否こそが、あなたの運命を救う。うっかり乗ったのが〝のぞみ号〟なら、ノンストップで地獄行き。終点では、棺桶《かんおけ》があなたを待っている。

**▼他剤併用療法に注意：**「副腎皮質ホルモン剤などと併用すると、静脈炎、脱毛などがあらわれる……」(「添付文書」)。

これは、抗ガン剤以外の薬剤と併用するばあいの「注意」指示。「シタラビン」と併用される他剤もまた、〝毒物〟であることに変わりはない。

〝毒〟と〝毒〟を掛け合わせれば、副作用が増大するのはあたりまえ。

**▼抗ガン剤「フルシトシン」：この抗ガン剤と「シタラビン」を併用したら「造血障害による免疫力激減などが起こる」という。両者いずれも免疫力減少という副作用あり。掛け算すれば、さらに激減するのも当然である。**ちなみに、その他の抗ガン剤と併用しても、免疫力がより減少する。「添付文書」の「注意」に『フルシトシン』の効果を減弱させる報告がある」という。

これは援軍の足を引っ張っているということでしょう。

## 「慎重に」とは「死なないていど」

**■慎重投与：**「以下の患者には慎重に投与されなければならない」（「添付文書」）

**①骨髄機能抑制のある患者：**「骨髄機能抑制を増悪させるおそれがある」

これは矛盾に満ちた「使用上の注意」である。

なぜなら「添付文書」の「効能・効果」で、本剤「シタラビン」と併用を前提としている抗ガン剤「シクロホスファミド」などアルキル化製剤は、「重大副作用」として「骨髄機能抑制」を「警告」しているからだ。併用相手のアルキル化製剤は骨髄造血機能にダメージを与え、白血球などの血球減少を招く。それは悪性貧血、内臓出血、免疫力低下をひきおこす。

なのに、一方で**「シタラビン」の「添付文書」は、このような「造血機能損傷を与える抗ガン剤を併用せよ」といい、他方では「造血機能が低下した患者には慎重投与せよ」という。アクセルとブレーキを同時に踏めと言っているにひとしい。**

**ここで、双方が〝毒物〟の抗ガン剤併用の矛盾が露呈した。**

「添付文書」の文面どおり、抗ガン剤「シクロホスファミド」で損傷した造血機能は、「シタラビン」併用でさらに損傷悪化する。つまりこれら二剤併用で、白血球減少（免疫力の激減）、血小板減少（鼻血、内臓出血など悪化）、赤血球激減（悪性貧血）――が進行し、患者の容体はさらに悪化、重篤化の一途をたどる。

しかし、現在は二剤どころか**三剤の抗ガン剤併用が〝常識〟**という。

これをなんと**〝カクテル療法〟と呼ぶ。つまり、下手な鉄砲も数撃ちゃあたる**……という発想。

ここでは相乗毒性という発想が根底から抜け落ちている。

薬剤AとBの毒性は、併用したときにA＋Bにはならない。A×Bになる。

**三剤だとA×B×Cと、より相乗毒性は激増する。**

これら薬剤（毒物）は**相乗的に反応しあうので、その変化は予測不可能となる。**

三種類の毒物が相乗反応するさまは、空恐ろしい……。

**②肝機能に障害のある患者：**「（抗ガン剤の）副作用が強くあらわれるおそれがある」

これも、自己矛盾の極致の「慎重投与」である。なぜなら、併用前提とされる他の抗ガン剤は、例外なくほとんどに「肝臓障害」が「副作用」として警告されている。

肝臓は体内に侵入した〝毒物〟を解毒し排泄するはたらきがある。

強い〝細胞毒〟の抗ガン剤を体内に注入されたガン患者の肝臓は、これを必死で解毒、分解する。その過程で、肝臓みずからも深刻なダメージを受け、肝機能障害を起こしてしまう。

抗ガン剤を投与されている患者さんは、ほとんど例外なく顔色が悪くなっていく。

これは肝機能が抗ガン剤ダメージで低下しているからだ。

**抗ガン剤「シタラビン」の「添付文書」は「（肝障害を起こす）抗ガン剤を併用せよ」と「指示」し、他方で「肝障害の患者には、慎重投与しろ」という。まさに、噴飯ものの自己矛盾。**

そのホンネは、つぎのようなものだろう。

併用相手の抗ガン剤でも肝障害など、さまざまな副作用が出ている。併用でさらに激しく出るから――覚悟して死なないていどに使え――という「指示」なのである。

**③腎臓障害のある患者**：「副作用が強くあらわれるおそれがある」

腎臓は、肝臓と同じように血液中の老廃物をろ過して、尿に排泄するはたらきがある。だから、肝臓と同じく〝毒物〟が血中に混入するとダメージを受ける。つまり、腎臓障害をおこし、腎機能が低下する。

だから、ほんらい〝毒物〟の抗ガン剤の副作用欄には、必ず「肝臓障害」「腎臓障害」が列記されている。だから前項同様に、覚悟をうながす矛盾に満ちた「注意指示」。

**④感染症を合併している患者**：「骨髄機能抑制により感染を増悪されるおそれがある」

「シタラビン」など抗ガン剤投与で、骨髄機能抑制（造血機能低下）が起こる。

そのことにより白血球（免疫細胞）が激減し、免疫力が低下する。

だから、肺炎、インフルエンザなど感染症の患者に抗ガン剤を打てば、免疫力を激減させ、感染症は急激に悪化する。ときには生命にかかわるほど重篤化させる。

「慎重投与」ではなく「投与厳禁」が正しい。

**⑤高齢者**：「生理機能が低下しているので慎重投与」

「用量および投与間隔に留意するなど患者の状態を観察しながら『慎重に投与』する」（「添付文書」）

そもそも、高齢者にたいするガン〝三大療法〟は百害あって一利なしだ。

なぜなら、「老衰で大往生した老人の約八割を解剖したら、あちこちにガンが確認された」という。しかし、お年寄りたちはガンではなく自然に眠るような老衰死だった。

だから**「老人になったらガンはあるのが〝正常〟」ともいえる。**

**体内のガンは老齢化とともに分裂スピードも遅くなり、平和共存するようになる。**

つまり良性になる。このようにおとなしいガンに、猛毒抗ガン剤や有害放射線、無用手術を施せば、その刺激でガンは凶悪化してしまう。

また老人は、抗ガン剤の猛毒性、放射線の有害性、手術の侵襲性に、体が耐えきれない。

こうして老人のガン治療とは名ばかりの、残忍無比の〝老人虐殺〟で終わるのである。

老人には、抗ガン剤の慎重投与どころか絶対投与してはならない。

## 子どもに打つ狂気、胎児に奇形！

**⑥小児：**「小児に投与するばあいには副作用の発現にとくに注意し慎重に投与する」

子どもに、このような強烈な細胞毒を注射するその神経が理解できない。

**故・安保徹教授（新潟大学）**は**「発ガンの大きな原因は、無理な生き方による心理的ストレス」**という。それが「交感神経」を緊張させ、血管が収縮して血流が悪くなり、低酸素、低体温、高血糖の状態になる。それがもっともはなはだしい部位、組織にガンが発生するのである。

だから、ガンを防ぐ、治す決め手は、低酸素、低体温、高血糖の改善である。

そのためにはまず、心を緊張、不安からときほぐす。とくにナイーブな子どものばあい、その心理療法はきわめて大切といえる。

具体的には「笑いの療法」がベスト（拙著『笑いの免疫学』花伝社、参照）。

さらに運動療法、乾布摩擦などによる血行促進。また、発ガンの大きな原因が偏食、飽食、過食などである。とくに動物食品（動物たんぱく、動物脂肪）などの過食はガンを激増させる。

これらを植物食で全体食、生菜食（ローフード）などに切り換える食事療法も、最優先されるべきだ。

現代医学は、このような配慮はいっさいしない。そうして、超猛毒でしかない抗ガン剤を、小さな子どもの体内に注入しようとする。まさに、悪魔か死神のたくらみとしか、いいようがない。なにが「慎重投与」だ！　親たちにいいたい。病院以外に、子どものガンを自然に治す方法は、いくらでもある。死神の床《とこ》に子どもを委《ゆだ》ねてはいけない。

**⑦妊婦または妊娠している可能性のある婦人**：「投与しないことが望ましい」「催奇形性を疑う症例報告があり、また動物実験（マウス、ラット）で催奇形作用が報告されている」（「添付文書」）

種々の抗ガン剤は細胞毒すなわち「生命を殺す」ことが目的の薬剤です。

この原則を忘れてはならない。

いっぽう妊娠、出産は小さな生命を生み出す行為。しかし、抗ガン剤はＤＮＡ破壊するため戦慄の毒性を持つ。それは催奇形性、胎児毒性、流産・死産、精子毒性……ただ、すさまじいの一言。遺伝子破壊がほんらいの目的だから、強烈発ガン性に加えて、強烈催奇形性があるのは、とうぜんすぎる。「投与しないが望ましい」ではなく、「狂気の沙汰」「ぜったい厳禁」なのだ。

ここでも製薬メーカーは、言葉で責任をごまかしている。

「慎重に投与」「しないが望ましい」と「添付文書」にさりげなく書いておけば、母親に悲劇が襲ったときに「私どもは『慎重に投与』するよう『注意』をうながしていますす」と責任逃れの手を打っているにすぎない。

## ホンネは「うまく稼《かせ》いで……」

そもそも、「慎重投与」なる言葉が、あほらしく、いいかげんだ。

「医薬品は、いつでも、どこでも『慎重投与』が常識・鉄則ではないか。

これ以外のケースは〝気楽に投与〟していいのか？　〝慎重〟であろうと〝気楽〟であろうと、『投与』する事実に変わりはない。そもそも副作用死など医療過誤が起きたとき、医者が『私は慎重に投与しました』と言い張ったら、それ以上どう追及できるか？（『気楽に投与しました』などと答える医者がいるはずもない）」（『抗ガン剤で殺される』前出）

### ■禁忌：「次の患者には投与しないこと」

「シタラビン」の「添付文書」の最後に、ようやく「禁忌」の文字が登場した。

「禁忌」（タブー）とは、「禁止」という意味である。わたしは、これほど副作用毒性の強い抗ガン剤は、とりわけ弱者である「高齢者」「妊娠する婦人」「小児」には厳禁すべきとかんがえる。抗ガン剤より、はるかに効果のある代替療法は存在するからである。

ところが、かれらには「慎重投与」の文字でごまかされている
つまり「慎重に投与するなら、問題なし」という、あきれ返った論法である。

さて――。

「シタラビン」を「投与してはいけない」、禁忌の患者とはいったい、どのような患者なのか？

そこには囲み記事で「本剤に対する重篤な過敏症の既往症のある患者」とある。

「重篤な過敏症」とは、重症の薬物アレルギー。そのような患者に投与したら、急激な薬物アレルギーショックに襲われ、急死する確率が高い。いわゆる、アナフィラキシー・ショック。だから、薬物アレルギーが判明している患者にその薬物を投薬することは、故意の殺人行為にひとしい。

刑事起訴されたら、殺人罪で有罪はまぬがれない。

だから「禁忌」の「注意表示」はあたりまえ。

そして、驚いたことに、これ以外の「禁忌」は「添付文書」のどこにもみあたらない。

**これほどの超猛毒薬なのに「投与してはいけない」のは重症の薬物アレルギー患者のみとは！**

ここで、製薬メーカーのホンネははっきりしている。

かれらは、医師、薬剤師に、こう暗黙のメッセージを送っているのだ。

**「患者が急に死なないていどに、あとに証拠を残さないように、うまく投与して稼《かせ》いでくださいよ……」**

## 「寛解率《かんかいりつ》」一時しのぎでごまかす

### ●患者は「治った」とサッカク

**■臨床成績：「シタラビン」の「添付文書」の巻末に、ようやく「臨床成績」として〝有効性〟が登場してきた。**医薬品の「有効性」こそが、製薬メーカーの看板である。

「添付文書」の冒頭に特大筆で掲載されるかと思いきや、隅のほうに、あまりにひっそりと遠慮がちに載っているので、拍子抜けした。何ページも埋め尽くす「注意」「警告」「副作用」「重大副作用」「慎重投与」「禁忌」……のオンパレードとは対照的だ。

すでに、ここにメーカーの自信の無さがあらわれている。

「臨床成績」を一読。メーカーの腰の引けぐあいが、すぐに理解できた。

「副作用」「重大副作用」の生命に関わるすさまじい猛毒性の代償のわりには、あまりに「有効率」が低すぎる。

その一例として、「急性白血病」に関する「効果」の臨床例をみてみよう。

「……国内二二施設において、小児白血病、急性骨髄性白血病、急性リンパ性白血病、単球性白血病……などの『急性転化例』を対照にシタラビン（商品：キロサイド）注射による〝成績〟が掲載されている（表4-3A、122ページ）。

ここで「寛解」という聞き慣れない言葉に、とまどう。

もうここに、製薬会社の〝ごまかし〟の意図がある。

製薬メーカーが作成した「医薬品添付文書」には、巧妙な「医学用語」がちりばめられている。

その意味のちがいは、患者どころか、医者でさえ区別がつかなくなる。

**「治癒率」とは「病気がどれだけ治ったか？」をあらわす。**

**つまり一〇〇人のうち九〇人が治ったなら「治癒率」九〇％となる。**

**「有効率」とは「どれだけ効果があったか？」を示す。つまり「病気は治らないが症状を改善」という意味である。これも「完全有効」「部分有効」と、ことさら区別する。**

## ●「完治」は望めない一時おさえ

では、耳慣れない「寛解」とは、いったいなんだ？

**「……ある重篤な疾患の経過中に、自・他覚症状や、検査成績が、、、、、、一時的に好転し、あるいは、ほとんど消失する状態をいう」（『医学大辞典』前出）**。

なんということだろう！　**それは〝一時しのぎ〟**なのだ。

病気が完全に治った「完治」とは、まったくちがう。つまり「病気は治っていない」が、クスリなどで「症状が一時的に抑えられている」状態をいうのだ。

「……白血病や悪性リンパ腫などのように予後のいちじるしく不良な疾患では、完治は望めなくても当面の社会復帰を目標として、適切な治療による『寛解』をはかり（「寛解」導入療法）かつ、『寛解』期間を保つためには、『寛解維持療法』が行われる」

表4－3

## ■「有効率」を「治る率」と患者は信じる悲しいかんちがい…
## A「有効」とはガンが「一時的」に縮んだだけ

消化器癌、肺癌、乳癌、女性性器癌等に対する効果（多剤併用療法）
国内9施設において各種固形癌を対象に、キロサイド注を組み入れたMFC、FCMT、FAMC、METVFC等の多剤併用療法を実施した。

| 疾患名 | 有効率（有効以上例数／評価対象例数） |
|---|---|
| 消化器癌 | 41.0%（68／166） |
| 肺癌 | 26.6%（17／64） |
| 乳癌 | 33.3%（4／12） |
| 女性性器癌 | 65.6%（21／32） |
| 全体 | 38.7%（128／331） |

出典：シタラビン『キロサイド注』「医薬品添付文書」より。製造販売元、日本新薬（株）

## ■ガンは「治らない」のに“治った”と錯覚させるテクニック
## B「寛解」とは「一時的」に症状を抑えること

臨床成績
急性白血病に対する効果
国内22施設において小児急性白血病、急性骨髄性白血病、急性リンパ性白血病、単球性白血病、赤白血病及び慢性骨髄性白血病の急性転化例を対象に、キロサイド注の臨床試験を実施した。

| 完全寛解率 | 部分寛解率 | 寛解率<br>（「部分寛解」以上） |
|---|---|---|
| 29.7%（43/145） | 31.0%（45/145） | 60.7%（88/145） |

出典：シタラビン『キロサイド注』「医薬品添付文書」より。製造販売元、日本新薬（株）

「この他、治癒し難い疾患の病勢が制止したり、あるいは一時的に回復した状態も『寛解』といい、『完全寛解』『不完全寛解』と分けられている」（同）。

**つまり、「寛解」と「治癒」はまったく異なる。肝心の病気は、治っていない。**

「予後のいちじるしく不良な疾患では、完治は望めなくても」という一文に、医療関係者の〝あきらめ〟がある。ここで、**疾患を「完治させる」という目的を放棄している**。

これは、現代医学の敗北宣言である。しかし、無理もない。現代医学の主流である「クスリ」「放射線」「手術」では、病気は、そもそも「治せない」からだ。つまり、お手上げである。

## ●「寛解維持」はメーカー利益「維持」

だから「治すことをあきらめた」かれらは、「寛解」なるあいまいな妙案（珍案）を発明した。つまり、一時的にせよ、症状を「おさえたり、なだめたり、ごまかしたり」した状態を「寛解」と命名した。

**症状を一時的に抑え、ごまかすのは、ほんらい対症療法である薬物療法は、お得意である。熱が出れば解熱剤、痛みには鎮痛剤、炎症には消炎剤、咳が出れば咳止め、高血圧には降圧剤**……なんでもござれ。

しかし、これらも正体はクスリという名の〝毒〟を投与したときの生理反射を利用しているにすぎない。だからとうぜん、数多くの副作用を発症する。

すると、それぞれに対してまた薬物療法で、クスリを投与する。

こうして、薬物療法では幾何級数的に、薬剤の種類と投与量が増えていく。比例して、製薬メーカーの利益も天文学的に増えていく……という〝仕掛け〟である。

**「寛解維持療法」とは、このように製薬メーカーの利益を「維持」するには、じつに都合のいい療法である。**なんといっても、**患者の病気を「治さなくてもいい」**のだから！

以下は専門用語による狡猾な目くらましである。

**■抗ガン剤〝効果〟（奏効率）：判定基準**

⑴**「完全寛解」**（CR：コンプリート・リスポンス）

ガンがレントゲン写真やCT、MRIなどの画像診断で完全に見えなくなり、その状態が四週間以上、継続したばあい。

⑵**「部分寛解」**（PR：パーシャル・リスポンス）

画像診断でガンの面積が二分の一以下の大きさに縮小し、その縮小状態が四週間以上継続すること。

⑶**「不変」**（SD：ステイブル・ディジーズ）

腫瘍の大きさがほとんど変らない（正確には五〇％以上小さくならず、二五％以上大きくもならない）。「ガンは大きくなるもの」という前提で「これも抗ガン剤の〝効果〟と判定」する！

⑷**「進行」**（PD：プログレッシブ・ディジーズ）

腫瘍が二五％以上大きくなったばあい。もしくは、別の場所に新たな腫瘍ができたばあい（転移・再発）。

## ●日本の抗ガン剤「認可」規準のデタラメ

**⑴⑵⑶のばあい「抗ガン剤」の〝効果〟があった（!?）――と判断**する、という。

これらを併せて、**〝かれら〟は「奏効率」と呼ぶ。**

ただし、「奏効」とは、CRかPR等になることにすぎない。

ガン細胞が消失したことではない。つまり、**ガンは「治っていない」**。

「……治癒のことでは、まったくありません。画像上でガンが見えなくなったか、小さくなっただけの話です。しかも、たった四週だけです」「CRになったとしても、じつは必ずガン細胞は体のなかに存在します」（鶴見隆史《たかふみ》医師・鶴見クリニック院長）

ところが、これらを日本では、抗ガン剤認可の基準としているのです。

――**「抗ガン剤」認可基準**――とはどんなものでしょう？

それは……

**⑵「部分寛解」（腫瘍の縮小効果二分の一以上、四週間以上）が二〇％以上の患者に認められたばあい**――と定められています。

九〇年代の基準は「奏功率一〇％ほど」となっていますが、「一〇人に一人しか効かないのか！」と、その後、近藤誠医師などの告発に慌てたガン・マフィアたちは、基準を二〇％にひきあげたのです。

## ●四週間後に死亡しても「奏効」した⁉

この「『奏効率』にはカラクリがある」と鶴見医師（前出）は、厳しく断罪します。

「……**これ（奏効率）は、『治った』ということではありません。**四週間でガンが二分の一以下に、レントゲンで縮小が確認されたとき使われる言葉にすぎません。しかし、**四週間を一日でも過ぎてガンがどんどん大きくなってすぐ死亡しても、『奏効した』とされます。なんという判定規準か……！**」

こうして**「抗ガン剤は効いた」「患者は亡くなった」というブラック・コメディ**のような惨状が、日本中の病院で頻発しているのです。

毎年、約三七万人のガン患者が犠牲になっている。なのに、医学界もメディアも、政界すらも知らぬふり。〝かれら〟は魂までも、悪魔に支配されています。

鶴見医師は言う。

「『奏効する』だけでも、まだましかもしれません。じつは**『奏効すらしない』ガン（全く効かず小さくならないガン）も多々あります。つまり『全く無効』というパターンです。このばあい、ガンに影響をおよぼさないばかりか、副作用が強く出るのですから、かえって悪い……**」

これまで政府は一〇人に一人ガンが縮んだら〝効いた〟と、医薬品認可してきた。

その実験データを作成するのが当の製薬メーカーです。

自分で答案を採点して提出しているわけです。そこで**実験データの改ざん、ねつ造、隠蔽はまさに日常茶飯**です。自分に都合の悪いデータを正直に提出する馬鹿はいません。

この点もガン・マフィアは、原発マフィアとそっくりです（拙著『原発マフィア』花伝社）。そのねつ造データを〝受理〟するのが厚労省の官僚たち。かれらの再就職先（天下り先）は製薬メーカーなのです。これも原発マフィアの図式と同じ。

医薬品に最終認可するのは「中央薬事審議会」のメンバー。いかにも中立を装っていますが、委員のほとんど（全員？）が製薬メーカーのヒモつきです。

## 「有効率」にもウソがある

### ●リバウンド（再発）を隠す「四週間」

「シタラビン」の「添付文書」には、他のガンについての「効果」も公表している。

それは「多剤併用療法」の結果をあらわしたもの。国内九施設において、〈各種固形ガンを対象〉にキロサイド（シタラビン商品名）を組み入れた「多剤併用療法」……の結果である。

「ガン患者」にたいしてではなくただ「固形ガン」にたいして、〝有効〟〝無効〟を判別して、論じている。つまり、**肝心の患者が、治ったのか？　ガンは再発したのか？　転移したのか？　死んだのか？　などは、まったく考慮されていない！**

その判定基準をあなたは、あらためて知っておどろくはず。

すでに述べたように、「有効性」の観察期間は、なんと投与後わずか「四週間」という異常な短さ。その理由は、半年、一年と長期観察すると、ガン腫瘍がリバウンド（再増殖）するからだ。

なぜならガン細胞が反抗ガン剤遺伝子ＡＤＧ（アンチ・ドラッグ・ジーン）を変化させ耐性を獲得し、抗ガン剤を〝無力化〟するからである。

## ●ガンはいじめると狂暴化する

そして、四週間以内の固形ガン（腫瘍）が縮小したか否かを計測した結果で、判定しているのだ。だから、日本での抗ガン剤認可そのものが、悪魔的に悪質なペテン、詐欺、詐術のたくらみでしかなかった。

わずか四週間、ガン細胞が抗ガン剤の〝細胞毒〟にビックリして縮んだら……メーカーは「有効」と判定する。

ＡＤＧ遺伝子による、その後のリバウンド（再発）や転移、凶悪化にはいっさい触れない。おとなしかったガン細胞は、猛毒抗ガン剤による〝攻撃〟にたいして、耐性を獲得すると同時に、凶暴、凶悪化する。それは放射線治療による〝攻撃〟もおなじ。

よく「ガンは犬やネコとおなじ」という。やさしくしてあげれば、おとなしい。しかし、いじめると激しく牙をむいて抵抗、反撃してくる。それもあたりまえである。かれらも、それぞれ生存本能をもっている。ガン細胞もおなじ。細胞レベルでも生存メカニズムが備わっている。

だから抗ガン剤攻撃に遺伝子ＡＤＧを変化させ対応する。さらに、ガンは外部に対して攻撃的になる。つぎつぎに近隣の細胞、組織、器官を侵し始める。つまり、**抗ガン剤によるガンの攻撃は、確実に「良性腫瘍」を「悪性腫瘍」に変身させる**。

## 五〜八か月後のリバウンドを隠す

### ●〝治療〟が「再発」「転移」の元凶

「有効率」の正体を整理すると、**限られた「四週間」という範囲で、抗ガン剤投与後、二割の固形ガン（腫瘍）が半分以下に〝縮小〟したばあい「有効」と判定しているにすぎない。**

**患者が生きようが、死のうが関係ない。**その後、抗ガン剤投与等で**悪性化したガンは、五〜八か月で元のサイズにリバウンド（再増殖）する事実は、完璧に隠している。**

恐怖をさそうのは、元のサイズで治まらず、増殖は加速され全身に広がっていく。もはや、わずかの縮小効果をあげたはずの抗ガン剤も、完全に無力。ガン患者が恐れるガンがたどる「再発」「転移」「末期」へのプロセスには、こんな悪辣《あくらつ》な陰謀が潜んでいたのだ。

この衝撃事実を患者に完璧に隠蔽《いんぺい》してきた政府（厚労省）、ガン専門医、医療関係者の罪は、底無しに深い。製薬メーカーや医者が得々と説明する抗ガン剤の「有効率」には、これほど悪質なペテンが潜んでいたのだ。

さらに、混ぜられた助っ人の各々の抗ガン剤にもいうまでもなく変異原性、催奇形性、発ガン性の猛毒性などがある。**二次ガン発生率も、確実に助っ人の数だけ高く激しくなる。**

――以上。長くなりましたが、これが抗ガン剤「シタラビン」の「医薬品添付文書」の検討、考察です。

あなたは、ただただ声もないはずです。そして、巧妙悪辣な製薬メーカーや厚労省、病院、医師らのやりくちに、身が震えるほどの怒りを感じたはずです。

他の抗ガン剤の「添付文書」も似たようなペテン、ごまかし、詐術に満ちている。

**今のあなたに必要なクスリが唯一ある。**それは**〝情報〟という名のクスリである。**

この章は、拙著『抗ガン剤で殺される』（花伝社）の一部を採録し、加筆、解説した。

くれぐれも、地獄行きの超特急に乗りませんように……。

## 「生存率」のウソにだまされるナ

### ●〇・七%が〝二〇%〟に化ける

ガン患者自身あるいは家族は、医者から治療法を説明された場合、すがる目付きで訊いてしまう。

「先生……生存率は、どれくらいでしょう？」

ある大学病院は、二二年間に治療したすい臓ガン患者七一六人の五年生存率を、二〇%と発表している。この報告を見せられた患者と家族は、「それでも五人に一人は助かるのか」と思う。

ところが、この数値はデッチアゲだったのだ。

近藤医師（前出）は指摘する。なんと、じっさいに五年生存を果たした患者さんは五人しかいないのだ。「……ここから、どうして『二〇％』がでてくるのだろうか。五割る七一六で〇・〇〇七、つまり五年生存率はわずか〇・七％でないのか？」

そのカラクリのタネあかしには、愕然《がくぜん》とする。

## ●「分母」がドンドン縮んでいく

「……この論文では、七一六人のうちから解析の対象を、ガンがすい臓の頭部にできた四六五人にまず絞っている。すい臓は頭部、体部、尾部に大きく分かれるが、体部、尾部に生じたガンでは五年生存するのは難しいから（……！）だ。

次に、この四六五人のうち、ガンを切除できた通常タイプの、すい管ガン二〇二人にさらに限定し、それらの患者を切除範囲の広・狭や、切除しきれなかったか否かで分けて、生存率を計算しているのである」

驚いたことに「治らなかった」都合の悪い患者は、どんどん分母から省いて……無かったことにしているのだ！

「……生存率の計算は、つきつめれば割り算である。分子は言うまでもなく生存患者で、分母は、特定の治療をした患者全体である。しかし、『特定の治療』とはなにか、なにが『患者全体』かは、医者の考えしだいなのだ」には、絶句する。

「分母に〝しぼり〟をかけるのは医者の自由である。そうやって分母に〝しぼり〟をかけていくと、必ずといっていいほど、五年生存した患者のほとんど、ないし全部が分子に残っているものである」

さらに近藤医師は、次のようにも言う。

「分母の〝しぼり〟方を上手にすれば、生存率一〇〇％の達成も夢ではない。こんなご都合主義を、科学といっていいのだろうか」（前著）

## ●「非ガン死」「相対生存率」など操作

あいた口がふさがらないが「生存率」ごまかしテクニックは他にもある。

第二は「非ガン死」……つまりガン患者が、他の病気で死んだ場合などを、うまく活用する。

たとえば患者さんが、ガン手術の三年後に脳卒中で亡くなった。

すると「三年目までは生存データ」とカウントする。

四年目以降は、「非ガン死」として統計から除外される。

同じように「術死」「在院死」「重複ガン」「再発の有無不明」「再切除」……などを「分母」からどんどん除く。

つまり「……悪い要素を除けば除くほど、当然ながら〝成績〟（生存率）は向上する」（近藤医師）。

呆れ果てた〝裏技〟ではないか。

第三のごまかし。それは「相対」生存率であることだ。

いっぽう現実の生死にもとづいた計算値が「絶対」生存率である。

たとえば三〇代と七〇代の五年「絶対」生存率が五〇％だとする。高齢者は、ガンでなくても死亡する確率が高い。よって「生命表」で〝修正〟したものが「相対」生存率である。

「相対生存率は、絶対生存率より、必ず、割り増しされる。高齢になるほど、割り増し幅は大きくなる。このことこそ、相対生存率が好んで用いられる真の理由ではないか」と近藤医師は指摘する。

「相対生存率しか報告しない医学論文は、絶対生存率が低いことを隠しておきたいのではないか……」。驚いたことに「相対生存率が一〇五％になったりする場合もある」。

数字操作がいかにデタラメかがわかる。

## ●行方不明患者は〝生きている〟ことに

第四のデッチアゲが、患者の行方不明による。

つまり、五年間も通院する患者は、非常に少ないことが背景にある。

たとえば乳ガンの五年生存率。日本の代表的病院からのデータにもとづき計算されたものだが、登録された患者さんの、わずか三割しか集まらなかった。

たった三割のデータで算出された五年生存率に、どれだけ信憑性があるだろう？

通院しなくなった七割の患者さんの、その後を追跡調査する苦労は大変だ。

手紙を出しても返事は来ない。電話すれば本人や遺族になじられる。そこで生死は不明なのに、「古いカルテ」を見ただけで〝生存率〟を計算したくなる……のである。

「医者は楽天家に違いない。手持ちのカルテを見て計算する場合、通信をやめた患者さんは、その時点で生きていて、再発もないと見なすことが多い」と近藤医師。

## ●断り、説明抜きの〝人体実験〟

「……抗ガン剤治療をするとすれば、人体実験的性格を帯びることになる。しかし、実験治療だということを患者さんに説明せず、どしどし抗ガン剤を使っているのが日本の現状である。どうしてだろう。どうしてそんなに患者さんを苦しめるのだろう。抗ガン剤治療でもしないと、患者さんが不安になるというのだろうか。医者も不安なのか。それとも仕事をふやしたいのか。そういえば、薬の組み合わせを変えて、数十人を治療すれば、すぐ学会発表のネタができるという現実は、たしかにある」

抗ガン剤の副作用の一つに、吐き気がある。ところが、医者は吐き気を抑える制吐剤という薬と併用する。たとえば「シスプラチン」という抗ガン剤で、患者は猛烈な吐き気に見舞われる(毒だから、体が吐き出そうとしているのだ)。その他、腎不全も起こす。これは死の危険がある。

そして——、行われている〝治療〟は、論文を書くための人体実験だった。そんなことは、大学病院などでは日常茶飯事だ、という。知らぬは患者と家族だけである。

## 抗ガン剤も放射線も手術も……免疫力を弱める

### ●抗ガン剤はガンへの攻撃力を殺す

『免疫革命』などで注目される新潟大、故・安保教授も前述したように抗ガン剤を否定する。

「……たとえば、肺ガン治療を一クール行ったとします。あっと言う間に胸腺（リンパ球のうちのT細胞を成熟させる器官）が縮まって末梢血中のT細胞、B細胞が減少し、次いでNK細胞や胸腺外分化T細胞が減少します。はじめの一クールで、リンパ球の数は激減するのです。二〜三クール目以降は、骨髄抑制（骨髄の血液細胞をつくる働きが低下すること）が起こり、赤血球、血小板が減少して貧血になり、最後は顆粒球、マクロファージが減って、普通なら防御できる感染症にかかるようになります」（『ガンは自分で治せる』ビタミン文庫）。

つまり、みずからに備わったガンと戦う力のリンパ球などの免疫力を、急激に殺《そ》いでしまうのが抗ガン剤なのだ。

ガンに対する攻撃力（自然治癒力）を殺いでしまえば、喜ぶのはガン細胞だけだ。

### ●放射線治療も絶対受けてはダメ……

なら、放射線治療はどうか？　やはり安保教授は、同書で真っ向から否定する。

「……放射線治療でも、同様の経過をたどります。放射線は組織への破壊力が非常に強いため、わずかに放射線を照射しただけで胸腺は一瞬のうちに縮んでしまうのです。免疫（病気に抵抗する働き）を研究してきた立場からみなさんに言えることは、抗ガン剤治療、放射線治療は絶対に受けるべきではないということです。手術もできるなら避け、どうしても必要なら局所に限るべきだと思います」

同教授は「抗ガン剤は、発ガン剤」と断定する。

この事実に、気づき、愕然《がくぜん》としているガン専門医は多い。

ただ、それを口に出して言う勇気のある医師は、きわめて少ない。

## ●ガンより〝本人〟を徹底攻撃する

脊髄には造血幹細胞がある。

血小板や赤血球、白血球などの血液細胞を造っている源だ。そこが、抗ガン剤の毒性で、深刻な障害を受けてしまう。すると、白血球など血液細胞が造られにくくなる。

「……そもそもガンは、交感神経の緊張によって生じる病気でリンパ球が減少しています。そこへ抗ガン剤を使えば、リンパ球は、ますます減ってしまうのです。抗ガン剤治療によってリンパ球数が三〇〇〜五〇〇／㎣個まで減少するひとは珍しくありません」（安保教授）

リンパ球こそが、神が与えてくれたガンと戦う最強の兵士たちなのだ。それを、抗ガン剤投与で〝攻撃〟〝激滅〟させてしまうのだ。なんというブラック・コメディか。

悲劇はとまらない。最強の兵士たちリンパ球が、抗ガン剤で激減させられると、プロスタグランジンというホルモンも激減する。これは交感神経緊張を鎮める働きがある。

「これが産生できなくなると、交感神経の緊張にブレーキがかからなくなります。その結果、顆粒球はますます増え、活性酸素が大量に放出されて、組織は広範囲に破壊されていくのです」

「たとえばガン細胞が縮小、消失しても、このように免疫力が低下した状態では、一～二年後に再発する可能性が高くなります。ガンが息を吹き返したときに、生体側は、ほとんど反撃できないというわけです」（安保教授　前著）。

抗ガン剤は、けっきょくガンより〝本人〟を徹底攻撃してしまったからだ。

## 手術のウソにだまされるな

### ●若い医者のトレーニングのため！

近藤医師が体験した、ショッキングな話。

「……あるとき、高名な耳鼻科医に『この進行度でどうして放射線治療をしないのだ』と質問してみた。すると、『若い医者のトレーニングのためにも、手術が必要だからね』との答えが返ってきた。わたしは、ほとんど飛び上がりそうになった。その場には、医者しかいなかったとはいえ、すごいことを言うものだと驚いた。それで分かった。医療は患者さんのためにあるのではなく、医者のためにあることが。ガンは生きるか死ぬかの病気である。治療法の成功・不成功がはっきりわかるから、治療法の優劣は決しやすいはずである。それなのに、治療法が医者によってまちまちというのは、科学以外の要因によって治療法が決まっているからだ、と目がさめた」

その要因とは――▼大学医学部教授のボス支配▼過去の経験への執着▼医者一般に見られる非論理性▼医者同士の相互批判の欠如▼経済的利益（カネ儲け）▼製薬会社や機械メーカーとのゆ着▼研究業績至上主義▼患者さんの人格人権の軽視無視――。（『がん治療「常識」のウソ』朝日新聞社）

## ●「ガンはきれいに取りました」はウソ

みずから、五年生存率ゼロという転移ガンに侵され、栄養療法のゲルソン療法で命を救われ一三年以上、元気に活躍しておられる医師、星野仁彦医師の体験は貴重だ（『ガンと闘う医師のゲルソン療法』ビタミン文庫より）。

ガン手術を受けたあと、医師が満足気に「ガンは、きれいに取り除きましたから」と笑顔を見せると患者も家族もホッとして「ありがとうございました」と頭を下げる。だからふつうのひとたちは「ガンは切って取ったら治る」と長い間信じこんできた。いわゆる〝手術神話〟である。

ところが、これがウソなのだ。

「真実は、きれいに取ったといえるのは、ごく早期の場合だけなのです。厳密には、ガンの種類によっても異なりますが、一般的に直径一センチくらいまでの腫瘍なら、きれいに取ったといえるでしょう。手術だけで五年以上再発しない人がいますが、そういうひとがこのケースです。この場合に限って、根治手術ということばが当てはまります。ところが、腫瘍が直径二～三センチか、それ以上の場合、きれいに取ったと外科医がいっても、必ずしも真実ではありません」（星野医師）。

**●手術、抗ガン剤、放射線から第四の道へ**

星野医師はいう。

「全身に回っている微小なガンを取るのは、現代医学では不可能です。その目的で抗ガン剤が使われますが、抗ガン剤で微小なガンが完治できると思っている医師はほとんどいないでしょう。ガン細胞を殺すという発想では無理です。正常な細胞を傷つけます。よく『再発予防のためですから……』と医師にいわれて手術後に抗ガン剤を服用しているケースがあります。私も大腸ガンの手術後、約半年間服用しましたが、再発を予防できませんでした」

星野医師は、発想を根底から変えた。選んだものが、ゲルソン療法だったのだ（参照第11章）。

## 五三％再発不安、三割が退職へ

**●五三％が再発不安、恐怖におののく**

「ガン患者の約五三％が再発の不安、恐怖を抱いている」。

わが国で初めて行われた「ガン患者の悩み」についての厚労省研究斑報告（二〇〇四年三月二八日）は、患者たちのストレスの深刻さを浮き彫りにしている。調査は二〇〇三年四〜一二月にかけて約八〇〇〇人のガン患者に対して実施された。五三の医療機関に通院中か、一五の患者会などに所属している成人患者と回復した人にアンケート調査したもの。うち治療中の人は三六%。

もっとも多かった悩みは「落ち込み、不安、恐怖……」など精神的ストレス五二・九%。二番目は「痛み、副作用、後遺症」など身体的な苦痛四八・一%、三番目「生き方、生きる意味」についての悩み三七・六%……と続く。さらに「治療費、収入……」など経済的悩みも三五・一%と深刻。「夫婦間、子どものこと」など家族関係も二九・一%と患者の心を離れない。

## ●三割が依願退職……生真面目さ

「仕事、地位……」など社会とのつながりも二〇・五%と心配の種だ。

意外なのは「医師、看護師などとの関係」への不信、不安を訴える人が八・〇%と極めて少ないこと。医者や病院、さらに抗ガン剤治療などを無心に信じきっている様子がありありだ。

深刻なのは、ガン発見のとき勤め人だった患者の約三〇%が自ら依願退職している。

「会社や同僚に迷惑をかけられない……」。なんと日本人は痛々しいほどに生真面目、自己犠牲的であることか。有給休暇、さらに病気療養の休職制度などあるだろうに……(複数回答)。

## ●多重苦ストレスが免疫力を殺ぐ

それにしてもガン患者の双肩にのしかかる悩みの重さよ……。

精神的、身体的ストレスに加え、経済的不安、さらに家族や社会との繋がりへの心配……などなど、ガン患者になったとたんにのしかかるストレスは、まさに五重苦、六重苦。

ふつうの健康なひとでも、これだけの悩みを抱え込むと、病気になってしまいそう。

ましてや、ガンという決して軽くはない病気を体内に抱えているひとにとって、この多重苦ストレスは、免疫力を低下させていることは明白だ。重なる悩みは交感神経を緊張させ、アドレナリンを分泌させ、リンパ球を激減させて、ガンへの抵抗力を殺《そ》いでいるのだ。

「ガンを治すには、気力が七割……」とすら専門医はいう。

早くいえば気力イコール免疫力なのだ。ガン患者のメンタル・ケアが急務だ。

ガン患者の五割強が「再発不安」におびえていることについて、同研究班は疑問を投げかけている。

「五年以上、再発・転移がなければ治癒の可能性が高いことを、医師から正しく伝えられていないのでは……」

そのとおり。医師は、情報を正しく患者に伝えていない。

## 「ガンは助からない」……？　手遅れ医者

### ●「余命×か月」と言っておけば……

医者は抗ガン剤が〝効く〟という真の意味とは――「たった四週間」一〇人に二人ほどガン細胞が〝縮んだ〟だけ！――その説明をサボッている。

そして、患者が不安な面持ちで「センセイ、その薬は効きますか?」と訊くと「だいじょうぶ。臨床知見で効能が証明されています」と力強くうなづく。

患者にとって〝効く〟とは〝ガンが治る〟という意味であることを知りながら……。

医者は、ここではっきり嘘をついている。説明を八、九分は信じた(だまされた)患者も、釈然としない不安が残る。それが漠とした恐怖につながる。

重ねて「余命三か月です」などと平然と言ってのける医師の神経が理解できない。

拙著、『和食の底力』(花伝社)で、日本のガン専門医は。落語でいう〝手遅れ医者〟だ――と断じたが、その本領発揮といえよう。

「余命三か月」と言っておけば、それまでに抗ガン剤などで、どう〝殺しても〟遺族もあきらめがつく。「やっぱりセンセイの言ったとおりだったネエ……」と涙のため息をつく。

まかりまちがって、一年も生きのびれば「アノ先生は大したもんだネ。三か月の寿命を一年ものばしてくださった……」と両手をすり合わせて感謝する。

善男善女、無知蒙昧《むちもうまい》のくやしさ、情けなさ……。

## ●〝死刑判決〟のショックで患者を殺す

医者は「余命三か月」と宣告された患者の身になってみよ。

その暗澹《あんたん》と落胆は、想像を絶する。

一種の〝死刑判決〟を、それもガンとの闘病に弱りきっている患者に投げ付けるのである。

そのショックとストレスの大きさは、想像するにあまりある。患者の免疫力は奈落のそこに落ちるほどに低下するだろう。これでは生への一縷《いちる》の望みに、止どめを刺すようなものではないか。かくして医者の〝死刑判決〟のショックと抗ガン剤の毒との相乗効果で、患者は疲弊衰弱し、まさに〝判決〟どおり三か月後に死に至るという寸法である。

「ピタリと余命を当てた。たいしたセンセイだ」と評判すら立ちかねない。

乳ガンから骨までガンが転移していながら、気力を明るく、前向きにもつことで奇跡的にガンを克服したある女性患者は、「何の権利があって〝余命×か月〟なんてことを言うのか？」と呆れ、憤《いきどお》る。

とうぜんだ。ガン専門医が「〝余命×か月〟……」などと宣告するのは、彼らの行ってきた①抗ガン剤、②放射線療法、③手術――の〝三大治療〟で肝心の回復力（免疫力）を徹底的に「痛めつけた」患者の余命でしかない。

これら荒治療でなく、自然な治癒力を生かす代替療法の患者は、初めから完璧に排除され含まれていない。さらに統計的にも悪質なゴマカシがあることは、すでにのべた。

## あなたも人間モルモット

### ●「添付文書」を読まない医者たち

製薬会社の抗ガン剤セールスマンは病院ではプロパーと呼ばれる。

別名、廊下トンビ――。売り込みに医師から医師の部屋を、飛び回るからだ。彼らが売り込む抗ガン剤にも、「重大副作用」など注意を喚起する「医薬品添付文書」が付いている。

しかし、大半の医者は「あんなものメンドー臭くて読んでられない」と豪語する。

戦慄するとは、このことだ。その代わりに医者が頼りにするのが、プロパーが手渡す「使用説明書」や「パンフ」のたぐい。

むろんここには、「重大副作用」などクスリの重篤な危険性など、抜け落ちている。

気功や漢方など代替医療で著名な矢山利彦医師（矢山クリニック院長）に、病院でのガン患者〝人体実験〟などについて、訊ねてみた。

**矢山**「抗ガン剤がどう現場で使われるか？　大病院では、新しい抗ガン剤が出たというと、『今度この抗ガン剤メニューでやってみよう』となる。それまで、効かなかったから。複数の施設で、たとえば『五〇例にしよう』などが決められる。手術したとき、どれくらいの段階まで進んでいるガン患者さんか分類して、プロトコール（処方計画書）を作る。それにのっとり患者の振り分けをおこなう。A：そのプロトコールでやる。B：他のプロトコール。C：何もやらない……など。（実験材料？）そうです。臨床実験です」

## ●患者は抗ガン剤実験とは知らない

――本人は、実験だと知らないんじゃあ？

**矢山**「いまは、もうこういうプロトコールで……とたいてい話していますよ。『ガンは、ほとんど取れましたが、ちっちゃいのが細胞レベルで残っている可能性があります。クスリで治療をしたほうがいいと思います』といって『これがプロトコールです』……と示す。人体実験とは言わないが、論文はそれでできるけど患者さんは知らない。詳細に『この（抗ガン剤）実験が、いま行われています。あなたは、このグループです』……などとは言わない」（やはり、これではガン患者は人間モルモット……！）

――プロトコールを、クスリ名とかんちがいしそう。「お父さん、プロトコールというクスリが効くんだって」……とか。（苦笑）

**矢山**「それで、途中で脱落例が出てくる。死んじゃうのではなく、くすりが飲めなくなってやめてしまう。ボクの患者はみんな脱落するんです（笑）」

## 嘔吐……すさまじい苦悶がおそう

### ●強烈な吐き気、それを押さえるクスリ……

――抗ガン剤の副作用も、胃液がなくなっても吐き気が止まらないとか。当然、毒だから体は吐き出そうとするのでしょう。

**矢山**「ウム……。今、ものすごく強力に吐き気を押さえるクスリも出ています。患者が抗ガン剤を嫌がるのは副作用が強いわけでしょう。副作用を隠せばいい。そういうクスリはいっぱいあります。（恐ろしいネ……）副作用を現さずに、必要な抗ガン剤が十分投与できるようになった……と」

――それは、「撃っても痛くないマシンガンができました」というようなもの。「これで、安心して戦争ができます」というのと同じ。恐ろしいね。

**矢山**「恐ろしいです。それと、もう一つ動きがある。抗ガン剤も世の中で髪が全部抜けるなど副作用が露呈してきた。そしたら、少量間欠投与というのが始められた。

『抗ガン剤で、全部細胞を死滅させんでもええんやないか』と。おとなしくさせてる量でいいんじゃないか」

――機関銃で撃ち殺すんじゃなくて、ときどきムチでパシッとひっぱたく?

**矢山**「そういう感じ。〝テューモア・ドーマンシー・セラピー〟。〝居眠り〟させておく方法。あまりに凄まじい副作用への反省というより、抗ガン剤をたくさん使うと患者は逃げて行く」

## 流行……ダラダラ投与でメーカーも儲かる

### ●抗ガン剤も短期決戦から長期戦へ

――抗ガン剤も短期決戦より、長期戦のほうが生きてる期間が長いから多く使える。
**矢山**「そう。抗ガン剤はイヤと患者が逃げて行かず、医者もやることがある。製薬会社もつかうクスリが増えるからいい。ガン患者も少しは長生きできる。最後は死んじゃうんだけど……。いま、それが非常に流行（はやり）です。これは皆、得してますから」

――患者は、どうなんですか？（苦笑）

**矢山**「患者は、データ的には、ドカンとやるより生存曲線が伸びた、というデータがあるわけだから、患者もいい、というふうになっている」

――即死するよりエエやんか……。とんでもない状態だねぇ。

**矢山**「撃たれるより、ムチの方がいいだろうと。どうせ人間は死ぬんだし、おまけに製薬会社はクスリをたくさん使えるし、医者も患者が逃げていかんし、これは非常に流行っている」

どこまで行っても、患者は医者のメシのタネ。カネも取られ、命も取られる。

それでもあなたは病院の門をくぐる気になりますか？

# 第5章　あなたのガンは〝ガンもどき〟だ！

——「検診で、みつかる〝ガン〟は、がんでない」（近藤誠医師）

## 〝がんもどき〟を抗ガン剤でガンに育てる

### ●良性を悪性に変えるガン治療

ガン・マフィアの狙いは、悪魔的に狡猾《こうかつ》です。

まず、彼らは、ガン検診で組織のただれなど「異型上皮」（後述）を発見する。

するとそれを〝ガン〟と決め付ける。それは、たんなる口内炎と同じ。ほっておけばいやでも治る。だから、欧米では、〝ノット・キャンサー！　ノー・プロブレム〟（ガンじゃないので、心配なし）。何もせずに、患者を帰らせる。まさに〝がんもどき〟です。

しかし、日本では「初期のガンです」と、即座に三大療法にとりかかる。

「抗ガン剤は大変な発ガン物質」と証言した厚労省、K技官の言葉を思い起こしてほしい。

放射線もまったく同じ。ガンではない症状に、強烈な発ガン性のある抗ガン剤、放射線〝治療〟を集中すれば、まちがいなく、ガン化する……。

すると、医者は自慢げに、そして残念そうに患者に言うのだ。

「やっぱり、悪性でしたねぇ……」

なんのことはない。医者はほっておけば治る、まったく良性の〝がんもどき〟を〝発見〟して、それに、強烈な発ガン性のある抗ガン剤、放射線をがんがん浴びせて、本物のガンに育て、それから、じっくり荒稼ぎする……。

まさに悪魔の所業というほかない。

それを、勇気をもって内部告発する医師が、現れた。

## 「抗ガン剤は効かない」近藤誠医師の反撃

### ●マスコミゆるがす大論争の火種《ひだね》

「抗がん剤は効かない」。

このタイトルが、日本の医学界に一大衝撃をあたえた。

月刊『文藝春秋』（２０１１／１）の特集記事。そこには「戦慄レポート、氾濫《はんらん》するガン特集では触れられないタブー」とある。さらに「専門家たちは気づいている。気づいていなければ、専門家ではない」。

そこで近藤医師は「……悪性リンパ腫などの『血液ガン』は別として肺ガンや胃ガンなどの『固形ガン』は、抗ガン剤ではまず治らない」と断言する。

さらに「抗ガン剤はぎゃくに患者の生命を縮める危険がある」という。

それが、マスコミ界をゆるがす大論争の火種となった。

次号『文春』二月号では、近藤医師は評論家の立花隆氏と対談。タイトルは「『抗がん剤は効かない』のか、患者代表・立花隆、近藤誠に質《ただ》す」が掲載された。

さらに『週刊文春』は「『抗がん剤は効かない』は本当か!?」と反応した。

なかには「抗ガン剤治療は、本当にだめなのか」と悲痛なタイトルを掲げた週刊誌も。

まさに、蜂の巣をつついたような騒ぎである。

## ●「いくら使っても効果がない」

しかし、わたしにとっては、じつにコッケイに見える。

**厚労省の保健局医療課長（当時）の麦谷眞里氏は、二〇〇五年一〇月一〇日に開催された「医療経済フォーラムジャパン」の第四回公開シンポジウムの席上で、「……私的意見としては、抗ガン剤は保険で払う必要がないと考えている。なぜかというと、（抗ガン剤は）三つくらいを除いては、いくら使っても効果がない……」**と、はっきり言い切っている。

抗ガン剤担当技官が「抗ガン剤がガンを治せないのは常識」といい、医療課長が「抗ガン剤はいくら使っても効果がない」と明快に言っている。

なのに、「『抗ガン剤は効かない』は本当か!?」とマスコミは一種のパニックにおちいっている。

わたしはあきれはてて天をあおぐ。

**「無知もここまで、きわまれり……」**

**マスコミ関係者とは、これほど何も知らないのか！**

## ●抗ガン剤専門医にはなるな

「抗ガン剤は、それでも効かない」

近藤医師も、呆れたのか『週刊文春』に再々反論を掲載している。

見出しにはこうある。「腫瘍内科医は患者の苦悶に対し涙する感性を失いかねない」。

つまり、**ガン専門医は、猛毒の抗ガン剤で患者を苦悶におとしいれながら、一滴の涙を流す感性すら失っている**、と告発している。

これは、先週号で近藤医師に反論した若い医師たちを批判したものだ。近藤医師は言う。

「**一流雑誌に載る論文ほど人為的操作が行われる**」。そして、若い医師たちに「**『腫瘍内科医（抗ガン剤専門医）』になるのだけは止めなさい**」と忠告している。

近藤誠医師は、現代の悪魔的ガン治療と闘う良心の医師である。

彼は、わたしの著書『抗ガン剤で殺される』（前出）の取材でも、懇切に指導してくださった。

その当時からガン利権にそれこそがんじがらめになっている医学界で、唯一、猛毒抗ガン剤などを告発してこられた方だ。

## ●ガン発見は患者の利益にならない

わたしは『ガン検診は受けてはいけない!?』（徳間書店）の取材で近藤医師にインタビューした。そのとき「**検診でみつかるガンは、すべて良性**」との回答に、耳を疑った。

それは「**検診で見つかる初期ガンは、転移していない良性のがんもどき**」という意味だった。

「いきがい療法」で著名な昇《のぼり》幹夫医師も「検診でみつかるガンの八〜九割は良性」と明快。

どちらにせよ、**ガン検診は良性ガンを〝悪性〟にでっちあげている疑い**が濃厚だ。

そうして**猛毒抗ガン剤を投与、有害放射線を照射するため、ガン細胞はみずからのDNA（アンチ・ドラッグ・ジーン：ADG）を変化させて凶暴化し、本物の悪性ガンに変身してしまう。**なんのことはない。有害ガン治療が「寝た子を起こして、手がつけられなくしている」。

さらに近藤医師の次の告白は重い。

「私は、ガン治療医になって以来、患者の治癒、延命、症状緩和を目指し、患者が最大利益を得られるよう、ずっと願ってきました。しかし、経験を積み、知識が増えるにしたがい、**ガンの発見が、必ずしも患者の利益にならない**ケースや、**治療したために最大不幸におちいる**ケースが多々あることに気づいたのです」（同書）

## ●ガンかどうか気分で決める病理医

さらに、近藤医師は本書で「治療する必要のないガン」「廃止された小児ガン検診の裏側」などについて触れています。それは、日本のガン治療学界の裏面をえぐるものでスリリング。とくに「がんもどき理論撲滅《ぼくめつ》をねらう検診業界」などの動きは、まさにガン・マフィアそのもの。

近藤医師は**「現代医学はガンの定義をあきらめました」**と、わたしに語り、あぜんとさせた。

**「ガンの定義がない」のに顕微鏡により病理医の「ガン細胞検診が行われている」矛盾**をたずねると**「彼らは〝気分〟で決めているのです」**に、言葉を失った。

その証拠に、午前中に「細胞標本」を見て「ガンだ！」と、断言した病理医が、夕方、同じ標本を見て「ガンではない」と平然と言う。つまり、午前と午後で〝気分〟が変わったのである。

ガンか？　ガンでないか？　そもそも判断の「定義」がない！

だから医者は〝気分〟で決めるしかほかに方法はないのだ。

つまり、「生きる」か「死ぬ」かは相手の医師の気分しだい……。

あなたは絶句して天を仰ぐだろう。

ガン診断にはシロか？　クロか？　はっきりしない灰色のグレーゾーンがあまりに広い。

そこで診断医はどうするか？　病院の上の方から指示が来る。「あやしい灰色はすべてクロにしろ！」だから〝ガン〟と〝気分〟で決めてしまう。

そこにはガン患者お一人様売上げ約一〇〇〇万円ナリという病院のソロバン勘定も働いている。

こうして病院は、ガン患者を〝大量生産〟している。

ガンでないひとを〝ガンだ〟とだまして抗ガン剤、放射線などを大量に浴びせて荒稼ぎしている。それがガン治療の実態とすれば、まさに「医療詐欺」である。

さらには戦慄《せんりつ》の「医療殺人」である。

近藤医師はその**「『医療詐欺』のカラクリ」「病理診断の誤診リスク」**も告発している。

そもそも**「ガンの診断基準は国や医者によってバラバラ」**なのだ。

あなたは、またも耳をうたがうだろう。しかし、患者にとってはたまらない。**ある国では「ガンでない。安心しなさい」**といわれ、**日本では「ガンです！　すぐ手術を」**となる。

このばあい、どちらを信じたらいいか？

いうまでもなく**海外の判定が正しい。**

それは、まさに近藤医師の〝がんもどき理論〟を理解しているからといえよう。

## ●無効のガン検診は詐欺犯罪である

さらに、同書は**ガン検診の詐欺犯罪**も快刀乱麻のごとく斬っている。

それは――。

**▼肺ガン**：「結核検診システムの〝受け皿〟とされた」。結核死者は激減したのに肺ガン検診にきりかえ検診利権を温存した。

**▼乳ガン**：「横行しているマンモグラフィへの疑問符」。欧米では「無効」と断定されている。

**▼胃ガン**：「欧米では胃ガン検診など実施していない」「発見数が増加しても死亡は減らない」。

さらにX線検査で発ガンリスク激増！

**▼大腸ガン**：「『有効』と強引に解釈している」。発ガン危険は胃ガンの六倍。

**▼子宮ガン**：「過剰発見。子宮内皮ガンはがんもどき」。検診は無意味。

**▼前立腺ガン**：「手術組と放置組で死亡率は変わらず、生活の質（QOL）は大差がつく」。

さらに近藤医師は**「無治療という選択」**をすすめている。つまり、**抗ガン剤、放射線などやめて、なにもしないほうが長生きしてハッピー**だ、という**皮肉な現実**がある。

これは「ジェームス報告」（前出）が立証している。「無治療」だと四倍生きるのだ。

さらに食事や運動、心のもちかたなど、**ライフスタイルを変える**ことで、ガンは治る。消える。

さらに**以前より健康で充実ライフを送れる。**これは、**ガンを克服したひとたちが、口をそろえていう**ことだ。

## ●分子標的剤は効果ゼロ！　認可を取消せ

近藤医師は「イレッサ」に代表される〝夢の新薬〟として登場した分子標的剤についても手厳しい。

「……**肺ガン、大腸ガン、乳ガンなどの固形ガンに使われる薬は、治療効果はゼロに等しい**」

**効果ゼロなら、患者に降りかかるのは、「イレッサ」で八〇〇人以上を〝虐殺〟した間質性肺炎のような重大副作用だけだ。**

その理由は「分子標的薬は、実はガン細胞だけでなく正常細胞組織中の分子も攻撃してしまい、それが毒性となってあらわれる」「複数の分子標的剤は、認可自体を取り消すべき」。

つづいて――

「大論争、抗ガン剤治療は本当にだめなのか」（『週刊現代』2011／1／29）

近藤医師の勇気ある内部告発を受けて、マスコミでは侃々諤々《かんかんがくがく》の論争に火がついた。

「……効果がよくわからない。副作用が苦しいらしい。有名医師が否定論を唱えた……。ガン治療の中でも、効くのかどうか、実情がわかりにくい抗ガン剤」

同誌はこう解説する。

「ガン患者の多くは、医師の方針に従い、当たり前のこととして抗ガン剤治療を受けているのが現状だ」

「ただし、抗ガン剤は吐き気や脱毛、白血球の減少、手足のしびれ……といった激しい副作用をよく引き起こすのも事実。そうしたリスクに怯《おび》え、さらに『本当に治るのか』と疑念を持ちつつ抗ガン剤治療をスタートする――というのがガンにかかわった多くのひとの実態だろう」

『週刊現代』も正直にのべる。

「ここまでの否定論は、抗ガン剤治療を普通のことだと思っているわたしたちにはショッキングだ」「とくに、理想的な抗ガン剤と考えられている分子標的薬に副作用があり、効果はないという指摘には、多くのひとが驚くのではないか」

わたしは、多くのひとが驚いていることに驚く。

いいかたを変えればあまりに馬鹿正直なのだ。

## だまして切る、抗ガン剤を打つ、放射線で焼く

### ●欧米でガンでないのにガンと診断

現代のガン医療現場では、ガンでないものを〝ガン〟と患者を騙《だま》している。

そして、手術で切りまくる。猛毒抗ガン剤を注入する。有害放射線で焼く……。

近藤医師はその一端を証言する。

その発言の場は、夕刊紙『日刊ゲンダイ』にまでおよんだ。

連載のタイトルは「やっぱりガンと闘うな！」（毎月曜掲載）

「欧米ではガンでないものが、日本ではガン！」「ガンの定義と診断基準がちがうから、日本はすぐ切りたがる」

**欧米ではガンでない。それが日本ではガン。**

あなたは信じられないだろう。現代医療はそこまでデタラメなのだ。

これは、そもそも現代医学ではガンの定義がはっきりしていない（つまり存在しない）からだ。

近藤医師いわく「日本ではガンと診断されても、欧米ではガンと診断されないケースが少なくない」。これは、聞き捨てならない。**欧米からみれば、日本人はガンでないものを〝ガン〟だと騙《だま》されて、病院にひきずりこまれている**ことになる。

たとえば**日本では「早期胃ガン」と診断される症状も、欧米では「異型上皮」などと呼び「ガンと診断されることはない」**。ここにも、日本のガン検診のペテンがある。

大腸ガンもおなじ。**日本で「大腸粘膜ガン」も、欧米では「異形成」と呼びガンと区別**させる。これを「早期大腸ガン」と日本の医者は患者に告知している。

欧米の医師たちは目を白黒するだろう。

また**大腸内視鏡検査でみつかる「ポリープガン」も、欧米では「高度異形成」と判定され、ガンとは見なされない**。

ところが、このガンでもない箇所を日本の医師は**「早期胃ガン」などと決め付け、内視鏡などの手術が〝積極的〟に行われている。**

「病変の発生箇所によっては、お腹に穴を開けて行う**腹腔鏡手術で切除される**こともあります。医師や病院によっては**メスでお腹を開けられ、胃が全摘されてしまう患者もいます**から大変です」（近藤医師）

## ●〝気分〟で決めてる病理医

ちなみに欧米各国では、このような胃や大腸の「異型上皮」などの病変は〝ガン、でない〟ので、ノープロブレム！　何もしない。

「ガンの常識も知らない医師が、大病院で診断し治療する恐ろしさ」を近藤医師は告発する。

あなたは主治医から「……ガンです」と告知されたとき、ただショックで青ざめるのみでしょう。

その判定は主治医が行ったのでしょうか？　ちがいます。ガンと疑われる患者の病変部の組織細胞を採取して顕微鏡で調べる。これを「病理診断」といいます。それを行うのが病理医です。ところがある医師は「これはガンだ！」といい、別の医師は「ちがう！」という（ガン細胞の定義がないので当然！）。前述のようにそれも彼らは〝気分〟で決めている！

だから、丁半博打《ちょうはんばくち》のようなもの。**ガンかもしれない。ガンでないかも。**

**……だけど、みんなガンにしてしまう。**これがガン検診の恐怖の実態なのです。

## ●健康な乳房を切りまくった名医

近藤医師は「ガン医療の現場では、犯罪的な診療行為と疑われるものが見受けられる」という。たとえば乳ガン手術。Ｙ子さんは、「乳ガンの名医」として知られる某外科医に乳ガンと診断され、せき立てられるように手術をすすめられた。そして乳房全摘手術を受けた。

ところがＹ子さんは、手術後、右腕の機能障害や右半身のしびれに苦しむ。日常生活すらままならない。病院を訴えた彼女はおどろきの事実を知る。

「胸の小さなしこりを乳ガンと診断した、その根拠となるべき**病理組織標本が、日本人のではない乳ガン患者のものだった**可能性が、極めて高いことがわかった」（近藤医師）。

つまり、**他人（それも外国人）の病理標本をつかって「あなたはガンです」**と診断していたのだ。裁判のＤＮＡ鑑定で、そのことを発見した学者もビックリ。

さらに、ごまかしは裁判の場にゾロゾロ出てきた。

なんとＹ子さんの検査をした検査技師の報告書には、「良性腫瘍、経過観察」と明記されていた。さらに、乳ガン検診でかならず行われるＸ線撮影（マンモグラフィー）の検査結果が、カルテには記載されてない。おまけに**手術で摘出された組織には、ガンは見つからなかった！**

## ●病院でまさかこんなひどい手術が

「わたしはガンではなかった！」。Ｙ子さんは後悔と怒りに打ちのめされた。

「問題の外科医が、乳ガンではない健康な患者に乳ガンと〝診断〟し、乳ガンの手術を強行していたのでは……」。本人や周囲が疑うのもとうぜんです。問題の医師は、マスコミなどに「再発・転移のない『乳ガンの名医』」と大きく紹介され、それがまた全国から患者を集めていた。

しかし、乳ガンでない患者を数多く〝乳ガン〟患者に仕立てて手術で荒稼ぎ。そもそもガンではないのだから「再発・転移がない」のはあたりまえ。

この犯罪外科医は、なんと日本乳癌検診学会評議員や日本乳癌学会評議員などを務めていたというから呆れる。このような白昼堂々の犯罪行為も氷山の一角ではないのか。

「……『病院で、まさかこんなガンのひどい手術が行われるわけがない』。誰しもそう思いたい。しかし、現実はそうでないことも、ガン患者とその家族は知っておかねばなりません」（近藤医師、『日刊ゲンダイ』2011／3／1）

## 「デヴュタ証言」「ADG」「OTA報告」などを知らない！

### ●「ガン理解一〇原則」を知らない未熟な議論

抗ガン剤の有効性を議論する上で、不可欠のキーデータ「ガン理解一〇原則」がある。

ここに列挙する。

それが――

### ①一九七七年「マクガバン報告」

**②一九八五年「デヴュタ証言」**
**③同年「ＡＤＧ」（反抗ガン剤遺伝子）**
**④一九八五年「東海岸リポート」**
**⑤一九八八年「ＮＣＩ報告」**
**⑥一九九〇年「ＯＴＡ報告」**
**⑦同年「チェコ・リポート」**
**⑧二〇〇五年「チャイナ・スタディ」**
**⑨二〇〇九年「ウィスコンシン大報告」**
**⑩二〇一〇年「南カリフォルニア大報告」**

①〜⑩「報告」「論文」は、ガン問題を論じる上で、ぜったい欠かせない重要ポイントです。しかし、この数年、マスコミを賑わし、沸騰させた抗ガン剤論争には、これらキーデータは、まったく登場しない。

わたしには信じられない。重要ポイントを外した議論を、文字通り的《まと》はずれという。

これくらいの基礎知識は、最低でも身につけて欲しい。

これらキーワードをかんたんに解説します。

**①一九七七年「マクガバン報告」：米国人は食べまちがい！　肉好きの大腸ガン死五倍**

「アメリカ人の食生活は根本からまちがっていた」。

同報告書は五〇〇〇ページにおよび、史上空前の栄養問題に関する研究と言われる。

指揮したのは民主党マクガバン上院議員。そこで、同リポートは別名「マクガバン報告」と呼ばれる。

その内容は、先進諸国の食事はさまざまな疾病《しっぺい》の元凶となっている。

食事改善で**▼ガン：発生も死亡も約二〇％減らせる。さらに▼心臓病：発生も死亡も二五％減。▼糖尿病：約五〇％減（または約五〇％症状改善）。**

この「マクガバン報告」は食糧業界、医療業界、マスコミなどによる猛反発で闇に葬られた。

だから、日本人で知るひとは、極めて少ない。

**②一九八五年「デヴュタ証言」：抗ガン剤は無力。米国立ガン研所長の議会証言**

「われわれはショックを受け、深く絶望している」。米国議会の証言席で口を開いたのは米国立ガン研究所（NCI）のデヴュタ所長。NCIは、アメリカを代表するガン研究機関。そのトップが議会証言という公的な場で「抗ガン剤は無効である」と証言した。これほど決定的証言はない。

**③同証言「ADG」：アンチ・ドラッグ・ジーン：反抗ガン剤遺伝子**

「デヴュタ証言」で、抗ガン剤を無力化する遺伝子を「ADG」（アンチ・ドラッグ・ジーン）

と命名。近代農業では農薬毒性に耐性獲得した昆虫を〝スーパー・インセクト〟（超昆虫）と呼ぶ。弱い毒性の農薬は効かなくなり、さらに強毒の農薬を散布する。これが農薬ジレンマだ。まったく同じことが抗ガン剤にも起る。

**恐ろしいのは抗ガン剤の毒性が、ガン細胞の遺伝子ＡＤＧを変化させ、〝スーパー・キャンサー〟作り出してしまうこと。ガンはさまざまな抗ガン剤を投与するほど、耐性獲得と同時に、繁殖力を強くしていく。つまり、凶悪化する。**

## 抗ガン剤三種投与で死亡七～一〇倍、五～八か月で再増殖！

**④一九八五年「東海岸リポート」：抗ガン剤の「効果」を決定的に否定**

米国東部の二〇近い大学・医療機関の合同研究報告。ニューヨーク大、シカゴ大などが参加。対象は肺ガン患者七四三人（全員Ⅳ期）。患者を抗ガン剤投与によって四グループに分類。

⑴三種類、⑵二種類、⑶一種類（抗ガン剤Ｆ）、⑷一種類（抗ガン剤Ｇ）。

各々「抗腫瘍効果」（縮小率）、「副作用」、「生存期間」などを比較した。

**▼経過：腫瘍縮小率二〇～六％足らずなのに**

四グループの（ガンが小さくなる）腫瘍縮小効果を比較すると――。

**⑴三種類：二〇％、⑵二種類：一三％、⑶一種類（Ｆ）：六％、⑷一種類（Ｇ）：九％であった。**

ここで読者は、抗ガン剤の「有効率」(縮小率)が呆れるほど低いのにあぜんとするだろう。それでも⑴二〇%、⑵一三%……と、複数投与群ほど縮小率が高いので、抗ガン剤は多剤投与のほうが〝効く〟と思いがちだ。

しかし、それは根底から裏切られる。

**▼副作用死:複数投与群の副作用死七〜一〇倍**

複数投与⑴⑵グループは、投与後、わずか数週間で死亡患者が続出(超猛物質だから当然)。

**複数投与群❶❷の死者は、単数投与群❸❹の、なんと七〜一〇倍にもたっした。**

抗ガン剤は超猛毒であり、一種類より二、三種類のほうが相乗毒性で毒作用が強く現れる。これもとうぜんの帰結だ。しかし、日本のガン治療では、複数投与が「常識」なのだ。背筋が凍る。

**▼生存期間:ガン治療の効果を最終決定するのが「生存期間」**

医者は「延命効果があります」と抗ガン剤をすすめる。それもウソだった。⑴〜⑷を比較すると、驚いたことに三種類投与グループ⑴がもっとも「生存期間」が短かった。

そして**「腫瘍縮小率」が六%と最も短かった⑶グループが一番「生存期間」が長かった。**

縮小効果が「高い」、それは、毒性が「強い」ことを意味する。だから抗ガン剤は**多剤投与するほど「早死にする」**。皮肉な結果である。この恐怖の真実に日本人はあまりに無知である。

立花隆氏は「抗ガン剤をどんどん変えるから大丈夫」と呑気《のんき》なことを言っているが、以上の複数投与の怖さがまるでわかっていない。

**▼リバウンド(再増殖):縮小ガンも五〜八か月で元にもどる**

抗ガン剤の「腫瘍縮小効果」（六〜二〇％）で縮んだガンが再び大きくなって元のサイズに戻るリバウンド（再増殖）を比較すると、**二〇％と縮小効果の高かった⑴ほど最速二二・七週（約五か月）でガン腫瘍は、元のサイズに戻った。縮小効果六％といちばん低かった⑶も三一・七週（約八か月）でガンは再発し、元どおりに再増殖した。**

それからも、ＡＤＧにより悪性化したガン腫瘍はみるみる増殖をつづけ、アッというまに患者の生命を奪ってしまうのだ。

同リポートは放射線治療の害にも触れている。

「**生存期間も、腫瘍が再増殖するまでの期間も、長かったのは、それまで放射線治療を一度も受けてこなかった患者たちだった**」

やはり、放射線も抗ガン剤同様に、ガン患者の生命を殺《そ》いでいた。

### ⑤一九八八年「ＮＣＩ報告」：強力発ガン性で二次ガンを発生

ＮＣＩ（前出）はこの年、はっきり認めている。「**抗ガン剤は強力な発ガン物質であり、投与されたガン患者の別の臓器、器官に新たなガン（二次ガン）を発生させる**」。

**抗ガン剤の正体は〝増ガン剤〟だった！**

抗ガン剤の強烈な発ガン性は、もはや医学界では常識（第１章参照）。知らぬは患者ばかりなり。「効くか、効かないか」など論争しているレベルではない。

## 米政府は抗ガン剤・放射線・手術を否定、代替療法を強く推進

### ⑥一九九〇年「OTA報告」：米政府も抗ガン剤「無効」を認めた

これら米国内の研究報告を受けて、ついに米国政府も抗ガン剤を中心とする「通常療法」(〝三大療法〟)の無効性・危険性を公式に認めた。この年、米国政府の技術評価局(OTA)は、全文三〇〇ページに及ぶ英断リポートを発表した。

同報告は、肺ガン治療などについて**「抗ガン剤治療は効果が極めて小さく、副作用リスクは極めて大きい」と、ほぼ全面否定**している。「……抗腫瘍効果が、必ずしも患者のためになるものではない。『通常療法』には、過去、数十年間ほとんど見るべき進歩がなかった。そして**『通常療法』では治らない、とされた末期ガンが『非通常療法』(代替療法)でたくさん治っている。**議会は、これらの療法を詳しくしらべ、国民に知らせる義務がある」(同リポート『勧告』より)。

それまでOTAは、抗ガン剤など〝三大療法〟を積極的にすすめてきた。それが代替療法の優位性をはっきり認め、推進を奨励している。

**代替療法とは……食事、栄養、瞑想、運動、呼吸、心理、イメージ、笑いなどの療法をさす。「(これら)『非通常療法』の成果を、正当に評価する作業を進めるべきである」(OTAリポート)。**

日本のガン専門医たちは、食事療法など代替療法に対して「エビデンス(証拠)がない」と鼻

であしらってきた。しかし、**米政府OTAが「エビデンスがない」と断罪したのは、抗ガン剤などガン〝三大療法〟の方だった。**

このＯＴＡリポートは、米国のガン治療を一八〇度方向転換させた。

米政府の代替療法への予算は一九九〇年以降一〇年間で、三〇〇万ドルから二億ドルへと六七倍も激増している。そして、いまやアメリカでのガン治療の主流は代替療法となっている。

こうして九〇年代以降、**アメリカのガン死亡者は、毎年、数千人の勢いで減り続けている。**

それは〝殺人療法〟の**①抗ガン剤、②放射線、③手術の〝三大療法〟が減り始めたから……。**

なんとも皮肉な結果なのです。

**⑦同年「チェコ・リポート」：ガン検診受けた人ほど早死にする**

これはガン検診の〝効果〟を完全否定する決定的報告です。

この驚愕《きょうがく》リポートも世界のマスメディアは完全に隠蔽《いんぺい》してきた。

それは、世界のマスコミはガン・マフィアなど巨大医療利権により、ほぼ完全に支配されていることを意味する。〝チェコ・リポート〟については拙著『ガン検診は受けてはいけない⁉』（徳間書店）で詳述した。ぜひ、一読をおすすめする。

ガン検診の無効性どころか有害性を証明したこの画期的実験は、チェコスロバキア（旧）で行われた。対象、健康な男性六三〇〇人（全員喫煙者）を二つに分類（図５―１）。

**■Ａグループ：年二回、肺ガン検診を三年間続けて受ける。**

■ガン検診を受けた人ほど発ガン、早死にする！（チェコ・リポートの衝撃）

図5－1　肺ガン検診を受けた群（A）は、検診を受けない群（B）より①肺ガン発生率も、②肺ガン死者数も、③総死亡数も多い。

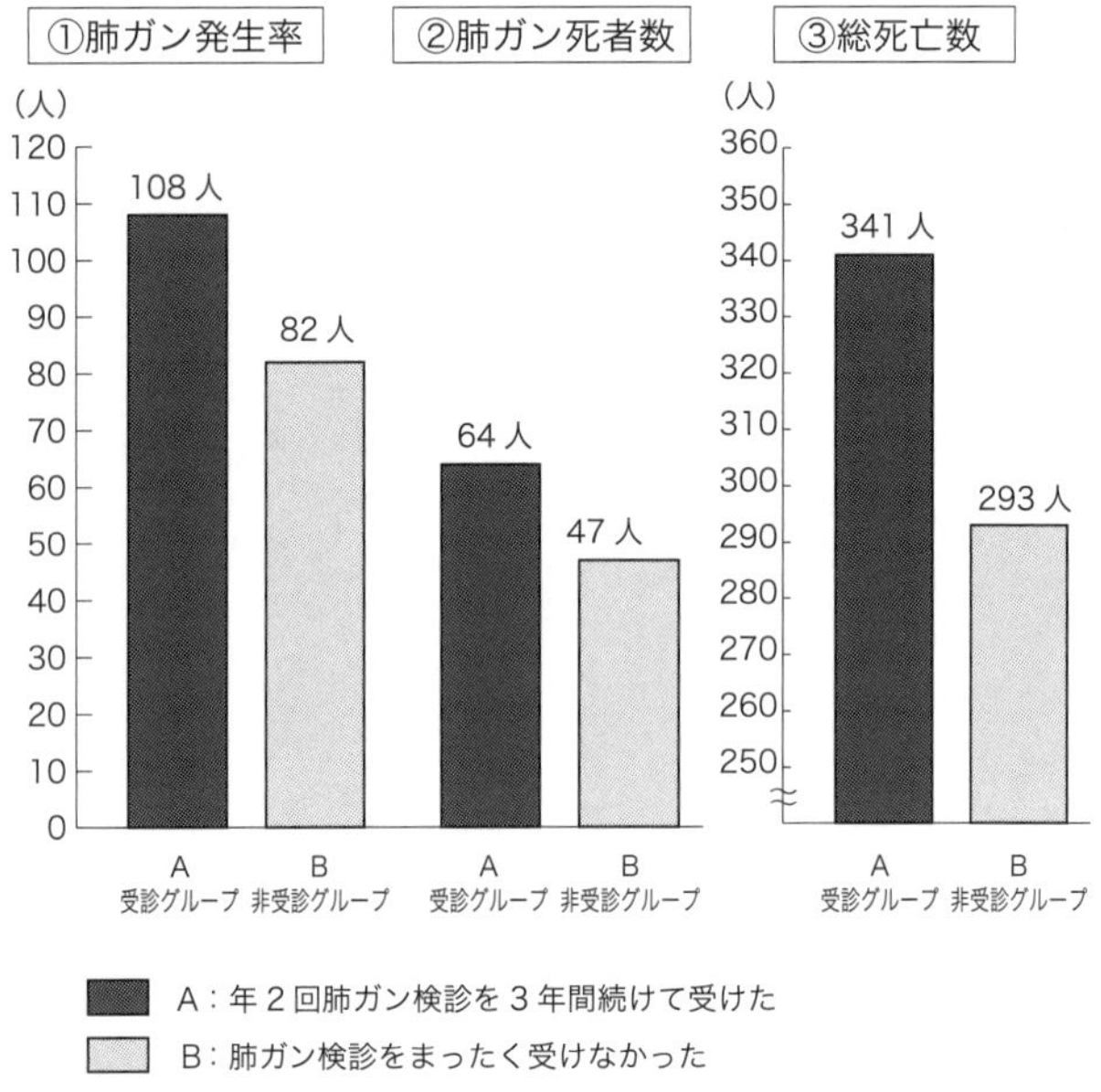


1990年、対照：喫煙男性6300人
出典：『ガン検診は受けてはいけない!?』

それは①胸部レントゲン（X線）撮影。②喀痰《かくたん》検査（顕微鏡でガン細胞診断）。

**■Bグループ：いっさい検診なし。**

三年間が終了した後、さらに三年間の観察期間でガン検診の「効果」が判定された。

その結果はショッキング。

(1)肺ガン発生率：A一〇八人、B八二人と、なんとガン検診を受けたAグループのほうが一・三二倍も多く肺ガンにかかっていた！

(2)肺ガン死亡者：A六四人、B四七人。肺ガン死も検診組が一・三六倍も多い。

(3)総死亡数：A三四一人、B二九三人――。これも一・一六倍増。

つまり、**肺ガン検診を受けた組ほど、肺ガンにかかり、肺ガンで死に、早死にしていた……**。

どうして驚愕結果となったのか？

発ガンの最大犯人はX線被ばくだ。胃ガンのCTスキャン検査の被ばくは胸部X線撮影の三〇〇倍以上。だから胃ガンCT検診は、肺ガンより三〇〇倍以上も発ガンリスクを高めかねない。

そして、大腸ガン検診は、さらにその三倍……。また、乳ガン、子宮ガンなどの検診も「効果がない」と専門家は断定する。

**⑧二〇〇五年「チャイナ・スタディ」：動物たんぱくは史上最悪の発ガン物質**

「疫学調査の金字塔」（NYタイムス）と絶賛された「チャイナ・プロジェクト」の総指揮をとったコリン・キャンベル博士（コーネル大医学部・栄養学）がまとめた。

同プロジェクトは中国政府、米国研究機関などによる合同研究。中国と欧米の食事を比較することで栄養と病気との関連を調査した。その結果、アメリカ男性の心臓発作による死亡率は中国人の一七倍、アメリカ女性の乳ガン死亡率は中国女性の五倍と、衝撃事実がつぎつぎに明らかになっている。

さらに驚愕すべきは「動物たんぱくは史上最悪の発ガン物質であった」という事実。たんぱく質摂取を一〇％（熱量比）から二〇％にするだけで発ガン率は一一倍に激増する（図5-2）。強力な発ガン物質とされるアフラトキシン投与でもたんぱく摂取五％なら発ガン率に変化なし。しかし、たんぱく四倍（二〇％）ではアフラトキシン投与量を増やすと発ガン率は約二〇倍に激増。そして、動物たんぱくの発ガン性は植物たんぱくの八倍だ。

動物食を完全否定する結果となったこれら衝撃事実に、両国政府は、ただ沈黙している。

キャンベル博士はさまざまな妨害をはねのけ、結果を著作**『チャイナ・スタディ』として発刊。「植物食」「未精白食」をすすめる同本は全米で一五〇万部突破の大ベストセラー**となっている（邦訳『葬られた「第二のマクガバン報告」』グスコー出版、上・中・下巻）。

### ⑨二〇〇九年「ウィスコンシン大報告」：腹七分サルはガン発症率は半分以下

「腹七分サルは若々しく、腹一〇分サルは老け込んだ！」。

米ウィスコンシン大実験は、カロリー制限がガン防止にきわめて優れた効果をあげることを証明した。一九八九年スタートした実験にはアカゲザル七六頭が使われた。

## ■動物たんぱくは史上最悪の発ガン物質だった……

図5−2　異なった食事たんぱく質量による病巣の促進状況

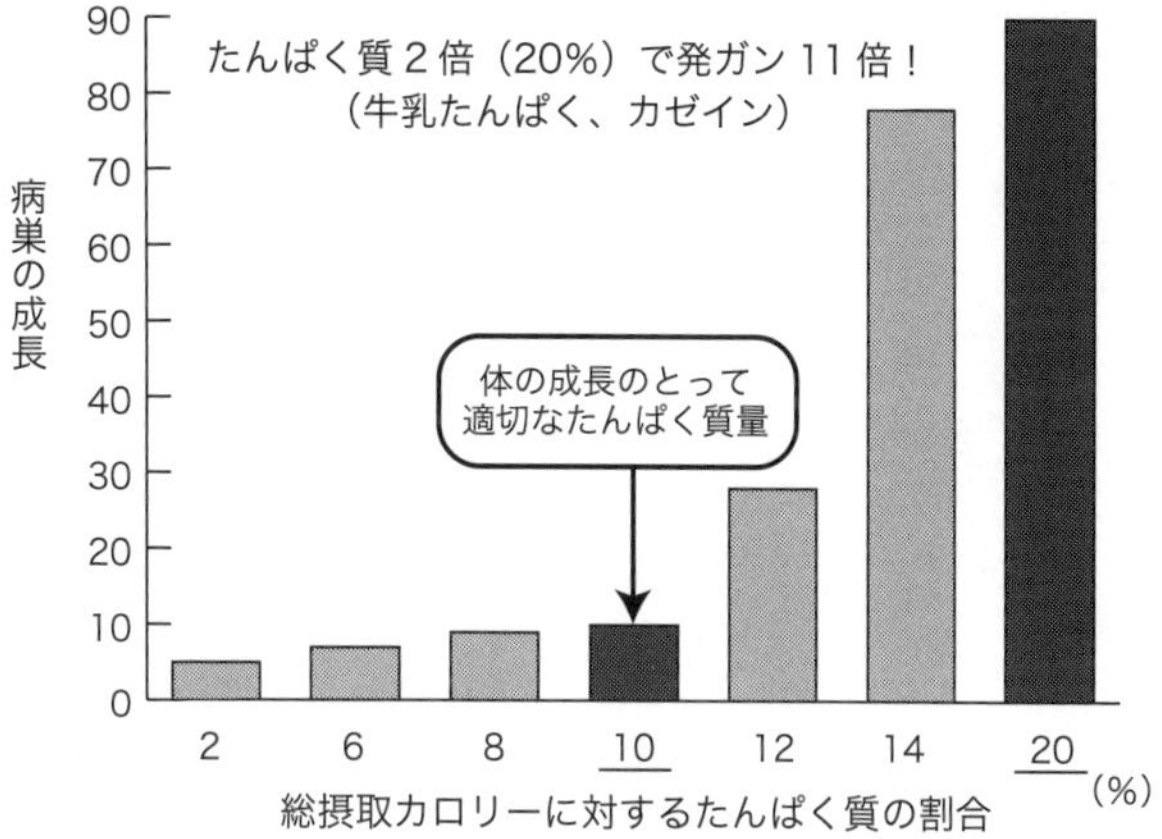


（注）総摂取カロリーに対するたんぱく質の割合が10%を超えると、「病巣の成長」は急上昇します。

アフラトキシン投与量と病巣反応の関係

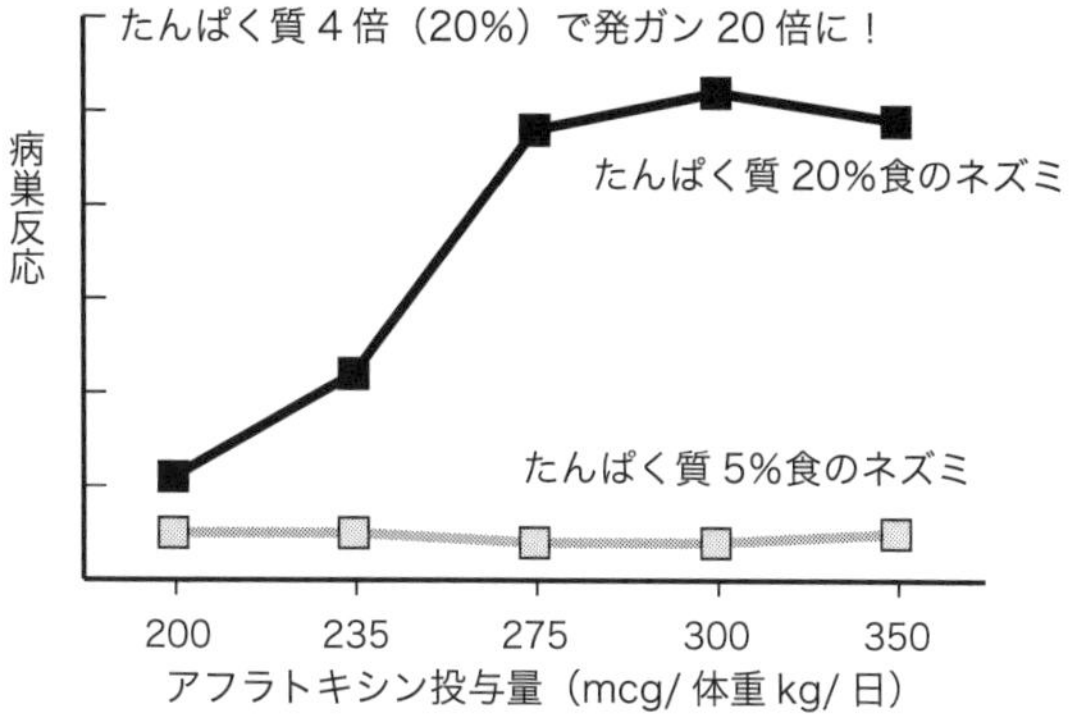


（注）たんぱく質（牛乳たんぱく、カゼイン）20%食のネズミでは、アフラトキシン（発ガン物質）投与量が増えるとともに「病巣」が増加。一方、5%のネズミではアフラトキシン投与量をネズミの最大耐量にまで増やしても、病巣反応に変化は見られなかったことがわかります。

出典：『葬られた「第二のマクガバン報告」』

それはA：飽食組（腹一〇分）、B：少食組（腹七分）に分類。こうして二〇年経過した。

その結果は——？

**■A：飽食組（カロリー制限なし）約半数が死んだ。そして全体の三七％（一四匹）が「ガン・糖尿病・心臓病など老化による疾患で死亡」。**

**■B：少食組（カロリー七〇％）八〇％が生存していた。生存率はA群の一・六倍。加齢による病気で死んだのは一三％（五匹）。A群の約三分の一という少なさ。**

さらに**ガン・心臓病の発症率は、腹十分サルにくらべて「半分未満に激減」！**

ちなみに一九三五年、腹六分のマウスは十分のマウスに比べて、寿命は約二倍に延びることが証明されている（マッケイ論文）。

だから腹六～七分の「カロリー制限」こそが、ガン予防と長寿の決め手だ。

しかし、これら真実の情報はガン利権によって封殺されてきた……。

## ⑩二〇〇八～一〇年「南カリフォルニア大報告」：「断食」ガンと闘うベスト方法

「乳ガン、皮ふガン、脳しゅようでマウス実験すると、化学療法（抗ガン剤）に断食を加えたばあい、化学療法だけより、生存率は高く、腫瘍成長は遅く、転移は少なかった」（バルター・ロンゴ教授：抗齢学）。

二〇一〇年、「乳がん、尿路ガン、卵巣ガンなど一〇人の患者を、化学療法の前二日、後一日間、断食させたら、化学療法の副作用が少なかった」（同教授）

さらに「ガンのマウスに断食させたら、ガン細胞はきわめて弱体化した」。

ロンゴ教授は、こう結論づけている。

「ガンと闘う方法は、ガン細胞を狙い撃ちする薬（抗ガン剤）を開発することではない。正常細胞だけ、すぐ順応できる『断食』を行う。それで極端な環境をつくり、ガン細胞を困惑させるのだ」

同大の実験報告を受け『タイムズ』誌は、こう断定しています。

「ファスティング（断食）は、ガンと闘うベストの方法だろう」（2012／2／10）

鶴見隆史医師（前出）も、こう評価します。

「これは画期的な研究。何千億円も投入して開発する抗ガン剤や分子標的剤よりも、たんに絶食（断食）したほうが効果がある。医薬品会社にとっては、悪夢のような研究結果です」

## ●圧殺封印されてきた真実の情報

以上、①～⑩を一読、「はじめて知った！」と驚愕されたかたも多いでしょう。

それも無理はない。これらは、すべて世界のマスメディアから、ほぼ完全に黙殺、隠蔽されてきた。なぜか？　これら真実を知ったら、世界中のガン患者どころか病人が激減してしまう。

すると、製薬メジャーなど医療マフィアの利益が激減する。

だから、〝かれら〟は強大な力で、これら真実の情報を圧殺してきたのです。

## 「抗ガン剤が効いた！」はプラシーボ（偽薬）暗示効果？

### ●ガンと抗ガン剤両方に勝った人々

抗ガン剤で「治った」「改善した」というガン患者がいるのも事実……。

しかし、その正体は、まぎれもない超猛毒性の「細胞毒」なのです……。

**それでも「ガンが治った」というガン患者は、みずからの抵抗力で、ガンと抗ガン剤毒性の「両方」と戦い打ち勝った幸運なひとびとといえます。**

もういちどガンの原因に目を転じてほしい。

それは「低体温、高血糖」につきる（安保徹教授、新潟大）。

つまり、**「不安、苦悩、緊張」など精神的ストレスで「交感神経」緊張をもたらし、それが血流阻害となり、ガン体質「低体温、高血糖」にいきつく。いっぽうで、「交感神経」緊張はガンと闘う免疫細胞（ＮＫ細胞など）を減少させる。**

「快適に生きてたらガンは治っちゃうんだよ」と安保先生は笑いながらおっしゃった。

それは快感で「交感神経」緊張が緩和され、血流が促進され、低体温が改善されるからです。

さらに快感ホルモン、エンドレフィンはＮＫ細胞を増殖・活性化させます。

## ■告知がガン増殖の最大原因だ！　不安、恐怖で爆発

図5－3　ガンに対する心の反応

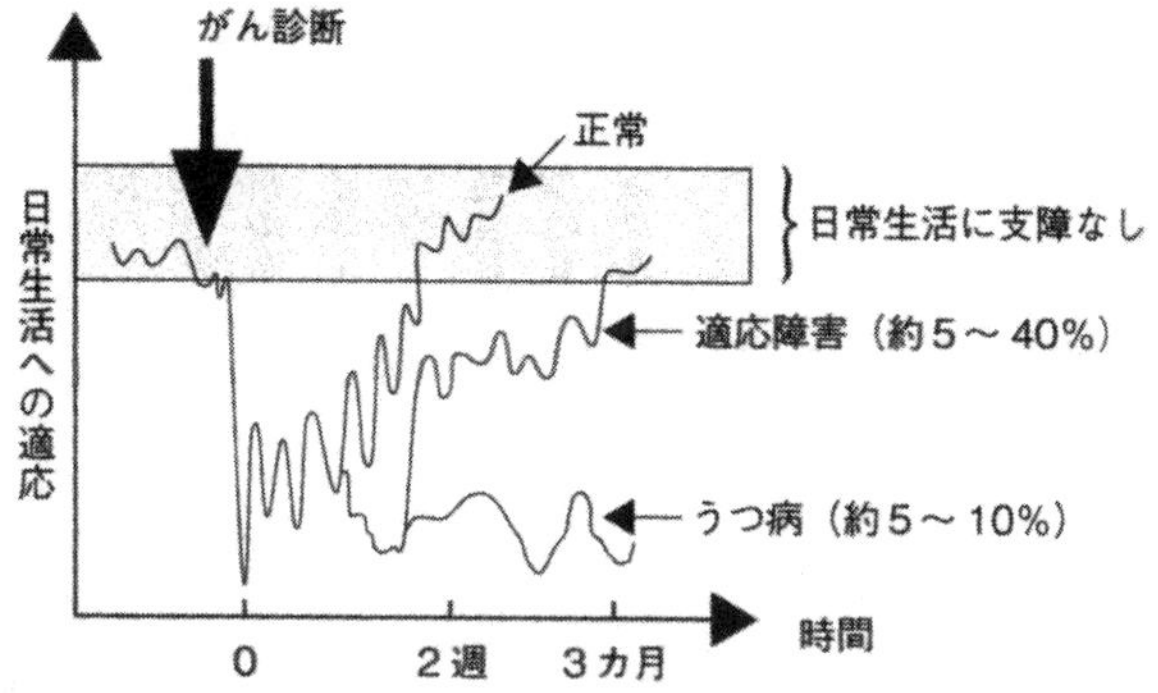


ガン診断の告知で患者は「不安」のどん底に突き落とされる（グラフ上)。「不安」「恐怖」「抑うつ」などの精神状態に比例してガン細胞を攻撃するNK細胞も激減する。つまり、精神力は、即、免疫力に直結している。(精神神経免疫学)

出典：山脇・内富著『サイコオンコロジー』(1997)

### ●「抗ガン剤は効く」という暗示効果

いっぽう、ガン・マフィアに洗脳されたガン患者の精神状態（生活適応力）は最悪です（図5－3）。

「ガン告知」のショック（落胆、不安、恐怖）で精神力は約一〇分の一に激減。まさに奈落の底に逆落とし。

患者の約半数は「適応障害」「ガン性うつ病」におちいってしまう。不安、恐怖、緊張……これらはガンを悪化させるものばかり。

しかし、**「この抗ガン剤で治りますヨ」と医者が自信をこめて説得すれば、不安、緊張から解放され「希望」が出てくる。その精神状態になれば、「血流」は改善され「低体温」もよくなる。**

つまり**「抗ガン剤が効いた！」と思っているガン患者の方は、まさに〝暗示効果〟により改善したものと思えます。いわゆるプラ**

**シーボ（偽薬）効果です。**

## ウイルヒョウ「ガン細胞無限増殖論」の深き罪

### ●ドイツ医学界を制圧〝近代医学の父〟

〝ガンは死の病〟という先入観は、いったいいつごろから人類の頭に〝侵入〟してきたのだろう？　調べてみると一人の学者に行き着いた。

ドイツの血液生理学者、ルードルフ・ウイルヒョウ（前出）である。なんと〝医学の神様〟の王冠を被った、あの黒魔術の司祭者だ！（参照30ページ）

ウイルヒョウを『医学大辞典』（南山堂）で引いてみて、驚いた。

まず「政治家」とある。そして「医師でもある……」とつづく。さらに「鉄血宰相ビスマルクの政敵であった」という。

つまり、当時のドイツ帝国の政界を二分するほどの辣腕《らつわん》政治家であったのだ。彼は、その政治力でドイツ医学界のほとんどの権力を掌握《しょうあく》していた。

その**ウイルヒョウが唱えたのが「ガン細胞無限増殖論」**である。

つまり**「ガン細胞は、ひとたび生まれたなら、無限に増殖を繰り返し、宿主《しゅくしゅ》である患者を殺すまで増殖を続ける」というもの。**

なんという恐ろしい理論だろう。ガン細胞が体内に発生したら、もうそれは無限大に増殖を続けて、生命を奪ってしまう……!?

## ●近代医学の巨魁ウイルヒョウとは？

ウイルヒョウについて評伝も残されている。『ウイルヒョウの生涯』（E・H・アッカークネヒト著、河本英夫他訳、サイエンス社）。

強烈な影響力は欧米どころか世界の近代医学全域に及んでいた。

一八八〇年当時、すでに「ドイツ自然科学者協会の中心人物であった」（同書）。

それだけでなく**「国際医学会議の中心人物**であった」という。

一八八二年、**ベルリン医学会会長に〝暫定的〟に就任。その重職を二〇年間、死ぬまで手放さなかった**。一八九三年、七一歳でベルリン大学学長の重籍も掌握。まさに彼は医学界だけでなく、近代ドイツの政界、学界に〝巨人〟として君臨した。

医学でいえば**〝近代医学の父〟としての立場を不動のものにした**のである。

そんな巨魁《きょかい》に立ち向かえる〝勇気ある〟医学者などひとりもいなかった。

ウイルヒョウは「細胞はあらゆる生物の基本単位である」と考え「動物は細胞の領土の集まりで、一種の社会組織である」と論じた。ガン細胞は、その社会組織を浸蝕し転覆させる過激派分子のようなもの、というわけだ。まさに政治家ウイルヒョウの真骨頂！

## ●無限増殖論を活用！　抗ガン剤メーカー

**「ウイルヒョウが圧倒的権威をもってしまったため彼の誤りは、ずっと長く影響した」**（同書）。

**その致命的過ち「ガン細胞無限増殖論」は、いまだに悪影響をおよぼし続けている。**

まさに、それは現代医学の宿痾《しゅくあ》となっている。

同書を繰っても「免疫細胞」という記述はどこにも見当たらない。

ガン細胞を攻撃する**自然治癒力の象徴NK細胞は一九七五年に発見された。**

**その一〇〇年以上も昔のウイルヒョウが、ガン細胞を死滅させる種々の免疫細胞の存在を知らなかったのも当然**といえる。

しかしながら、なんということか！　ウイルヒョウの「ガン細胞無限増殖論」は近代医学の黄金律となった。そして今日に至るのである。

断罪されるべきはウイルヒョウではなく、その権威に平伏し、追従して、その理論を温存した、その後の医学者たちである。

かれらにエサをばらまいて走狗とし、**ウイルヒョウ理論を抗ガン剤販売促進の「商売」に利用した国際製薬メジャーの罪こそ、徹底的に断罪されるべきである。**

## 薬物療法は伝統医療、四派を追放した

### ●自然、整体、心理、同種……療法

近代医学が成立する前の一九世紀前半まで、ヨーロッパには五つの医学流派が共存共栄していた。

それは――**①ナチュロパシー（自然医療）、②オステオパシー（整体療法）、③サイコパシー（心理療法）、④ホメオパシー（同種療法）、⑤アロパシー（薬物療法）の五派である。**

①は食事療法などを中心としたもの。古代ギリシアの医聖ヒポクラテスも「自然なものは体を癒す」と奨励している。

②は体の歪みを正し病気を治す。背骨矯正《カイロプラクティス》など。東洋医学での鍼灸《しんきゅう》なども これに相当する。

③は心の苦悩、不安などを取り除くことで病気を治す。「病気」という字が「気」の「病《やまい》」だから、じつに理にかなっている。

④は自然治癒力を増強する。たとえば、発熱は治癒反応。よってそれを止めるのではなく、強めることで回復を早める。

そして――最後**⑤が、薬物療法**なのである。

これは**「症状」を「病気」とみなして「攻撃」する。だから「対症療法」とも呼ばれる。**

しかし、**症状とはほんらい、生命が正常になろうとする現れ**である。

「生命の振り子」が傾いても、自然治癒力という〝引力〟に引かれて正常な垂直点に戻ろうとす

る。つまり**症状とは治ろうとする「治癒反応」**なのである。

## ●「薬物耐性」「薬物依存」の恐怖

また、患者の体も〝毒〟の投与をつづけると抵抗力、つまり「耐性」をもってくる。最初の量では効かなくなるのだ。投与量、副作用ともに増加する。

この**「薬物耐性」が第二の欠陥**である。

さらに、逆症療法の薬物投与を続けていると「生命の振り子」は傾いたままで固定され続ける。(図5-4下図)すると生体は、これを〝垂直〟と錯覚して生命活動をつづける。しかし、投与された薬物は代謝、排泄され消滅する。すると、「振り子」は本来の位置にもどろうとする。しかし、生体はこれを**〝異常〟と錯覚して、耐え難い苦痛、苦悶を患者に与える。これが禁断症状**。慌てて薬物投与すると、「振り子」は斜めに固定され苦痛は治まる。

この**第三の欠陥「薬物依存」**が、もっともおそろしい。

このように、**薬物療法は「毒性」「耐性」「依存」という三大欠陥を備えた、悪魔的医療**なのである。

しかし、現代医療は、その最悪の薬物療法が主流を占めてしまっている。

それにたいして**伝統的な①②③④は非科学的、迷信の烙印を押されて、近代医療から追放されてしまった。**

図5－4　薬物療法のワナ……「自然治癒力」を無視し病気を慢性化し薬物依存に

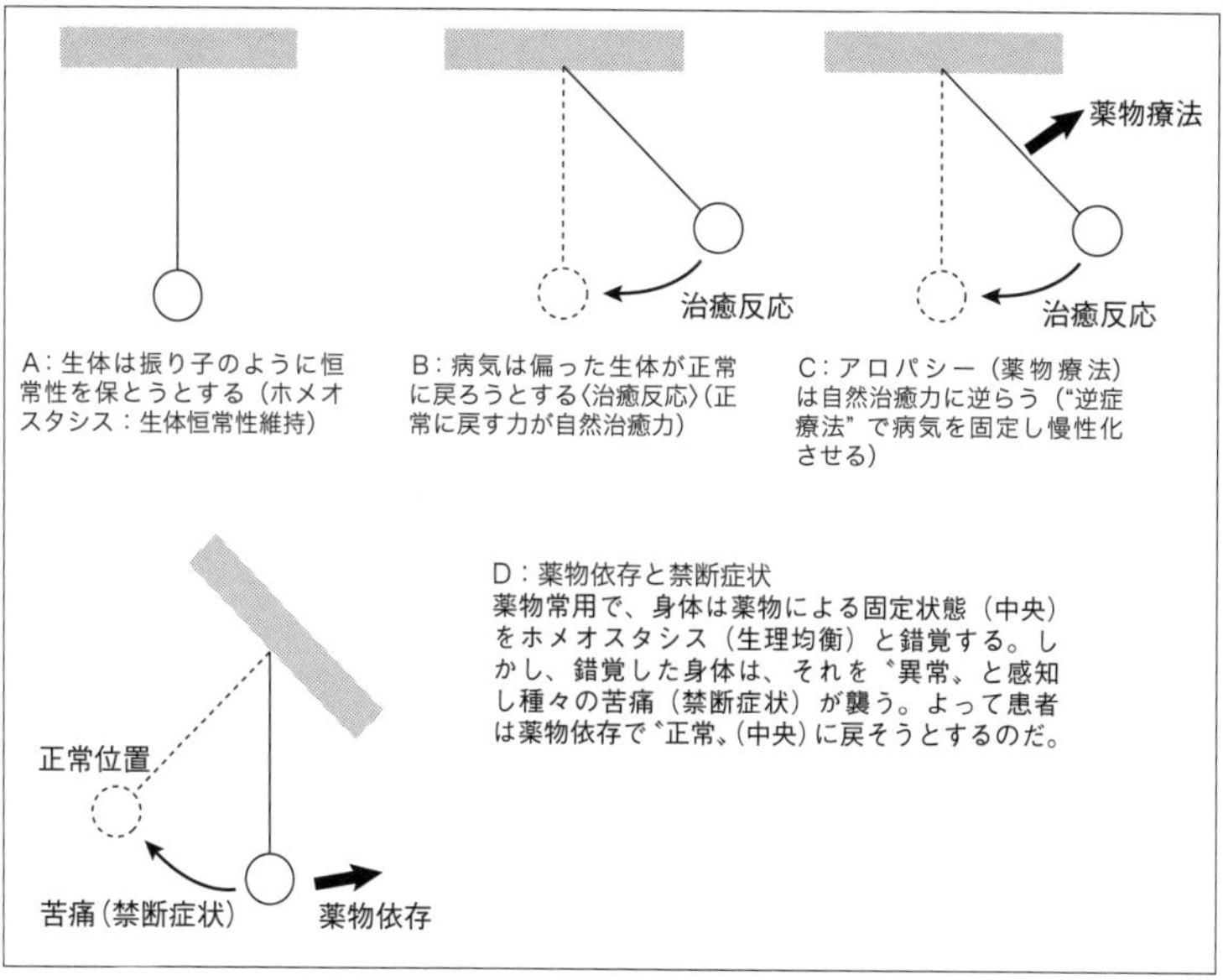

## ●国家・石油・医学の三大利権

そして——。**⑤薬物療法のみが近代医学を支配した**。

その背景には当時台頭してきた欧米列強による帝国主義がある。さらに、巨大な政治力を発揮しはじめたロックフェラー財閥などの石油化学メジャー。それらが巨大医学利権と手を結び、薬物療法は世界の医学利権を完全支配したのである。

だから、現代医学が**薬物療法一本槍**なのも、ルーツは**国家・石油・医学の三大利権の三位一体による支配から生まれた**からである。

こうなったのは、ドイツ近代医学が戦場の医学から生まれたことに一因がある。

野戦病院での医療は、まさに緊急救命医療だ。

そういう場所では、薬物療法アロパシーは威力を発揮する。消毒薬、殺菌剤、抗生物質、鎮痛剤、麻酔薬……などなど。だから、戦場医学は必然的に製薬利権と固くむすばれていった。

以上の歴史的な背景を踏まえて、あらためてウイルヒョウの「ガン細胞無限増殖論」を見てみよう。

彼自身が、巨大医療利権の権化《ごんげ》であった。その男が唱えたという事実を忘れてはならない。

**「ひとたび生まれたガン細胞は、患者を殺すまで増殖を続ける——」**

こうなると**宿命的に、ガン患者は死ぬ運命にある**。

**「その患者を救うのは近代医学である」**とウイルヒョウは胸を張った。

その近代医学とは薬物療法そのもの。

そして、〝近代医学の父〟は、製薬利権および国家利権と固い絆で結ばれていた。

## 「無限増殖論」の化けの皮がはがれた！

つまり、**ウイルヒョウの本意**はこうだ。

**「ガンは死病である」「助かる唯一の道は、われわれ医者にすがることである」**。

なんという傲慢！　なんという強欲！

この一五〇〇年以上も昔の「ガン細胞無限増殖論」は、なんと**今も現代医学の教科書の中枢に鎮座**している。ウイルヒョウ理論は、長き年月を経ても、**医学の世界では絶対不可侵なのだ**。

ところが、その**〝絶対律〟が致命的にまちがっていた**ことが明らかになった。

最近の診断技術の向上で、人間は赤ん坊からお年寄りまで**平均して、だれでも約五〇〇〇個のガン細胞が毎日生まれている**ことが、明らかになったのである。

## ●毎日五〇〇〇個ガン細胞が生まれている

さらに驚いたことに、人間の体内にガン細胞はあるのがあたりまえ。

**健康な成人でも体内に数百万から数億個のガン細胞が存在する**のが正常なのだ、という。

さらに前述のように、老衰で大往生したお年寄りを解剖してみると、約八割にガンがあちこちにあった。それでも、おじいさん、おばあさんはガンで亡くなってはいない。

なんのことはない、人類みな〝ガン患者〟という拍子抜けの事実につきあたる。

まあ、なかには一部これらガン細胞が大きくなって具合が悪くなるひともいる。

それを、ほんらいのガン患者というのだ……。

## ●人類は一〇〇万年前に絶滅!?

ウイルヒョウ理論の矛盾を、まっさきに指摘、告発したのはだれか？

それは医師でも医学者でもない。まったくの素人の川竹文夫氏。かれはガン患者の自助啓発グループ、「ガンの患者学研究所」の代表である。元NHKの敏腕プロデューサー。

「……ガン細胞は、一個でもいったん生まれたら患者を殺すまで増殖する、とウイルヒョウは言う。しかし、人間は毎日、約五〇〇〇個のガン細胞が生まれている。ウイルヒョウの理論が正しいなら人類は一〇〇万年以上も前に絶滅しているはずだ」

わたしはこの一文を読んだとき、まさに目からウロコの思いがした。

プロの姑息なごまかしを見抜くのは、アマチュアの澄んだまなざしである。

では、毎日平均で五〇〇〇個ものガン細胞が生まれていて、ふつうの健康なひとはどうしてガンにならないのか？

それは人間の体内を、ガン細胞を攻撃する免疫細胞、リンパ球が巡回しているからだ。

そのなかでも**NK細胞（前出）は、ガン細胞を直接攻撃**する。

かれらは、まるでセコムのように**体内をパトロールし、ガン細胞を発見するや攻撃して、その体内に三種類の毒性たんぱく質を注入して瞬殺している。**

**このNK細胞が多く存在し、活性化していれば、ガンなどまったく怖くはない。**

## ●バーネット仮説とNK細胞発見

奈良県立医科大学の奥山隆三氏によれば、**「健康なひとにもガン細胞は発生しているが、これを免疫機構が潰している」というバーネットの仮説、すなわち「免疫的監視機構」**という考え方が発表されたのは一九七〇年、まだ四八年前のことだ。

米国のハーバーマンと日本の仙道富士男教授（山形大学医学部）によって同時に報告されたNK細胞の発見は、一九七五年、まだ四三年前のことなのだ（奥山隆三著、『こうすればガンは消える』花伝社）。

ちなみにこれはノーベル賞級の発見といえる。

いつまでもウイルヒョウの理論にとらわれているのは、完全な時代錯誤といわざるを得ない。

## ●「無知だった」——筑紫哲也さんの嘆き

しかし、日本におけるガン治療に関する知識は、まさに保育園レベルだ。

バーネット仮説どころか、前述の「ガン理解一〇原則」（参照163ページ）すら、まったく知らない。それで「ほんとうに抗ガン剤は効かないのか？」と、メディアも上に下に大騒ぎしている。

これでは、ガン・マフィアにとってガン患者など赤子の手をひねるようなものだ。

かつて、著名なジャーナリスト筑紫哲也さんが、肺ガンで亡くなる前に、ひさしぶりにテレビカメラの前にあらわれた。毛糸の帽子は抗ガン剤治療の脱毛をかくすためだったのだろう。その筑紫さんが、ぽつりとつぶやいた。

「……ぼくは、あまりにガンに対して無知でした」

そして、それからほどなくして訃報の一報がマスコミに流れた。

「……無知は罪であり、知ろうとしないことは、さらに深い罪である」

悲しい戒めの言葉があります。

この言葉を、あなたにも、胸にきざんでいただきたいのです。

# 第6章　さまよえるガン難民たち

## ——カネをとられ、命もとられる……

## 日本人の二人に一人がガンの大ウソ

「日本人の二人に一人が『ガン』になる時代」とは、すでに誤り。

これは、厚労省の巧みな情報操作に、おどらされている。

まず「ガン検診のワナ」がある。近藤誠医師は「検診でみつかるガンは、みんな良性」とことももなげに言って、わたしを驚かせた。つまり、〝見かけ〟だけで、それも〝気分〟で良性か悪性かを決めている。病理医は細胞分裂テストなどやっていないのだろうか？

「そんなことは、いっさいやっていません」（近藤医師）

あなたが受ける**ガン検診の判定が、〝気分〟と〝ヤマカン〟で行われている**。

あなたは耳をうたがうだろう（『ガン検診は受けてはいけない!?』前出参照）。

### ●治療費の前に〝ガン検診〟を疑え

現代医学には「ガンの定義がない！」。

これはすでに述べた。では、どうしてガンと判定しているのか？

「病理医が迷ったら、大御所の教授が来て『これはシロ！』といったら良性になり、『クロ！』といったら悪性になる。あれはスゴイですよ」（昇医師）

文字通り、ツルの一声。天の声。悪く言えばヤマカンである。

悪性ガンをとりあえず「患者を殺すまで増殖を続ける細胞」と〝定義〟づけてみよう。

ところが「良性でも顔つきの悪いヤツがおるんですわ」と昇医師は笑う。

**「見ただけで悪性と良性と区別はつきません。だからみかけの悪い奴はみんなクロにしとけ」と悪性ガン**にする。

昇医師の説にのっとっても、ガン検診で「ガンです！」と診断された患者の八〜九割は「良性」ということになる。それは、ほうっておいても悪さをしない。

近藤医師は、一五人の胃ガン患者を放置して観察した結果をしめす。

なんと、ガンが二倍の大きさになるのに要した期間は、最長で八年半もかかっていた！

最短でも約一年半……。これでは「急速に増殖して患者を死なせる」という古典的なガンの定義に該当しない。

そこで近藤医師は、それらを〝ガンもどき〟と命名したのだ。

いささかユーモラスな名前の**〝ガンもどき〟は、患者にほとんど悪さをしない。一種の〝しこり〟である。**

老衰で亡くなったお年寄りの八割にガンがあった……という報告を思い出して欲しい。

これらも、まぎれもなく〝ガンもどき〟。高齢者になると、ガンも成長をスローダウンして平和共存をはかるようになる。

## ●三〇〇万円払うと治るとサッカク

さて——。少なくとも八、九割の〝ガン患者〟がだまされている呆れた現実を踏まえて、ガン治療の治療費を見てみましょう。

**▼卵巣ガン（四〇歳女性）：請求金額、六〇万円**。二週間入院。卵巣・子宮の摘出手術と抗ガン剤治療を受けた（差額ベッド代：一日一万二〇〇〇円込み）。

しかし、「高額療養費制度」を利用し、医療費のうち約八万円を超える分が戻ってきた。

翌月も二泊三日の入院で抗ガン剤治療を受け、約八万円の出費となった。さらに抗ガン剤の副作用で抜け落ちた髪をかくすカツラ代金が約八万円。こうしてこの年、ガン闘病に約一〇〇万円を費やした。これは患者の負担した金額のみ。ガン治療にかかった医療総額ではない。

健康保険からの支払い、さらに「高額療養費制度」の公的補助負担分もある。

**▼「粒子線治療」：請求金額、約三〇〇万円**。これは、ガン保険のCMでおなじみ。巨大な大砲のような設備の重粒子線（放射線）を患部に照射する。一定の深さでエネルギーが最大になる特徴をもつ。うたい文句は「副作用が少なく、前立腺ガン、肺ガン、肝臓ガン、頭頸部ガンなどに効果が高い」。

しかし、これはあくまでメーカー側のキャッチフレーズであることを忘れてはならない。

さらに保険適用となっていないため、保険診療の医療費とは別に、三〇〇万円超もの巨額費用を全額自己負担しなければならない。

ここで、善男善女は、**「これだけ高いお金を払うのだから、ガンは治るだろう」と勝手に思い**

**込んでしまう**。そうして、家屋敷や田畑を売ってでも、費用を捻出する。まさに、テキの思うつぼ。医療費と効果は、なんの関係もない。

**放射線治療は、ガン細胞のＤＮＡを破壊して成長をとめようとする。それは抗ガン剤とまったく同じ発想。正常細胞とガン細胞の区別がつかないことも同じ。だから、他の正常細胞には発ガン性などの細胞毒としてはたらく。安保教授（前出）は「抗ガン剤より、放射線はもっと危険」という。そして、放射線によるガン細胞への攻撃は、抗ガン剤同様にＤＮＡを豹変させ、ガンは凶悪、狂暴化する。**

三〇〇万円払って副作用に苦しむより、三時間笑ってＮＫ細胞を増やしたほうがお得だ。ＮＫ細胞は六倍も増える可能性もある。つまりガンと闘う力も六倍になる。おまけにこちらは無料で副作用はなく、どこでもできて、愉快になる。そして、確実にガンは治っていく（拙著『笑いの免疫学』花伝社、参照）。

**▼ＩＭＲＴ（強度変調放射線治療）**：コンピュータ制御により、腫瘍の形に合わせて立体的に放射線を照射する技術。一〇〇万円近くかかるが、二〇一〇年四月から保険適用となっている。

**▼「免疫細胞療法」**：点滴一回約二〇万円。これは、患者から採取したリンパ球を増強して、それを点滴で患者に体内に戻す。その免疫力でガン細胞を叩くという発想。「この治療に望みを託し、何百万円もの治療費を注ぎ込んだあげく、最期《さいご》を迎える患者が後を絶たない」と問題視している医療関係者は多い。これも、「粒子線治療」と同じ。ばかばかしい〝先進医療〟の極致。ただ笑えば、かってにリンパ球（ＮＫ細胞など）が何倍にも増えるのだ。寄席にでも行っておお

いに笑えば、リンパ球は急増する。痛くもなければ、金もかからない。

## ●病気より治療費が患者を苦しめる

「病気のことより生活費、治療費で悩んだ」

そんなガン患者が多い。「まさか、おカネでこんなに悩むとは……」。

「早期のガンなら、入院・手術をしても（自己負担は）五〇万円以内で収まることも少なくない。ところが、再発や転移を繰り返し、数年にわたって抗ガン剤治療や服薬などを続けると、自己負担の総額は数百万円にまで膨れ上がることもある」（『週刊東洋経済』2010／10／30）

たとえば四年前に乳ガンと診断された三六歳の女性。

転移を繰り返し抗ガン剤治療を受けている。

「……貯金は初発時の治療で使い果たした。現在、一回の外来治療に三万円。一か月一〇万円強。『ふつうの家庭で払える金額ではない。でも、まだ死にたくない』と訴える」

「ガン治療にかかった自己負担額は平均、約九一万六〇〇〇円」（二〇〇四年度、生保会社アフラック調べ）

この中には会計窓口で払うお金や差額ベッド代、交通費、かつら代まで含まれる。

## ●〝三大療法〟は無効で危険なのに

ガン治療に、どれだけ「治療費」がかかるか？

そのイメージが図表6-1上。

抗ガン剤をこれでもかと注入し、放射線をバンバン当てて、手術で切りまくっている。

一九九〇年、米政府はすでに「ガン〝三大療法〟の抗ガン剤、放射線、手術は、食事療法などの代替療法に比べて効果はなく、危険である」とOTAリポートで公式警告している。

いっぽう、日本のガン治療現場では〝無効〟で〝危険〟なガン〝三大療法〟が、いまだ「標準治療」として横行している。

二〇年以上も前にアメリカ政府が公式に否定しているにもかかわらず！

つまり、日本のガン治療はアメリカより二〇年以上遅れている。

「胃ガン」の早期ガンでも、五つの治療法がある。
**①内視鏡手術**：二五万円。**②内視鏡粘膜剥離**：三八万円。**③縮小手術（三分の二切除）**：一一八万円。**④腹腔鏡手術**：一一七万円。**⑤定型手術**：一二三万円……。
手術だけでもこれだけのボロ儲け！

## ●乳ガンでかかる総額六五〇万円

**医者はガン患者を治療したあとも、その金ヅルをはなさない。**

**……たとえば、乳ガンなら、その治療は手術で終わらない。**

**入院・手術の後、退院してからも解放してくれない。**

**再発予防（！）のため〝治療〟は続行される。**

## ■患者1人当たりガン・マフィアは約1000万円荒稼ぎ

図表6－1

がん治療にかかる費用のイメージ

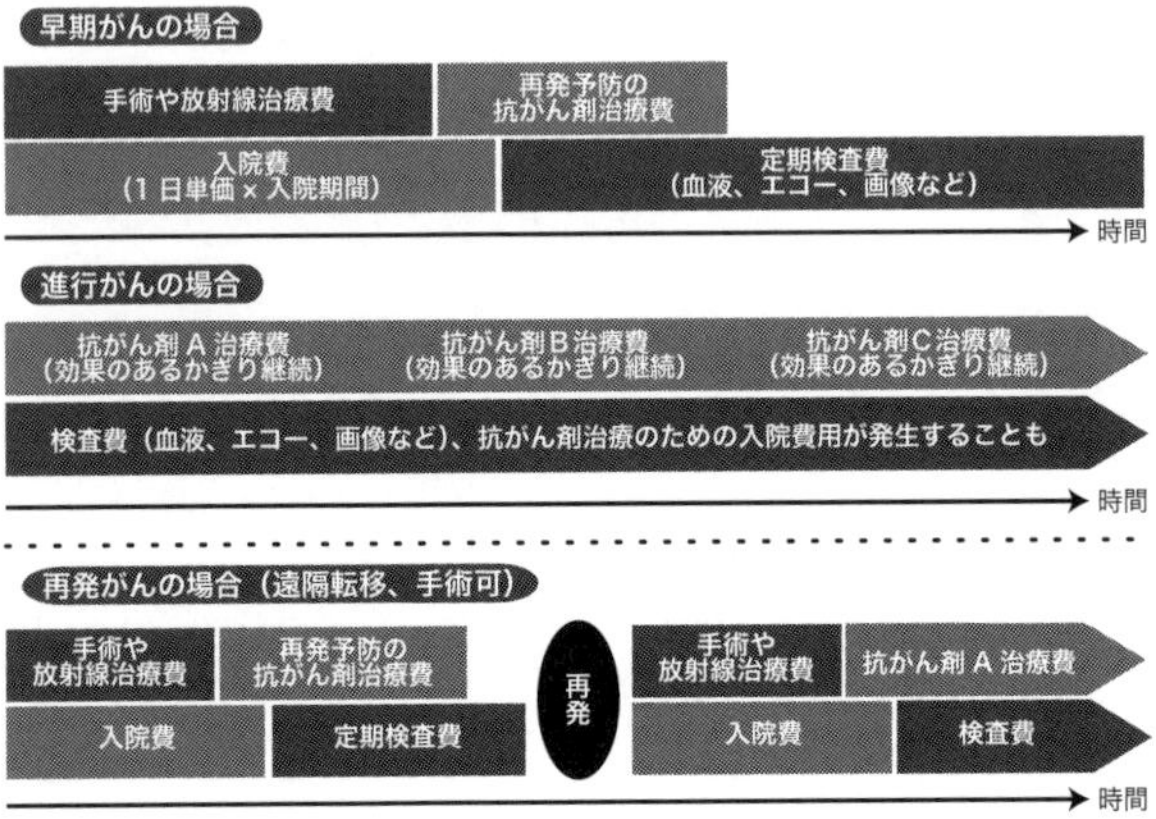


治療法の選択によって費用も変わる――胃がんステージⅠの治療費例――

| 治療法 | 内容 | 周術期の治療費例 |
|---|---|---|
| 内視鏡的粘膜切除術 | 内視鏡（胃カメラ）の先からワイヤーを出し、がん病変を焼き切る治療 | 25万円 |
| 内視鏡的年末隔離術 | 内視鏡（胃カメラ）の先からワイヤーを出し、がん病変と周りの一部粘膜を剥ぎ取る治療 | 38万円 |
| 縮小手術 | 胃の3分の2未満を切除し、同時に胃の近くのリンパ節の一部を切除する治療 | 116万円 |
| 腹腔鏡手術 | 腹部に数カ所穴を開け、そこから小さなカメラとメスを入れてがん病変を切除する治療 | 117万円 |
| 定型手術 | 胃の3分の2以上と胃の近くにリンパ節を切除する治療 | 123万円 |

（注）治療費は2010年4月現在。入院日数、入院施設の要件により治療費は異なる
（出所）2010NPO東京地域チーム医療推進協議会、がん治療費.com

ある乳がんガン者の治療費例（50代女性、ステージⅡ）

| | | |
|---|---|---|
| 周術期（乳がん部分切除、入院7日間） | 1カ月 | 66万円 |
| 再発予防抗がん剤治療 | 12カ月 | 390万円 |
| 再発予防放射線照射 | 5週 | 20万円 |
| ホルモン治療（抗がん剤治療費終了後） | 4年3カ月 | 124万円 |
| その他（画像診断、検査などの費用） | 5年 | 50万円 |
| | 5年間総額 | 650万円 |

（出所）2010NPO東京地域チーム医療推進協議会、がん治療費.com

**一二か月間の抗ガン剤治療、五週間の放射線治療、さらに、四年三か月間のホルモン治療などが念入りに強制される。一連の治療は数年間にも及ぶのである。**

たとえば、乳ガン患者（ステージⅡ）のばあい――。

図表６―１下は典型的な治療費の例。

最初の手術と入院だけで六六万円の請求書がくる（三割負担なら二二万円）。

**五年間の総額は六五〇万円にもたっする。**

さらに、医者がすすめる〝先進医療〟なるものも、患者のカネをむしりとる。

「副作用が少ない」がうたい文句の「強度変調放射線治療」（ＩＭＲＴ）は九〇万円。さらに上がある。前出の「重粒子線治療」は三〇〇万円以上！　無知な患者は、高いカネを払えばそれだけ〝ガンが治る〟とサッカクする。だから、親戚から借りまくってでも高額医療を受けようとする。医師によるマインドコントロール、情報不足、無知の悲しさ、恐ろしさ……。

## ●患者に冷酷な「高額療養費制度」

ここまでガン患者からカネをむしりとると、そもそもお金を払えないガン患者は病院に来てくれなくなる。それでは、ガン利権は困る。

そこで考案されたのが**「高額療養費制度」**だ。

これは**患者が一か月に支払った医療費の自己負担額が一定の割合を超えたら、超えた分を支給してくれる制度**。自己負担の上限金額は年齢、所得によって異なる。

たとえば一般所得（標準報酬が月額五三万円未満）、七〇歳未満なら一月の自己負担額が八万一〇〇円を超えると適用される。

ただし、役所仕事のややこしい〝決まり〟があり苦情、不満も多い。

たとえば胃ガン治療で、二五〇日間で二九一万円も支払ったのに、「高額療養費制度」の対象とされたのはたった三か月間。また、申請してから医療費還付を受けられるのは、最短でも三か月後。申請書類に少しでも不備があると差し戻され、さらに先のばしに。

これだけ高額医療費を病院にむしりとられても、必死でガン患者は資金ぐりをする。

それは、病院で行われている〝抗ガン剤、放射線、手術〟が、ガンを「治してくれる」と信じきっているからである。

## ●過剰治療を加速！　ガン保険のワナ

テレビで盛んにCMされるガン保険にもワナがある。

それは、ガン利権とタッグを組んでいる。

たとえば**「抗ガン剤治療特約」**。これは、**抗ガン剤メーカーとの癒着の産物**だ。

有害無益な高額抗ガン剤治療が〝安心して〟受けられるようになる。

**抗ガン剤治療を月一回以上受けたばあい五万円もしくは一〇万円を五年間を限度に給付する。これなら病院も取りはぐれがない。**そうして患者は自動的に抗ガン剤投与を月に一回以上、強制的に行われるハメになる。

このような巧妙な制度を考案したのも、ガン・マフィアの陰謀である。

また、これら保険には「特約」やら、なにやら複雑怪奇な「規約」があり、あるひとは四〇万円、あるひとは八〇〇万円と、支給額に約二〇倍もの開きが出てしまう。

また前述のように、**ガン保険が危険なガン治療を〝加速〟している**ことも見逃せない。

たとえば**「放射線治療」には「被ばく量五〇グレイ以上でないと、保険料は給付されない」**というビックリ仰天の「特約」がある。

これは、**保険会社が放射線機器メーカーと結託**しているだろうことは、容易に想像がつく。

また最近、「先進医療保険」を売り物にしている保険会社もある。

「国民健康保険が適用されない先進医療をカバーします」というのがうたい文句。

しかし、それら〝先進医療〟の意味は、保険適用の是非を検討中という意味にすぎない。

たとえば三〇〇万円もとる「重粒子放射線治療」は一五年も前から行われており、もはや「先進」でも何でもない。

他方で、小さく「上皮ガン、は適用されません」と契約者の隅に印刷されている。

つまり、保険会社は「上皮ガン」（異形成）は「ガンではない」ことを知っているのだ。

## ●抗ガン剤・放射線・手術こそガン原因

患者や家族は抗ガン剤こそガンを悪性化させ、患者を死なせる元凶だとは、ツユも知らない。

図6-2は、真実の「ガンの九大原因」である。

## ■「ガンの最大原因」は、抗ガン剤・放射線・手術だった！

図6－2

新聞の健康欄で「ガンの９大原因を知る」との記事がのっていました。

原因の第１位は「たばこ」、第２位「野菜や果物の摂取不足」、第３位「塩分の取り過ぎ」、第４位「ウィルス」、第５位「運動不足」、第６位「肥満」、第７位「アルコール」、第８位「空気汚染」、第九位「医療行為として行われるレントゲン検査や薬剤の副作用」という内容でした。

「いずみの会」の考え方では、

| |
|---|
| 第１位「抗ガン剤や放射線治療の副作用」 |
| 第２位「術後の安全性を理由の拡大手術」 |
| 第３位「今までのガンに対する常識」 |
| 第４位「肉食多用化による体質の悪化」 |
| 第５位「たばこ」 |
| 第６位「運動不足」 |
| 第７位「強大なストレス」 |
| 第８位「心の持ち方」 |
| 第９位「患者自身の自覚と自助努力」 |

「既成概念を捨てれば　ガン生還の道ひらく!!」

ガンの克服・支援活動で、驚異的な生還実績をあげ続けるNPO法人いずみの会

出典：会報『いずみ』(№ 122)

会員の年間生存率約九五％という驚異の実績を誇るガン患者自助グループ「いずみの会」によるリストだ。

なんと、**ガン原因の第一位が「抗ガン剤、放射線治療の副作用」**なのだ。

**超高額のお金を払って〝発ガン治療〟〝増ガン治療〟を、患者たちは受けている**ことになる。

こうなると顔もひきつるブラックジョーク。底無しの無知の悲劇だ。

**第二位の「ガンの原因」**は「術後の安全性理由の**拡大手術**」。**つまりガンの最大原因一、二位は、抗ガン剤、放射線、手術なのだ。**

**そこに高いカネを払って患者たちは、なだれを打って殺到する。もはや狂気の沙汰……。**

# 虐殺から逃れ、さ迷うガン難民六八万人を救え！

## ●〝ガン死者〟三〇万人は医療過誤死

「ガン患者の過半数がガン難民化している」

ショッキングな報告がある。ガン患者は、まず病院に行く。

しかし、そこで医師や病院がわに不信感を抱いたケースが少なくない。

①**「医師の治療説明」**、②**「治療方針の選択」**、③**「現在の治療方針」**について五三％が「不満・納得できない」と回答。さらに一一％の患者はこれら三段階すべてで「不満・納得できない」と答えている（ＮＰＯ法人『日本医療政策機構』二〇〇五年、ガン患者一一八五人対象）。

同機構は**「ガン治療で不満・不納得を感じたガン患者」をガン難民と定義**している。

すると、ガン患者一二八万人（〇二年度）のうち六八万人がガン難民ということになる。

現代の病院でのガン治療に、「不信感」「不満感」を抱くのはとうぜん。なにしろ、猛毒抗ガン剤で〝毒殺〟、有害放射線で〝焼殺〟、不要手術で〝斬殺〟されるガン患者が、〝ガン死者〟とされる犠牲者の八割、三〇万人を占めるのだから……。

## ●カネも命もむしりとられる患者たち

ガン難民にも、種類がある。

**■第一難民**：ガン診断を受けたとき、どの病院に行ったら**納得できる治療を受けられるかわからず難民化**。治療を受けたが症状が改善されず、さまよう患者もこれにあたる。

**■第二難民**：ガンが再発して、医師から「もううちでは治療できない」**「転院先を探してほしい」と放り出された**ケース。

**■第三難民：終末期の段階になって、行き場を無くしたガン患者**たち。末期ガンでは患者は体の痛みとも闘うことになる。

とくに第三難民は悲惨。「緩和ケア病棟の病床数は全国で約四〇〇〇床しかなく、圧倒的に数が不足している」「緩和ケアにたいする知識を持っている医師がまだ多くないため、痛みに苦しみながら亡くなるケースが少なくない」（同誌）。

「緩和ケア」とは、ようするにモルヒネ（麻薬）漬けにして、痛みを和らげる〝ケア〟にすぎない。患者は〝合法的〟に麻薬患者にされる。とうぜん、麻薬を打つほど患者は衰弱していく。遅かれ早かれあとは「死」しか残されていない。

つまり、猛毒抗ガン剤、有害放射線などでさんざん稼《かせ》がれたあと、病院からやっかい払いされたのが、これら〝第三難民〟たち……。

**ここまで命とカネをむしりとられても、いまだに、彼らは現代ガン治療の悪魔性に気づかない。**

現代医療のガン治療という名の〝虐殺〟を告発した医療ジャーナリスト、故・今村光一氏は、名言を残している。

**――ガンで助かる患者には、二通りある。それは、「医者から見放された患者」「医者を見放した患者」――**

## ●「いずみの会」生存率九四・八％！

欧米では、年々ガン死者が減っている（第1章参照）。それは食事療法、瞑想療法、運動療法、イメージ療法などの代替療法の方がガン治療にめざましい効果があることが、すでに約二〇～三〇年前から常識となっているからだ（ＯＴＡリポート他参照）。

日本だけが、いまだ死神にあやつられた〝ガン治療〟という名の虐殺行為をくりかえしている。

まずは、ガンになったのも自分のせいである。その事実に気づくことだ。

そして、「なら、自分で治すこともできる！」と、ぎゃくに自信を持てる。

その点、「いずみの会」の指導は大きなはげみになる。

おすすめは**『論より証拠！　ガンをなおす「いずみの会式玄米菜食」』（中山武著、花伝社）**。

そこには**一三年間の「いずみの会」会員さんたちの年間生存率九四・八％の秘密が書かれている。**

「末期ガンを宣告されたひともふくめて、七〇〇名のガン患者さんが元気で生きている」「抗ガン剤も放射線も使わず、食事の改善や、心の改善などでガンを克服した論より証拠の実践例」（帯より）。なお、さまざまな代替療法については、拙著『病院に行かずに「治す」ガン治療』（花伝社、前出）をご参照ください。

## ●長生きしたければ病院に行くな

「いずみの会」の中山会長の名言です。

**「ガン治療は地獄行きの新幹線〝のぞみ号〟。乗ったら最後、棺桶まで連れていかれまっせ」**

なぜなら、日本の病院では、ガン患者が来ると有無をいわせずガン〝三大療法〟の抗ガン剤、放射線、手術をほどこすからだ。そして、「いずみの会」が指導している食事療法、運動療法、心のケアなどは、いっさい見向きもしない。そんな自然で安上がりの療法でガンが治られたら、抗ガン剤や放射線、手術のボロ儲けが吹っ飛んでしまうからだ。

『週刊現代』（2010／7／17）の特集記事にはこうある。

**「人間ドックが『二次ガン』を引き起こし、肺ガン検診を受けると寿命が短くなる」「余計な検査は受けないほうがいい。病気を作るだけだから」**。

マスメディアが、これほど思い切った真実を報道したのは画期的です。

なにしろ「ガン検診を受けた人ほどガンになり、ガンで死に、早死にしている」のですから（「チェコ・リポート」前出）。

ちなみに国立がんセンター歴代総長の多くがガンで亡くなっている……という、ジョークのような話がある。元総長の一人、中原和郎氏ですらこう断言しているのです。

**「国立がんセンターこそ、ほんとうの〝ガン〟だ。あれを潰《つぶ》せばガンはなおる」**

## 代替療法ネットワーク……癌コントロール協会へ！

### ●分子栄養学にめざめた若き森山兄弟

日本にもガン代替療法の中心的ネットワークがある。

ＮＰＯ法人がんコントロール協会。代表は森山晃嗣《あきつぐ》氏。さらに兄、文仁《ふみひと》氏がいっしょに支える。

同協会は、そもそも、どうして生まれた団体なのだろう？

創立したのは晃嗣氏。かれは、若い頃、薬ばかりに頼る生活で体調はすぐれなかったという。

当時、東大農学部の先生に「クスリが体をつくるわけじゃない」と戒められ、栄養学に目覚めた。クスリの替わりに栄養をとりはじめ体質が変ったのを実感。栄養学への熱い関心が高まった。

そこでアメリカの「正常分子栄養学」の通信教育を受け始めた。一九七〇年代後半のことだ。

当時、日本では〝栄養学〟といえば栄養士の何を食べれば何キロカロリーといった低レベル。それに飽き足らず、アメリカの「栄養で分子的にからだを矯正できる」……という最新知識に魅かれた。

晃嗣氏は正常分子栄養学の勉強・活動に没頭するなかで、いろんなひとびとと知り合った。そのなかに今村光一さんの人なつっこい笑顔があった。その出会いが彼の人生を変えた。

今村さんがマクガバン報告を紹介する著書『今の食生活では早死にする』（リュウブックス）は栄養と健康に関する記念碑的な一冊。私も興奮と感銘で、すり切れるまで読んだ。

晃嗣氏も、この本との出会いは一大衝撃だった。

## ●ガン代替療法をやったら逮捕、病院閉鎖！

「……当時、アメリカでもガンになったら……日本の厚生省にあたるＦＤＡ（アメリカ食品医薬品局）の圧力が強く、通常の抗ガン剤・手術・放射線……以外の代替療法をやったら、すぐ逮捕されたり、病院を閉鎖されたりする時代でした」（文仁氏）

逮捕……!? マサカ……わが耳を疑う。

「そうですよ。警察に捕まったり、病院を閉鎖されたり。そういう時代です。日本の厚生省もそうだけど、向こうのＦＤＡはもっと酷い。医師会が凄い。政治家を抱えていますから。何人かの先生が〝不自然な死〟をとげたという話もある。そりゃそうです。医師会にとっては〝邪魔者〟ですから、怖いです。上院マクガマバン報告に登場した学者が〝謎の死〟をとげたり……。警察だって黙認する」（文仁氏）

自由と民主主義の国、アメリカなんてウソだったのだ。

これら信じがたい不当弾圧にも屈せず、当時のアメリカには民間団体のがんコントロール協会があった。そこからコンベンション（全体会議）への誘いが兄弟の元に届いた。

今村氏とともに晃嗣氏たちは日本で仲間をつのって、その会議に出席した。

三日間の会議。そこで「ガンになったら即抗ガン剤・放射線なんて冗談じゃない……！」という代替療法の存在を知った。

壇上には三〇～四〇名の医師、学者などか次々に登壇。

「もっと違うガン治療の可能性があるのです！」と持論を展開、熱っぽく訴えた。

## ●弾圧からメキシコに逃れた代替療法病院

ところが、それら代替療法の具体的治療をどこでやるか……が難問だった。

「アメリカの病院でやると、すぐに警察の手入れがある。州によって多少ちがうが、ほとんどの州がうるさい。ボクたちが参加したときも『どこそこの病院が今、査察を受けて閉鎖された。一ドルでも支援の寄付を！』と呼びかけもあった。そこで、みんなメキシコに逃れて病院を造ったのです。昔、俳優スティーブ・マックイーンもガンになったとき、そのメキシコで代替治療を受けたのです」（文仁氏）

ただ、一般のひとからみれば（ゲルソン療法など）食事療法はけっこうキツイ。肉食や塩分の制限など……。それ以外にも、さまざまな代替療法を行っている病院やクリニックが、いまでもメキシコに三〇施設ほどある。

会議参加は、それらがセットになっており、まずガン代替療法コンベンションに出て、メキシコ病院巡りツアーに行く。四回、五回……と参加するうちに晃嗣、文仁兄弟は「医療は、日本は絶対遅れている」と確信を抱いた。

## ●がんコントロール協会・日本支部スタート

「……当時、医療ミスなどほとんど指摘されない。十何年前はそうです（殺しまくっていた）。ようやく最近少しミスを認めるようになった。昔はミスなんて平気ですよ。隠しちゃって。患者が裁判に訴えても負けていた」（文仁氏）

兄弟は思った。ガンになったら……抗ガン剤、放射線、手術……以外の可能性をもっと広めなくては……！　兄弟はアメリカ癌コントロール協会の本部スタッフにその思いを打ち明けた。

かくして、一〇年前、がんコントロール協会・日本支部がスタート。

以来、毎年「代替・統合療法コンベンション」を開催し続けている。

外国のガン代替療法の医師を招待したり、日本で抗ガン剤を否定して、違った療法を実践している医師などを招いた。

「まったく否定している先生だけではありません。併用したほうがいいという先生もいる。でも基本的に……抗ガン剤・放射線・手術だけではうまくいくはずない……と主張される先生がたを集めて毎年開催してきたわけです」（文仁氏）

「しかし、これだけは訴えても「患者さんが病院に行っちゃったら、もうダメです。モルモットにされるだけです」

温和な笑顔だが、いっていることは正しく、きびしい。

# 第7章　悪魔とダンスを踊る医師たち

## ――ガンの医者、千人〝殺して〟一人前

## 猛毒薬がダイヤに！　一g三億円超の抗ガン剤も

### ●超猛毒がクスリに化けるメカニズム

ガンの専門医は、一生の間に、約千人ものガン患者を〝死なせて〟います。千人〝殺して〟一人前なのです。抗ガン剤などの超猛毒を考えれば当然です。

あなたは不思議に思うはずです。

**「こんな、たんなる超猛毒物が、どうして『医薬品』の抗ガン剤に〝化けた〟のか？」**

そのカラクリこそが、抗ガン剤の悪魔性そのものです。

その悪魔のメカニズムは図7-1で、はっきり描かれています。このイラスト（一九九四年作図）にある「奏効率一〇％ほどで認可」とは、どういう意味でしょう？

あなたは、**医者が抗ガン剤をすすめたとき、「ガンが治る」と信じて決意し、うなづく**はずです。しかし……悪魔のワナは、そこから始まっているのです。

厚労省の抗ガン剤担当の技官が、「抗ガン剤がガンを治せないのは常識」と言い放った事実を思い起こして下さい。**「抗ガン剤がガンを治せない」のはクニもはっきり認めている**のです。

では、ガンを「治せない」のに、何で「医薬品」として認可し、販売を許可したのでしょう？

## ■抗ガン剤マフィアに繰られた政府役人、審議会の委員たち

図7－1

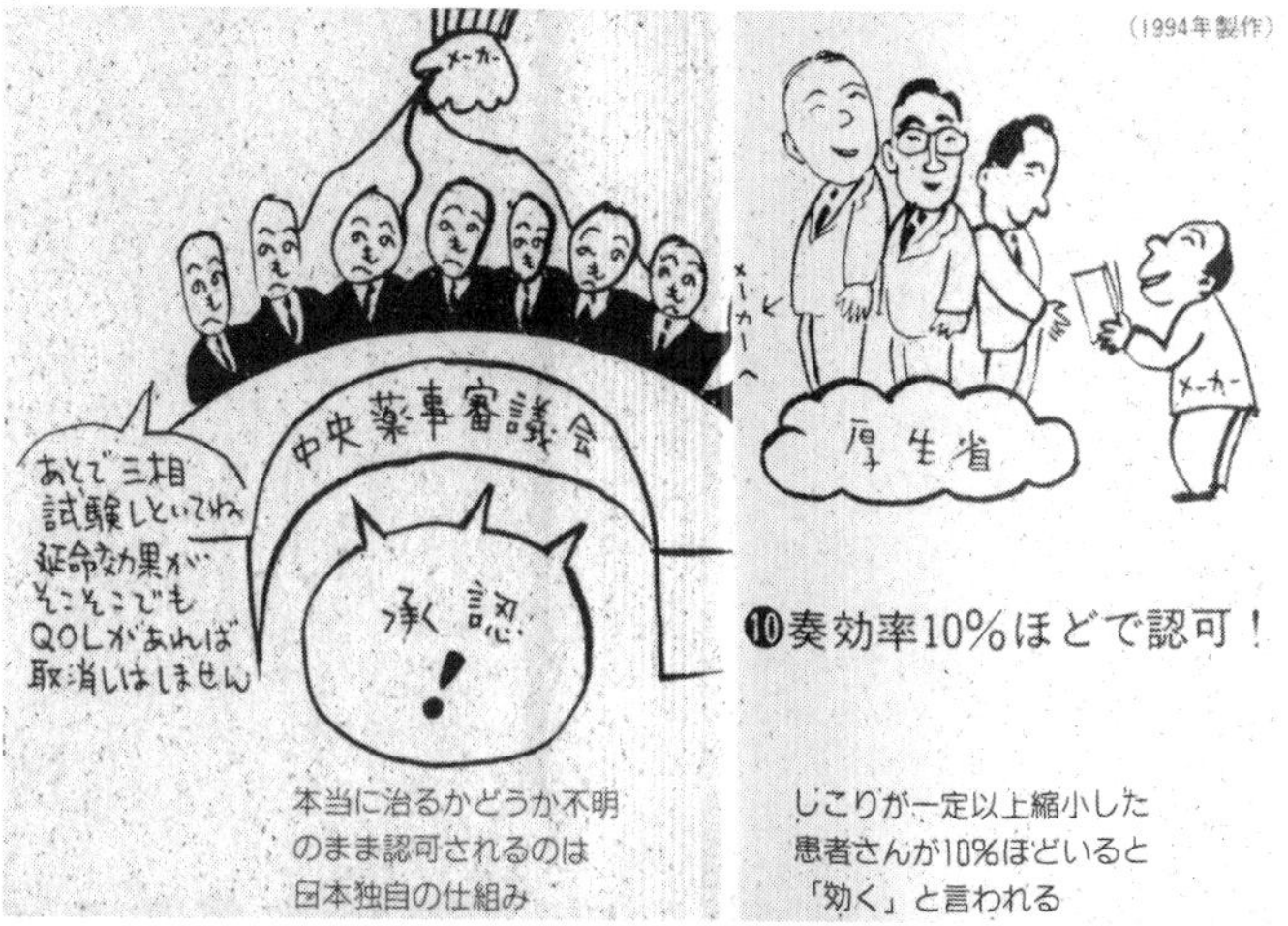
（1994年製作）
メーカー
メーカーへ
中央薬事審議会
あとで三相試験しといてね
延命効果が
そこそこでも
QOLがあれば
取消しはしません
承認!
厚生省
メーカー
⑩奏効率10%ほどで認可！
本当に治るかどうか不明のまま認可されるのは日本独自の仕組み
しこりが一定以上縮小した患者さんが10%ほどいると「効く」と言われる

出典：『新・抗がん剤の副作用がわかる本』（三省堂）

### ●抗ガン剤は〝効いた〟患者は〝死んだ〟！

医者は「この抗ガン剤は効きます」と自信をもってすすめます。

**あなたも家族も〝効く〟を〝治る〟と解釈するはず**です。

もう抗ガン剤のペテンに絡《から》めとられています。

ガン患者を前にして、抗ガン剤をすすめる医者は、口が裂けても「治癒する」とは言わない。「治る」とも言わない。

ではなんと言うか？　かれらは、さりげなく「効きます」という。「どれくらい……？」と患者や家族は恐る恐るたずねます。

「助かる率はどれくらいでしょう？」。

**家族が知りたいのは、この「治癒率」です。**

医者は一呼吸おいて「ま……**『有効率』は、悪くないですよ**」と言うはずです。

**患者がわは、それを「治癒率」つまり〝完治する確率〟とサッカクするのです。**

「……それは『奏効率』を指してのことです」と鶴見隆史医師（前出）。

かれは、医者には珍しい竹を割ったような正義漢です。

「**たった四週間での測定などとは決して言いません。さらに八週間たったらひどく転移してガンは増大し致死的になる……などとも言いません**」（『真実のガン治しの秘策』中央アート出版社）。

## 製薬業界《ビッグ・ファーマ》という狂った巨大モンスター

### ●巨大モンスターが医学界を支配する

現代医学は、巨大な利権の怪獣（モンスター）となった。

それは国際的にも告発されている。

医学界のエリートですら、その腐敗のすさまじさに、告発するがわに回ったひともいる。

世界的医学雑誌『ニューイングランド医学雑誌』の前編集長マーシャ・エンジェル医師もその一人。彼女は『ビッグ・ファーマ――製薬会社の真実』（篠原出版新社、栗原千絵子他、訳）という告発書まで執筆している。

「**巨大製薬会社が支配する医学界。そこにもたらされる巨額の収益**」「全米で話題騒然、待望の書、ついに邦訳なる」（帯コピー）。

彼女は現在、ハーバード医学校社会医学科上級講師。そして「医療システムに関する歯に衣着《きぬ》せぬ批評で知られる」（著者紹介）。

タイム誌は、彼女を「アメリカの最も影響力のある二五人の中の一人に選んだ」という。
彼女は〝権威〟あるトップレベル医学誌ですら、容赦なく批判する。
「……今や、販売競争を勝ち抜くための研究結果を権威づける手段として世界中から競って投稿される（『ランセット』など）トップ・ジャーナルはビジネスの僕《しもべ》と化しつつあるのではないか？」**「モンスターのごとく肥大化した科学を奉じる共同体は、すでに善意によって制御可能な域を超えている」「哲学のない科学は狂気である」**「科学を妄信しトップ・ジャーナルで崇《あが》める状況は、**歪《ゆが》んだ宗教とでもいうべきだ**」（「まえがき」より）
彼女は、この本を――洗脳を解く――ために書いた、という。

## ●買収、偽装、ねつ造……テクニック

アメリカでは、年間二〇〇〇億ドル（二〇兆円）もの金が、「処方箋」（投薬）の購入に使われている（一ドル：一〇〇円換算）。それは一年間に一二％の勢いで伸びている。

そして「よく使われる薬が何度も値上げされている」。

ある製薬会社トップ売上げのアレルギー薬は、五年間で一三回も値上げされた。

累積で五〇％以上の値上げだ。それは消費者物価の上昇率の四倍以上……。

マーシャ女史は、この二〇年間で米国の**製薬業界は「価値の疑わしい薬を売りつけるためのマーケティング・マシーン（販売機）に成り下がった」**と批判する。

そして……「その持てる富と力を用いて、米議会、ＦＤＡ（米食品医薬品局）、大学病院、医

師会など、**自分の前に立ちはだかる可能性のある組織の買収にひたすら努めてきた**」と告発。

彼女は『ニューイングランド医学雑誌』編集長のときにさまざまな腐敗を目撃してきた。

**製薬会社は「自社の薬が〝よく効く〟ようにみせかけるために、細工をこらす」**。

それは、あきれた〝テクニック〟であった。

そのほかにも、**研究結果を歪《ゆが》めるペテンの方法はいくつもあり「専門家でさえ、すべてを見抜くことはできない」**。

彼女は憂慮する。

「出版された**研究論文の多くに重大な欠陥があるの**ではないか？」

彼女は恐れた。

「そうした論文を医師たちが読んで、薬の本当の〝実力〟よりも**『有効かつ安全』と信じこんでしまう**のではないか……？」

**●巨大ゴリラが四〇兆円の荒稼ぎ**

製薬会社というモンスターは政界にも強力に働きかける。

「製薬会社はワシントンで幅広くロビー活動を行なっている。さまざまな政治的キャンペーンを張っている。**議員たちは、あまりにも製薬業界と密接な関係を持ちすぎ**、つながりを切ることは容易ではない」

彼女はモンスターを「体重八〇〇ポンドのゴリラ」にたとえる。つまりキングコング？

「これまで製薬業界は、ほとんどやりたい放題やってきた」

まずは、その収益の膨大さに圧倒される。

「この製薬業界という産業は、『オズの魔法使い』のオズ大魔王のように、こけおどしばかりしていたのだが、とうとう化けの皮がはがれてしまった。製薬業界は医薬品の技術革新の原動力とはならずに、巨大な広告宣伝マシンとなり、途方もない膨大な報酬を受け取っている」

## ●新薬の臨床試練はペテンまみれ

人体実験で医師に、製薬メーカーから巨額な裏金が支払われている。

「……**ある臨床試験では、医師が（実験台）患者の登録一人ごとに一万二〇〇〇ドルを受け取っており、六人の患者を登録すれば、さらに三万ドルが追加として、支払われていた**」（前著）

ぜんそくの臨床試験に患者を一人登録で三万ドルの臨時収入となれば、医師は患者を〝ぜんそく〟にしたくなる。健康なひとをぜんそく患者にでっちあげて試験するなど、メチャクチャである。

しかし、巨額の報酬に目のくらんだ医師たちにより、これらの不正は日常茶飯に行われている。

「とうぜんのことだが**臨床試験の結果は信頼できない**」

薬の開発の臨床試験は、このようなデタラメがまかり通っている。

「研究開発にもっとも重要な最終段階である**臨床試験は、たいていは薬を製造する会社がスポンサーとなって実施される。**じっさいよりも**『新薬に効果がある』ように見せかけられるような操作方法**は残念ながら、**『存在する』**……。**臨床試験を操作する方法はたくさんあり、いつも行な**

**われている」**

アメリカにしてこのありさま。

抗ガン剤の臨床試験もまったく同じ。ペテンと操作が日常なのだ。

**「製薬会社がスポンサーの臨床試験は、他よりも四倍も〝有利〟な結果が出ている」**

「研究結果を歪めるもっとも大胆な手口は、**都合の悪い臨床試験を完全に隠してしまう**という方法だ。大学が実施した試験でもそういったことが起っている」

## 医師は悪魔の振付けでダンスを踊る

### ●〝レポ〟（営業マン）から山の贈り物

製薬会社は医師向けに営業マンを大量に雇っている。

それは正式には「医薬品情報担当者」と呼ばれる。

しかし、その正体は〝レポ〟と呼ばれる営業マンでしかない。

「……たいてい若くて、魅力的で、とても愛想がよい。全国、津々浦々の大病院の廊下を歩き回り、医師と話をしたり、贈り物（書籍やゴルフボール、スポーツ観戦チケットなど）を手渡したりする機会をうかがっている。多くの教育病院では、医薬品情報担当者は、定期的にインターンやレジデントにランチを提供し、自社の薬について話をしようとしている。『飲食、お世辞、親睦』を合い言葉に、これからすえ永く、自社の薬を処方してくれる医師たちともちつもたれつの

関係を築く……」（マーシャ女史）
〝レポ〟は、あきれたことに医師の治療現場にも「立ち会う」。
同社の薬がじっさいに使われるのか〝監視する〟のだ。
「……乳ガンの抗ガン剤治療が終わったあと、彼女は医師のところに行った。このとき、他の男性が診察室にいて、医師から『私の仕事のオブザーバーです』と紹介された。そのあと、謎の人物がジョンソン＆ジョンソン社の子会社の〝レポ〟だと知り、彼女は同社を裁判に訴えた。最終的には示談となったが、彼女の体験したようなことは現場ではまれではない」（同）
製薬会社は医師の診察現場に〝レポ〟を立ち会わせてもらうため「医師に一日あたり数百ドルもの金を渡している」。
〝かれら〟は『直接指導制』と呼んでいる。
〝レポ〟は医師の診察現場だけでなく、生活にも深く入り込む。

## ●悪魔とダンスを踊る医師たち

以下は〝レポ〟から医師への贈り物の例――。
「クリスマスツリー、シャンパン、レセプション付ワシントン・レッドスキンズ試合観戦チケット、ハワイへの家族旅行……そして、大量の現金……」（『ＵＳＡトゥデイ』紙、社説より）
「こうした贈り物は、公務員や政府と取引している業者であれば、〝収賄〟の赤信号が点滅しそうなものだが、多くの医師には何の反応も引き起こさないのだ」

**医師へのワイロは〝講師料〟という名目でも払われる。**

「……出張講演は、それほど負担になる仕事ではない。多くのばあい、講演は朝の数時間だけで、午後はゴルフやスキーのために時間が空けてあり、夕方には豪華な食事やショーが待っているのだ。これらをマーケティングと言わず、教育、コンサルティング、市場調査、または、それらの組合わせである、と称することによって、製薬会社は連邦反リベート法違反に問われる心配はなくなる。そして、医師は製薬会社の豪華な接待に慣れていき、セールス・トークに対する免疫を失っていく。**製薬業界によって二〇〇〇年中に開催された〝教育もどき〟のイベントは、実に三〇万件に上る**」

かくして、エンジェル女史もあきれはてる。

「……何の見返りも期待せずに、製薬会社が大盤振る舞いしてくれるはずなどない」

米国精神医学会（APA）には一応チェック機能として企業献金委員会がある。

しかし、S・ゴールドフィンガー委員長はあっさり言う。

**「製薬会社にモラルを求めても無駄ですよ。慈善組織じゃないんですから。医師に操《あや》り糸も付けずに大金を貢《みつ》ぐなんてあるはずない」「誰だって悪魔と一度ダンスを踊ってしまったら、踊り方はもう思い出せなくなるんです」**

このように悪魔とダンスを踊った医師たちは、悪魔の振付けで踊りだす。

## ●「多剤投与」一八種類もの薬漬け

その一つが患者への「多剤投与」である。

はやくいえば患者に、馬に食わせるほどクスリを処方する。

「**……ある五〇歳の女性が一八種類もの薬剤を処方され、薬剤費が一年間に一万六〇〇〇ドルにも上っていた**」（『ボストン・グローブ』紙）

その投与目的は……糖尿病、うつ病、不安、アレルギー、偏頭痛、痛み止めなどなど……。

**投与されていたのは、ほとんどが高価なブランド薬。悪魔の振付けの見事な効果である。**

買収されるのは、医師だけではない。

**監督官庁トップのＦＤＡ（米食品医薬品局）まで買収されているのだ。**

それも正々堂々と……。

「……連邦議会は、ＦＤＡ（米食品医薬品局）が製薬業界から金を受け取るようにさせた。一九九二年、処方薬審査法が成立し、製薬会社がＦＤＡに審査料を支払うことになった」「〝審査料〟は、当初は一品目の証人審査につき三二万ドルであったが、じきにＦＤＡの『医薬品評価研究センター（ＣＤＥＲ）』の予算の約半分を審査料が占めるようになった。そして、**ＦＤＡが規制しているはずの製薬業界にＦＤＡが依存する結果となった**のである」「ＦＤＡは、医薬品承認に関する一八もの常設諮問委員会を通じて、製薬業界から圧力を受ける」「委員会メンバーの多くは製薬会社との間に金銭的な関係がある」（同）

## ●「ブラック・ボックスを開けよ！」

米国、医療腐敗の目撃者であるエンジェル女史（前出）は、こう叫ぶ。

「ブラック・ボックスを開けよ！」「巨大製薬会社の情報公開の必要性は大きい」「ビッグ・ファーマが、大衆をうまくだましおおせたのは、著《いちじる》しい秘密主義のおかげである」

とりわけ**「マーケティング・運営管理費」**と呼ばれるブラック・ボックスをこじ開けなければならない。

「……この**巨額資金は、どこに消えたのか？**　役員報酬はどれぐらいなのか？　弁護士への支払われた対価はどれくらいか？　医師や一般市民の『教育』にいくら使われたのか？　こうしたカネの流れは詳細にしめすべきだ。これら出費が薬価高騰を招いており、一般市民にはその詳細を知る権利がある」

――以上が、エンジェル女史の告発（要旨）である。

これは、そっくりそのまま日本の医学界にも当てはまる。

FDA（米食品医薬品局）を厚労省に、米国医師会を日本医師会に、ビッグ・ファーマを大手製薬メーカーに置き換えれば、そのまま日本の製薬業界の腐敗と重なる。

いや日本は陰湿なだけにもっと酷《ひど》い。つまり現代の世界医療は、底無しに腐敗しているのだ。

## ●医学守護神が「こんな奴ら信用するな」

監訳者『あとがき』も「レッツ・ビギン！」と改革をうったえる。

「……著者、マーシャ・エンジェル氏は、『ネイチャー』『サイエンス』『ランセット』と並び、世界の医学界でもっとも権威ある雑誌の一つ『ニューイングランド医学雑誌』（ＮＥＪＭ）の前編集長。そのひとが、いわば**『医学研究はどれもこれもウソっぱち。医学者は製薬会社のいいなり』『今の新薬はどれもこれも〝効かない〟〝高い〟〝工夫がない〟』と、本書の最初から最後までフルスロットルで口を極めて糾弾し続けている」「医学の守護神が『こんな奴らは信用するな』と、医学界、製薬業界、臨床医たちを激しく追及する。おどろくべき、危機的状況だ」**

まさに、「病める巨人アメリカ」……。それでも、監訳者は言う。

「エンジェル氏のような勇気ある告発者が現れるアメリカはまだ健全だ」

## 体中の臓器が絶叫、悲鳴をあげている

### ●九九％は「効かない」〝毒〟を盛られてる

私は、厚労省の担当者に直撃取材した。

――抗ガン剤投与で、ガン患者の体中の臓器が、絶叫、悲鳴をあげていますよ。毒物だから。〝毒殺〟される前の人間ってこうなるんだナ……と、よくわかります。

体中の臓器、組織が凄まじい悲鳴を上げる。

副作用は全身に出ていますね。目から口、皮膚、胃腸、肝臓……すべて……。

それでも投与することが、適切だと言えますか？

**厚労省技官：**アノ……適切な使い方をしているかぎりにおいては、有効なクスリだと思います。十把一絡《じっぱひとから》げの状態で評価をしてしまうと「これだけ副作用が出る患者さんがいます」「こういった人もいます」と、たしかに危ない薬です。

ただ、その薬がきちんと合うような患者さんでは、ほかに、何をやっても効かない、そのまま死にゆかれるような患者さんが、その薬によって治る方もいらっしゃる。

——それは何％ですか？　一割以下でしょう。（厚労省技官：ハイ）九割は殺しているわけだ。抗ガン剤の〝毒〟で……。毒性はある。効率はゼロ。〝効いた〟は一％かもしれない。残りの九九％は単なる「効きもしない」〝毒〟を盛られている……。

**厚労省技官：**ようは、お医者さんがそれらの患者さんを選ばれて、クスリに合った使い方をされているかです。

それは「添付文書」に書いたとおりに使っているというレベルではなくて、今の世界的に知られている抗ガン剤の使い方の最新知識を使って、やった上での「有効率」だと……。

そう、おっしゃるお医者さんもいます

## ●「危険性」甚だしい……なぜ認可した？

——医者のガン治療は、素人療法的なのがモノ凄く多い。見よう見まねで何人も〝殺している〟じゃないですか。夥しい医療裁判をごらんなさいよ。週に一回投与を、毎日投与して少女を数日で〝殺した〟例もあったでしょ？（厚労省技官：あ……ハイ）

そんなのが物凄く多いじゃないですか。九九％毒殺ですよ。一％は奇跡的に（運良く）治っているかもしれないけど。

**厚労省技官：**ですから、抗ガン剤の扱い方では、厚労省としても、これからキチンとしていかなければいけない、という風にやっているところです。たとえば学界でも抗ガン剤の専門医制度とかを立ち上げているところかと思うんですけど。

――それよりも、はっきり言って禁止すべきじゃないですか？

それはクスリじゃない。薬事法一四条に書いているじゃないですか？

「有効性にくらべて危険性が甚だしい」ばあい「これを認可しない」。なぜ認可したんですか？

**厚労省技官：**……（沈黙）

## ●巨大な医薬品利権の現代版七三一部隊

――巨大な医薬品利権でしょ？　早くいえば……結論はね。

私はこれはアウシュビッツだと、七三一部隊だと思いますよ。虐殺だ。毎年三一万人以上ガンで死んでいる。

医師たちは、その七～八割は抗ガン剤、手術、放射線療法などで〝殺されている〟と証言する。

すると毎年二二～二五万人が、ガン医療現場で〝虐殺〟されていることになる。

あなたがたは、その内部にいるんだ。殺戮《さつりく》の現場のなかに身を置いている。

これを放置することは虐殺に荷担することになる。〝悪魔の飽食〟七三一部隊……。

みんな毒殺されているんです。抗ガン剤を打たなければ一〇年生きたようなひとが、何か月で死んでいる。

七割、八割、九割……虐殺ですよ。それも金までムシリ取っている。

現在の抗ガン剤治療は、根本から見直し、対策を立てないと、後でふり返ったときにナチスの殺戮の何百倍……というおぞましい現実にみな、戦慄するんじゃないですか？

**厚労省技官：**……アノ……抗ガン剤治療については、先ほど申し上げているように見直しの方向であれこれと手を打っているところです。

私の追及の前に、厚労省の担当技官の声は、次第に消え入るようになっていった。

そして、最後は一言の反論もできず「ハイ」とか「そうですね……」としか答えられなくなったのだ。最後は、かろうじて「抗ガン剤治療は見直していく」と回答した。

しかし、現在にいたるまで、何の「見直し」も「改善」も行われていない。

依然として、患者は、抗ガン剤利権という悪魔に魅入られた医者にとっては、〝おいしいエモノ〟にすぎないのだ。

# 第8章　ガン治療も秘密結社が支配してきた

## ——ロックフェラーが世界医療利権を掌握

## ●医療犯罪のルーツ、ロックフェラー財閥

ガン治療の深い闇は、アメリカから始まります。

ガンだけでなく、世界の医療利権は、一九世紀から石油王ロックフェラー財閥の掌中にあった。数万トン単位で採掘した石油が、数ミリグラム単位の高価な医薬品に化ける。

まさに、石油王にとっては、医療こそが、新たな利権の宝の山だったのです。

「……米国における医学研究の大がかりなごまかしは、ほとんどすべてロックフェラー医療独占体制と、その支配下にある製薬会社の圧力によるものである。製薬会社は新薬の認可を得るために、念入りにねつ造した『試験データ』を米国食品医薬品局（ＦＤＡ）に提出する。しかも、データでは、肝臓・腎臓障害や、致死を引き起こす有害な副作用は巧妙に隠される」（『医療殺《さつ》戮《りく》』ユースタス・マリンズ著、ともはつよし社）

こうして石油王は、さらに医療王として目のくらむ医療利権の頂点に君臨した。

この時点で、世界の現代医療は魔王ロックフェラーの勢力に乗っ取られたのです。

「さらに、医療独占体制は、大学を支配して、ロボットのように忠実な下僕たちを養成する飼育場にしている。これらの下僕たちは、助成金を獲得するために、あるいは楽な職に就くためなら、どんなに卑しい行為にも、みずから甘んじるようになる。研究ねつ造の長い歴史はすでに慢性化し、これらの下僕たちを、おとなしく言うなりにさせておくための理想的な『パナマ帽子』すなわち〝操縦装置〟になっている。このようにして、ねつ造された試験データが、たいてい、新薬認可の根拠になっていることを考えると、恐ろしいかぎりである」（同）

## 薬認可の臨床試験三分の二以上がデタラメ

### ●新薬三分の二以上はインチキ薬

こうして、医療〝先進国〟のはずのアメリカでの臨床試験はねつ造だらけ、デタラメなのです。
四人のノーベル賞受賞者をふくむ著名な科学者たちで構成された委員会が、クスリに関する問題を研究した結果、次の二点が判明しました。

▼諸悪の根源は、臨床試験を行っている医者と研究者にある。

▼新薬の認可に関わる臨床試験は、デタラメである。

なぜなら、調査委員会の抜き打ち検査で、対象の〝臨床試験〟に以下の不正が横行していたのです。

（１）全体の約二割が不正確な分量を使ったりデータ改変などあらゆる不正行為を行っていた。

（２）新薬全体の約三分の一が、じっさいには臨床試験を行っていなかった！

（３）さらに三分の一が診察録（カルテ）に従っていないデータを使用している。

（４）臨床試験の結果に科学性を認められるのは、わずか三分の一にすぎない。

（『米国食品医薬品局（ＦＤＡ）調査報告』、『米医師会誌（ＪＡＭＡ）』１９７５／11／３）

一読して、声をなくすひとが、ほとんどでしょう。
日本が模範とするアメリカですら、これほどの医療腐敗におちいっているのです。

けっきょく、ＦＤＡ調査委員会の報告によれば、同国の医薬品認可の臨床試験で、評価できるのは三分の一以下……！

はやくいえば、新薬の三分の二以上は、ペテンのきわみの〝臨床試験〟結果によって認可されているのです。だから、新薬の三分の二以上は、インチキ薬そのものです。

臨床検査したはずの「効能」も「安全性」も、すべてデタラメ……。

ただ一つ、はっきり言えることは、これら新薬には、まちがいなく恐ろしい副作用（毒性）があり、患者は効能のまったくない毒物を、〝効能書き〟にだまされて、購入したり、処方されたりしているのです。

むろん、抗ガン剤も例外ではありません。

抗ガン剤は、医薬品のなかでも、最悪といってよい猛毒副作用のカタマリです。

結論をいいましょう。

アメリカで売られているさまざまな薬の三分の二以上は、何の効果もない〝毒物〟なのです。

それ以上でも、それ以下でもない。

日本の製薬産業は、ほとんどがアメリカに拠点を置く多国籍企業。つまりは外資系です。

それは、アメリカ同様、やはり新薬の三分の二以上はインチキなねつ造試験で認可されてきた、ということです。日本は、医療においてもアメリカの属国なのです。

本国が腐れば、日本も腐る……ということです。

これが、抗ガン剤をはじめ、あらゆる医薬品の赤裸々な姿です。

**それでも、あなたはクスリを真面目に飲む気になりますか？**

**それでも、あなたはクスリの笑顔のＣＭを信じるのですか？**

## 秘密結社フリーメイソンの医療利権支配

### ●〝双頭の悪魔〟に支配された世界医療

「……一世紀にも満たないあいだに、ロックフェラー医療独占体制の下で、米国民は、健康でエネルギッシュかつ生産性の高い国民から慢性病に冒され、覇気《はき》に欠け、弱々しく、いつも健康を気にかけ、いわゆる『特効薬』という名の化学薬品を毎日、大量に飲む国民へと変わってしまった。これらの化学薬品には、多くの副作用があり、肝臓や心臓、腎臓その他の臓器を傷める可能性があった」（マリンズ氏）

人類の歴史は、まぎれもなく見えない力によって支配されてきた。

その〝闇の支配者〟の正体は、秘密結社フリーメイソンである。

それは、もはや「陰謀論」でも、なんでもない。その結社の中枢を支配するのがイルミナティという秘密組織である。その中央権力は一三氏族により支配されており、なかでも、もっとも強大なのがロスチャイルドとロックフェラー一族なのである。

いわば、人類を闇から支配しつづける〝双頭の悪魔〟……。

〝かれら〟は、金融、経済、軍事から医療まで地球上のすべての利権を、完全支配して今日にいたる。

## ●「ガン治療法は見つけない」(誓約書)

悪魔たちが、医療利権で、真っ先に目を付けたのがガン治療利権である。

まさに、ガン治療という〝お題目〟こそは、金の卵を産むガチョウであった。

そのためには、ガンは医者、医療、医薬でなければ治らない……不治の病である……という迷信で、アメリカ国民を〝洗脳〟する必要があった。

ノーベル賞(生理医学賞)受賞者ジェームズ・ワトソンは、マサチューセッツ工科大で開催されたガンに関するシンポジウムで、次のように告発している。

「……米国の一般市民は、ガンに関して巧妙にだまされてきた。……眠り薬をのまされて、浮かれ騒いでいたようなものだ」(『ニューヨークタイムズ』紙、1975/3/9)

ロックフェラーたちの医療支配と患者殺戮の残虐な歴史を著書『医療殺戮』(前出)で暴いたユースタス・マリンズ氏は、怒りとともに嘆く。

「アメリカでは、医師や研究者が『私は決してガンの治療法は見つけません』と誓約書にサインすれば、研究助成金が出るのである」

つまり、ガンを治さないかぎり、ガンは永遠の金儲けのタネなのだ。

## 真にガンを治す食事療法は黙殺、弾圧せよ

### ●治ってもらっては迷惑、困る

ぎゃくに、ガンをじっさいに治す食事療法や代替医療などは、徹底的に黙殺するか、弾圧した。

たとえば、米国人男性に前立腺ガンが激増している。その原因は、明らかだ。

「……贅沢な食事すなわち卵や肉・乳製品・精白小麦粉で作った食べ物を、ひんぱんに食べる結果であると考えられる。すすめられる治療法は、果物と米の食事である。これは、血圧をさげるための食事療法と同じで、デューク大学で永年行われている治療法である」（マリンズ氏）

彼は、さらにガンの原因を指摘する。

「牛肉は、前立腺ガンおよび大腸ガンの患者にとって、とくに危険であると言われている」

なら、ガンを治す最短の方法は、これら食事を改めることだ。つまり、食事療法に勝る医療はない。しかし、石油から作った医薬品（抗ガン剤）や、外科手術など以外の方法で、ガンを治されては、〝かれらの〟商売はあがったりだ。

全米の大学医学部を、悪魔たちは、ほぼ完璧に支配下において今日に至る。

しかし、ガンを真に治す栄養学や食事療法については、極めて冷酷である。

## ●日本医学界も完全支配されている

彼によれば「健康をおびやかす『ボロ儲けの医療技術・医薬品』は、すでに日本にも上陸している」。なぜなら……「GHQに占領された日本からロックフェラーの医療独占に反対する闘いの声があがることは、けっしてないだろう」。

なぜなら、日本もアメリカも、国家ぐるみで、この〝犯罪〟に荷担しているからである。

マリンズ氏は、日本人に訴える。

「アメリカに学んではいけない！」

しかし、日本は政治も、軍事も、医療も、すべてアメリカに服従する隷属国家である。

この日本支配は、戦後、QHQからCIAに引き継がれて今日にいたる。

われわれは、見えざる目に、〝監視〟されているのだ。そして、同様に〝かれら〟に支配された教育（狂育）とマスメディアにより、日々〝洗脳〟をくり返されている……。

われわれが、みずからを解放するためには、まず真実を知ることから始めなければならない。

# 現代医学の神は〝死神〟、病院は〝死の教会〟

## ●九割医療が消えれば人類は健康に

「現代医学の神は、死に神であり、病院は〝死の教会〟である」

こう断言するのは、ロバート・メンデルソン博士（小児科医）。

彼は、いまでも、民衆の医師として尊敬を集めている。

彼は、著書『医者が患者をだますとき』（草思社）で、こう断言している。

「イスラエル全土で、病院がストをしたら、同国の死亡率が半減した。そして、病院が再開したら死亡率は、もとに戻った。病院は、ストを続けるべきだ。永遠に……」

つまり、人類の二人に一人は、病院で殺されている！

博士は、現代医療のすべてを否定しているわけではない。

「一割の緊急救命医療」は、評価している。

しかし、「残り九割は、慢性病には無力だ。治すどころか、悪化させ、死なせている」。

さらに、博士は、こう断言するのだ。

「地上から九割の医療が消え失せれば、人類はまちがいなく健康になれる。これは、私の信念である」

つまり、現在、世界中で行われている現代医療の九割が、地上から無くなれば、人類は、今より、健康で、幸福で、長寿の人生を謳歌できる……と、この良心の医師は断言しているのだ。

あなたは、耳をうたがい、目をうたがうはずだ。

## ●世界で九〇〇兆円医療費が不要に

世界の医療費は、推計一〇〇〇兆円と試算される。

そのうち九〇〇兆円の医療が、地球上から消滅すれば、人類は健康になれる。

日本の医療費五〇兆円のうち四五兆円が消えれば、日本人は、より健康になれるのです。

まさに、ウソみたいな、本当の話です。耳をうたがい、首をふるのもとうぜんです。

しかし、イスラエルでは病院ストで、死亡率が半減した……という事実を思い出してください。

つまり、人類の二人に一人は、病院で殺されている。

病院が無くなれば、死ななくてすむ。

なんというパラドックス。それもこれも、現代医療が約二世紀にわたって、悪魔的秘密結社フリーメイソンの頭目、ロックフェラー一族に支配されてきたからです。

この真実から目をそらすかぎり、医療の真実は永遠に見えてこない。

## 自然療法でガンを治すやつらは皆殺しだ!

### ●出版したら二週間以内に殺される!

わたしは『抗ガン剤で殺される』(花伝社)を二〇〇五年に出版しています。

以来、増刷を重ね、世間のガン治療批判を盛り上げる一つの契機となりました。

「……この本は、絶対、英語に翻訳してアメリカで出版してはいけません。二週間以内に殺されます」

真剣に忠告してくださった方がいます。思わず、聞き返しました。

「エエッ……!どうして? 書いてることは、本当のことですよ」

「本当のことだから、殺されるのです」

声をひそめてささやき、首を振ります。

あらためて、アメリカのガン・マフィアの恐ろしさに、慄然とします。

忠告の主はケン小林氏。アメリカ国籍の治療師（ヒーラー）としてきわめて有名。施術患者の約九七％を治癒させるという奇跡の手技から、ロバート・デ・ニーロ、アル・パチーノなど、ハリウッド・セレブの間では〝ゴッド・ハンド〟と呼ばれるひとです。

その彼が、真剣な目付きでわたしに忠告する。

## ●アメリカでは何百人も殺されている

彼との出会いは、六年ほど前。突然、「ぜひ、お会いしたい」という手書きのファックスがとどいた。ちょうど、施術で来日している、という。五反田のウィークリー・マンションで会うと「船瀬さぁーん、生きて会えてよかったっ！」と、ハグしてきた。

治療師というイメージからほど遠く、ジーンズにスニーカー。わたしより一〇歳年上とは思えぬ、若々しさ。笑顔が少年のように輝いている。

その彼が、わたしを知るきっかけになったのが、『抗ガン剤で殺される』（前出）。

「二回、読みました。そして不安になりました。もう、著者は殺されてこの世にいないのでは……。だから、生きてて会えて、本当によかった」と、またハグしてくる。

ケン先生が、わたしの身の安全を心配したのには、わけがあります。

「アメリカでは、代替医療でガンを治した医者が何百人も、殺されています」

世界の医療利権の推計は、約一〇〇〇兆円……。

その気の遠くなるほどの強大利権を侵す者を、〝かれら〟は容赦しない。

次々に、暗殺、抹殺していく。それは、ジャーナリストも例外ではない。

『抗ガン剤で殺される』というような、ガン治療を真っ向から告発する本を出すことは、我が身を危険にさらすことだ、という。

だから、彼は来日してこの本を読んだとき、「著者は、殺されている」と本気で思ったのです。

アメリカに産まれなくて、本当によかった……と、つくづく思ったものです。

## ヒーラー、〝ゴッド・ハンド〟の暗殺未遂

### ●ラジオ生出演で車が爆破された

実は、ケン先生も暗殺の危機に、なんどもあっています。

天才的なヒーラーとして、注目を集め始めたとき、あるラジオ局から生出演の依頼がありました。それは、スタジオにかかってくる患者の相談電話に、直接答えるという形式でした。

ケン先生は、かかってくる電話の主の声を聞くだけで、どこが悪いのかをズバリ指摘したのです。相手は「オー・マイ・ガー！」。さらに全米から次々に電話がかかってきて、回線がパンク状態になった。司会者も困り果て、なぜか、放送は途中で打ち切りになった。

生出演を終えたケン先生は、駐車場に止めてあったレンタカーに向かって歩いていて、カバンを忘れたことに気づき、乗る直前に後戻りした途端……ドッカーンと車が爆破されて吹っ飛んだ。車に乗り込んでいたら、まちがいなく即死。

「〝かれら〟は、仕事が早いですネェ。放送から三〜四〇分しかたってないのに」

先生は、他人事のように感心するが、聞くほうは、青ざめます。

〝かれら〟は、ラジオ番組で声を聞いただけで診断する治療師の存在を許さない。だから、車ごと爆殺を謀ったのです。

先生はこれ以来、マスコミ出演は、すべて断っています。

目立つことは、それだけ命の危険をともなうからです。

## ●額に消音銃を突き付けられた

それでも、悪質な脅しは続いた。

ある日、怪しげな男が診察室に現れた。

「どこが、お悪いのですか？」先生がたずねると、だまって膝の上のカバンのチャックを開けた。取り出したのは、なんと自動拳銃。消音装置（サイレンサー）をキュキュッとねじこんで、ピタリ、先生の額に当てた。

そうして「ストップ・オア・ノット？（止めるか？　止めないか？）」と、つぶやいた。

つまり、今の自然療法を止めろ！　止めないと撃つぞ、という脅し。

しかし、銃口を突き付けられた先生は、まったくひるまず、言い切った。

「シュート・ナウ！（撃ってみろ！）。ヒーリングでひとびとを救って、何が悪い？」

すると、相手は、肩をすくめて、サイレンサーを外し、拳銃をバッグにしまって、何事もなかったかのように出て行った、という。

このエピソードも冷や汗ものです。まるで、サスペンス映画の一場面。

それにしても、ケン先生の冷静沈着ぶり、度胸の座りっぷりにも、驚かされます。

一歩まちがえれば、男は引き金を引いていたかもしれないのですから……。

車の爆破、ピストルによる脅し……これらが続いたことから、ケン先生は万全の注意をして、治療活動を続けています。

## 目立つと殺される、診療室は地下に

### ●ひょっこりロバート・デ・ニーロが

二〇一四年、夏、先生のご招待で、マンハッタンの診療所を訪ねました。

それは通りに面した地下にありましたが、入り口には、いっさい看板は出していません。

看板は、階段を下りたところに、目立たぬように置かれていました。

派手に目立てば危ないことを、先生は知っているのです。つまり、患者は紹介や予約のみ。

それでも、あのロバート・デ・ニーロが、ひょっこり訪ねてきたという。

待合室に腰掛けていた白人女性が、あぜんとして「オーマイガー！」と叫んだ。

盗撮カメラマンのパパラッチに追っかけられる有名俳優が、ブラリ一人で行動することは、きわめてまれ。だから、名優の出現に、院内がびっくりしたというわけです。

ちなみに、デ・ニーロは、受付に陳列してあった日本の薬草茶がえらく気に入り、肩をすくめ、全部もらうよ、と買い占めて、帰っていったという。

## ●〝魔王〟の死で変化の兆し……？

その後、ケン先生は、わたしとおおいに意気投合し、会うと「マイ・ブラザー！」と、弾ける笑顔でハグしてくれる。少年のようなお声と笑顔は、わたしの憧れです。

その先生が、最近、こうおっしゃった。

「船瀬さん、もうだいじょうぶですよ。アメリカの上の方が、変わったみたい。これまで、来日するとき、空港で何十分も止められていたのに、今回はスルーでした。もう、安心ですよ」

アメリカでは、トランプが予想に反して大統領に就任。二〇一七年、二〇世紀の〝魔王〟と呼ばれたディビッド・ロックフェラーが一〇一歳で死去している。

世界の医療、戦争、エネルギーを支配してきた〝闇の帝王〟がいなくなった。

〝双頭の悪魔〟の片方のロスチャイルド盟主も、超高齢だ。

世界を支配してきた秘密結社フリーメイソンの支配力に、陰りが出てきたのかもしれない。

## 暗殺の恐怖に怯え、消えた研究者たち

### ●AWG研究〝七人の侍〟は散った

これまで、〝かれら〟は、自然療法でガン患者を治す医師たちを、次々に抹殺してきた。だから、暗殺の恐怖に怯《おび》えて解散した研究チームもある。これが、画期的な波動治療器AWGの開発チーム。国籍を超えた七人の研究者たちは、自分たちの開発する装置が、ガンなどを治療する卓越した性能があることに気づき、ぎゃくに身の危険を感じたのだ。

そして、〝七人の侍〟解散し、散り散りになった。なぜか？

「……一九七〇～八〇年代当時のアメリカ国内法で、ガン治療に『抗ガン剤、切除手術、放射線治療』以外の方法を用いると厳罰とする動きが表面化した。この背景には、医学界の利益、薬品業界の利益を固守しようとする、議会内の強い動きがあった」（『AWGは魔術か、医術か？』五月書房）

代替医療でガンを治すと、厳罰……!?

自由の国、アメリカで！　耳を疑うだろうが、これがアメリカの真実の正体。この国は、建国以来、秘密結社フリーメイソンに支配されてきた。それどころか、この国自体が、メイソンが作った実験国家。その本質は、ヒトラーのナチスと、なんら変わらない。

（参照　拙著『維新の悪人たち』共栄書房）

ＡＷＧ研究メンバーに恐怖が走った。

「……開発のため人体実験をやったこと自体、重大犯罪になりかねない、とあって、『波動医学の研究者は、世の中から消されてしまう』とメンバーの一人が言い出し、あとの六人は青ざめた。これほどまでに、すぐれた治療結果（コードナンバー）が集まるとは、メンバーの当初予想を超えていたのである」（同書）

暗殺されるかもしれない……七人の間で、真剣にとりざたされた。

「オレは降りる」「俺も……」と六人が去っていった。残った一人の日本人研究者、松浦優之博士が、装置を日本に持ち帰った。彼は、郷里、浜松でガンに悩むひとびとに懇願され、まったく無償で、ＡＷＧ波動治療を始めた。すると、ある朝、突然、二〇人の警察官が急襲して来て、彼は逮捕された。容疑は薬事法違反。全てのＡＷＧ資料は、押収された。判決は懲役一年六か月、罰金二〇〇万円。最高裁まで戦ったが棄却され、執行猶予付きで刑が確定した。

真にガンや病気を治す代替医療への弾圧は、かくも苛烈である。

## 末期ガン一〇〇％完治！　ライフ博士を襲った悲劇

### ●二〇世紀最大の医療貢献者を抹殺

同様に波動医学の研究で、学者生命を抹殺された悲劇の研究者……。

それが、レイモンド・ライフ博士だ。彼は、その存在を知るわずかなひとびとから、「二〇世紀最大の医療業績をあげたことにより抹殺された、悲劇の研究者……」として、称《たた》えられている。

しかし、世界のほとんどのひとびとは、その業績どころか、存在すらも知らない。

医療関係者でも、この二〇世紀最大の貢献者の名前も知らない。

それも当然である。彼は末期ガン患者を一〇〇％完治させた……という〝罪〟で、〝闇の支配者〟から、抹殺されたのである。

彼は、天才肌の研究者で、若い頃に、六万倍という驚異的性能の光学顕微鏡を開発している。

そこで、彼は世界で初めて〝生きた〟状態のウィルスを観察。これらウィルスが、介在して正常細胞がガン化していく様子を発見している。さらに、彼は波動装置で、これら発ガンウィルスを破壊する方法を開発した。つまり、波動療法で、ガンを根絶する……。

それは、従来の抗ガン剤・放射線・外科手術などの三大療法と異なり、なんの副作用もない。

## ●治療費は電気代だけという安さ

そして、治療費もケタ外れに安かった。

かかる費用は電気代だけだった。なぜなら、ライフ博士の波動療法は、患者の患部に特殊な光を当てるだけ……で、すんだからだ。

一九三四年、ライフ博士の研究所で、末期ガン患者一六人の公開治療実験が行われた。

その結果は、治癒率一〇〇％……！　全員の末期ガンの完治が確認された。

医学界は、称賛の嵐に包まれた……と思いきや。事態はまったくぎゃくだった。

## 資料は盗まれ、機材は破壊、研究所は放火された

### ●医療マフィアは博士に牙をむいた

研究所から、全ての研究資料が盗まれた。研究所は放火され焼け落ちた。

顕微鏡は何者かに破壊された。そして、〝犯人〟は、いっさい逮捕されていない。

警察は令状無しで家宅捜査し、あらゆる研究資料を没収した。博士を支援していた医師たちも、研究費の支給を打ち切られ、職場を追われた。

同僚の研究者たちは、全員が「博士など会ったこともない」と背を向けた。

さらに博士の研究内容についてマスメディア、研究誌など一切の掲載、報道は禁止された。

まさに、彼は地上から、存在ごと、抹殺されたのである（波動医学に関して詳しくは、拙著『未来を救う「波動医学」』共栄書房、参照）。

### ●一七万超、抗ガン剤利権の闇

市民シンクタンク「ＴＨＩＮＫＥＲ」は、ライフ博士の業績をネットなどで伝える活動をしている。その抑制された文章からは、かれらの静かな怒りと嘆きが伝わってくる。

「……ライフ博士は、以下の様子もすべて知っていました。

（医療マフィア）米国ガン協会やソーク・ファンデーションなど、その他、多くの医療組織が、

彼がサンディエゴの研究所で、とうの昔に、すでに解決してしまった〝病気〟の治療のために、数百億円もの資金を調達し、その後、急速に大成長をとげていったことも。ある時期には、一七万六五〇〇種類ものガン治療薬（抗ガン剤）が、医薬品として認可されるため、検査を受けていたこともあります。これらのなかには、……わずか〇・一七％（！）でも、好ましい結果が得られただけで、医薬品として認可されたものもあります。また、致死率が一四〜一七％でも、認可されたものもあるのです」

## ●実行犯はFBIなどの〝工作員〟

〝かれら〟は、わずか電気代ていどの経費で、末期ガンを一〇〇％完治させたライフ博士を、絶対に許さなかった。

あらゆる研究データは盗み出し、実験器材は破壊し、研究所に放火……。博士への協力者は職場から追放。背筋が凍るとはこのことだ。実行犯は、おそらく、ＦＢＩやＣＩＡなどの〝工作員〟だろう。警察も下請けで荷担した。

そして、「〝犯人〟はいまだ不明」という。笑止というより、顔がひきつる。

重ねて言おう。アメリカは自由と民主主義の国では、断じてない。

それは、フリーメイソンという国際秘密結社が密かに建国した、実験国家なのだ。

だから、真の主権者も〝やつら〟である。

彼らは、英国をはじめ、仏、伊、独、露……と欧州の国々を、ことごとく簒奪《さんだつ》し、さらに、新大陸の米国も呑食《どんしょく》して、今日にいたる。

〝やつら〟は、金融、経済、戦争、医療、農業からエネルギーまで、あらゆる産業を支配してきた。ガン産業は、医療利権の中でも、最大級の金の卵を産む……。

ＡＷＧやライフ博士の波動医学によるガン治療の成功などは、莫大なガン利権を脅かす邪魔者でしかない。ＣＩＡ、ＦＢＩ、警察など、あらゆる走狗を駆使して、弾圧をはかったのも、〝かれら〟からすれば当然の措置だった……。

## ●アルコールに溺れた博士の晩年

わたしは、弾圧、迫害されたライフ博士の驚愕と絶望を思うと、胸が締めつけられる。

科学と医学を愛した天才青年は、アメリカのデモクラシーを心底信じていたはずだ。

しかし、それは、残酷にも裏切られた。研究が叩きつぶされ、盗まれたことも衝撃だっただろうが、それ以上に、祖国の正体を知った彼の絶望はいかばかりだったろう。

その最期を記《しる》すのは、辛すぎる……。

「……博士の最後の三分の一の人生は、アルコールに溺れたものでありました。無駄になった五〇年の研究生活からくる精神的な痛み、また、すべてを鋭敏に知覚できる意識は、膨大な利益を手にする少数の既得権益者たちの傍らで、無為に苦しむ何百万人ものひとびとを、酒の力なしで、忘れることはできなかったのでしょう。一九七一年、ライフ博士は、バリウム（精神安定剤）とアルコールの過剰摂取により、帰らぬひととなりました。……八三歳でした」（「ＴＨＩＮＫＥ

R」ブログより）

## アッと驚く一グラム三億円超の抗ガン剤！

### ●保険、血税から〝闇の利権〟へ

一グラム当たり三億三一七〇万円……！　そんな抗ガン剤も存在したのです。

薬品名「ペグイントロン」。インターフェロン系抗ガン剤です。お手元の一円玉を手のひらにのせてください。それが、一グラムです。この抗ガン剤は、まさにダイヤモンドより高価です。それほど高いなら、ガンに効くのでは……と、思うひともいるでしょう。それは、おおまちがい。超猛毒なので、原液を打ったら即死するでしょう。

これを、死なないていどのマイクログラム単位にうすめてガン患者に投与していた。

その代金は、わたしたちの保険や血税からむしりとられ、ロックフェラー財閥など巨大製薬利権に吸い上げられていたのです（批判の高まりに、その後、抗ガン剤登録から外された）。

### ●WHO抗ガン剤禁止の情報は

なお、二〇一四年五月、ある情報が飛び交いました。「WHO（世界保健機関）が、抗ガン剤化学療法（ケモセラピー）禁止勧告を決議した」……というのです。その内容は「各国の抗ガン剤在庫を使い終わった時点で禁止」という。これが事実としたら、まさに人類にとって福音です。

しかし、この後、ＷＨＯは沈黙を保ち、沙汰やみとなって今日に至ります。

「ＷＨＯ理事会記録にもない」と、情報自体を否定するネット書き込みもあります。

しかし、「記録がない、だからデマ」と決め付けるのも、あまりに幼稚な反論です。昨今、国会を騒がせている森友学園騒動をごらんなさい。〝かれら〟は、不都合な事実は、公文書まで書き替え、偽造するのです。

〝闇の力〟にとって、「不都合な真実は抹消！」はイロハです。あの「悪魔の飽食」といわれた７３１部隊ですら、敗戦時、証拠隠滅ですべての書類を焼き払い、職員全員に箝口令を敷き、約三〇〇〇人も生存していた生体実験用〝マルタ〟を機関銃で全員射殺、焼却したのです。

## ●圧力に抗議、関係者のリーク？

昔から「火の無い所に煙は立たぬ」と言われます。

ＷＨＯは理事会等でケモセラピー規制を決議したか、決議しようとした前段階で、上からの圧力で潰された。そして、記録もすべて抹消された。

しかし、納得のいかない一部良心的な関係者が、その内容をリークした……。

これが事の顛末《てんまつ》のように思えます。なぜなら、同じような騒動が過去に起こっているからです。

ＷＨＯは「加工肉に五段階で最凶発ガン性がある」と公表し、全世界はハチの巣をつついたようなパニックに陥りました。

あまりの反響に、ＷＨＯは慌てて一週間後、打ち消し、訂正発表に追い込まれたのです。

ましてや抗ガン剤は、数十～数百兆円の巨大利権……代替医療の医師らが数多く殺されてきたことを思えば、内部告発や情報リークも、まさに命がけです。

しかし、魔王ロックフェラーが死去した今、いずれ近いうちにＷＨＯが抗ガン剤規制を公表することはまちがいなく、時間の問題と確信します。

しかし、それは、半世紀以上も遅れた……空しい対応にすぎないのです。

# 第9章　現代の〝黒魔術〟ガン治療

## ――告発する勇気あるひとびと

## 「ガンは自分で治せる」勇気ある医者の発言

### ●抗ガン剤、放射線、手術にたよらない

「化学療法、放射線治療、手術は受けてはいけない！」「ガン検診はかえって危険！」

――一般のガン専門医が、こんな発言を聞いたら目をむくだろう。

『「薬をやめる」と病気は治る』（マキノ出版）などの勇気ある著作で、医学界に衝撃を与えている新潟大学医学部、安保徹《あぼとおる》教授（当時）が、その根拠を、一連の本の中でわかりやすく解説している。

「……あえて申し上げます。これからは、ガンを減らすことができること。なぜなら、ガンが起こるしくみさえ理解すれば、だれもが自分でこの病気を治せるようになるからです」と本の扉で宣言している。

「〝自分で治せる〟とは、従来行われてきた抗ガン剤治療や放射線治療、手術などに頼らず、私たちの体に備わっている自然治癒力を高めてガンを自然退縮させるということです」（『ガンは自分で治せる』同）

### ●三大療法がガン治療をはばむ

安保教授は、「抗ガン剤、放射線、手術」という「ガンの三大療法」が、ガンの治療をはばむ

――とまで言い切る。市井の人がいうのではない。現役の研究者の発言である。大学医学部の教授である。その彼がはっきり断言するのである。

わたしは、この安保徹先生の、勇気と使命感に息を呑み、そして深く感銘した。

これでは医学界を敵にまわす。それどころか、全国のガン専門医、病院、製薬メーカー、さらには厚労官僚から利権につるんだ厚労族の政治屋センセイたちまで、すべて敵に回してしまう。

それをあえて断言する。それは、なんとまあ大変な勇気のいることだろう。

抗ガン剤、放射線、手術は、ガン治療の〝三大利権〟である。金城湯池《きんじょうとうち》、酒池肉林《しゅちにくりん》……。

巨大なガン利権の総本山。ここにこそ、カネと欲望が無尽蔵に唸《うな》っている暗い底無し沼だ。

「……医学の進歩に伴い『ガンの三大療法』と呼ばれるこれらの治療法は、その目的を達成しつつあるような印象を私たちに与えます。しかし、残念ながらこれらの治療法こそが、リンパ球（体を病気から守る血液中の成分）を破壊し、生体に消耗をもたらして、ガンの治癒をはばむ最大の原因になっています」（前著）

つまり、ガンを治すはずの〝三大療法〟が、じつは真のガン治癒をはばむ最大元凶だという。

この指摘は、これらを信奉してきたおびただしいガン患者たち、その家族たち、そして当のガン医療関係者にとっても驚愕《きょうがく》でしかなかろう。

## 「緊張しやすい」気質はガン体質である

### ●ガンになる体質とは……？

その「ガンになる体質」の特徴とは、次の四点——。

**①顆粒球の増加**：活性酸素を大量発生させ、組織を破壊する。

これがガンをはじめ、炎症性の病気や、ありとあらゆる病気を生み出す。

**②血流障害**：交感神経が分泌するアドレナリンは、血管収縮作用がある。

「顔面蒼白」とは恐怖と驚きの表現。つまり、アドレナリンによる血管収縮の状態である。

交感神経の緊張は、全身の血行障害をひきおこす。

血液は全身に酸素と栄養を送り、老廃物を回収している。

「このサイクルが阻害されると細胞に必要な酸素、栄養が届かず、老廃物が停滞するようになります。発ガン物質や有害物質が蓄積していけば、発ガンを促します。痛み物質や疲労物質がたまることで痛みやこりなど症状が現れます」（安保教授、前著）

**③リンパ球の減少**：交感神経と副交感神経がシーソーの働くように、リンパ球と顆粒球も同じ働きをする。

交感神経が緊張すると、副交感神経が抑制され、その支配下にあるリンパ球も抑制され、機能が低下してしまう。

リンパ球は、ガンをやっつける攻撃部隊なのに、戦意、戦力を喪失してしまうのだ。そして顆粒球の活性酸素の炎症で傷ついた細胞を再生させるときに、細胞のガン化が促進されてしまう。

**④排泄・分泌能力の低下**：交感神経の緊張による血管収縮などで臓器や器官の排泄、分泌能力が低下してしまう。排便や排尿も阻害され、さらに各種ホルモンの分泌異常も起こってくる。便秘、むくみ、めまい……さらに、イライラ、不安などが、さらに交感神経を緊張させるという悪循環となる。

これら①〜④が、安保教授のいう「ストレスがガンを呼び込む」状態なのだ。

つまり〝怒りの神経〟――交感神経がガン体質をつくるメカニズムだ。

## ●働き過ぎ、悩み過ぎ、薬過ぎ

ひとことで言えば、「ガンは交感神経の緊張で起こる」。

私たちの身のまわりには、さまざまな発ガン物質があふれている。

タバコの煙りに含まれるベンツピレン、農薬など、数多くの化学物質……さらには電磁波、紫外線などなど。これらは、細胞分裂をコントロールするＤＮＡ（遺伝子）を傷つけて、細胞を異常増殖させガン細胞に変貌させる。

これら、おびただしい環境汚染物質がガンを急増させていることも事実だ。

これらは、ガンの外部要因と呼ばれる。

安保教授の考えは、こうだ。

図9−1

**ガン患者は顆粒球に比べリンパ球比率がガクンと低い**

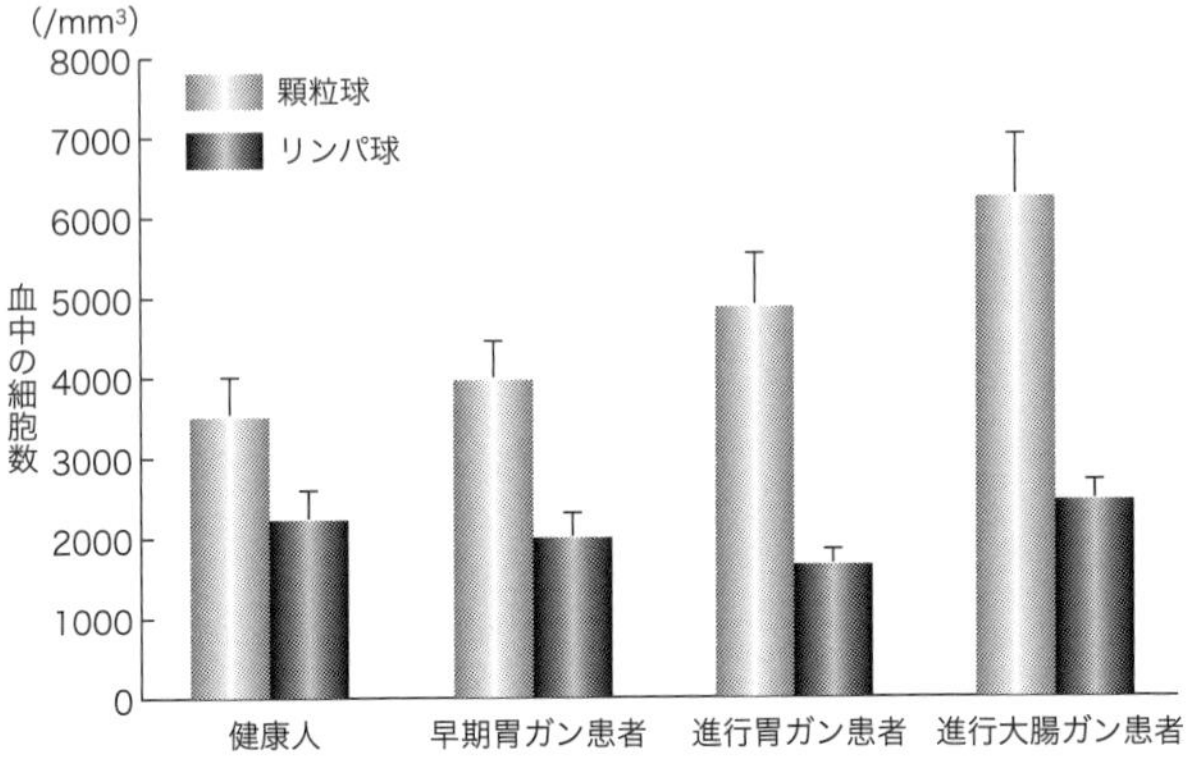


（『ガンは自分で治せる』より）

「……私は、こうした『外因性の要因』は、ガン全体の三割だと思っており、発ガンを促すのは『内因性の要因』、つまり働きすぎや心の痛み、薬の使いすぎなど、その人の生き方そのものに原因があると考えています」（前著）

それが、安保教授のいう〝三すぎ〟（①働きすぎ、②悩みすぎ、③薬すぎ）である。

これらが、顆粒球増→活性酸素の大量発生→組織破壊→リンパ球減少→免疫力の低下→……と、すべてガン体質をつくりあげていく。

## ●リンパ球比率……一目でわかるガン体質

ガン体質か、健康体質か、一目で判断する基準がある。

それが顆粒球とリンパ球の比率である。

図9−1は、健康人と胃ガン患者のリンパ球、顆粒球の比較。早期ガンでも「顆粒球の増加」が確認され、進行性ガンでは、さらに顆粒球増加が著しい。

これは、相対的にガンを攻撃するリンパ球の力が衰えていることを意味する。

「……胃ガンになるようなひとは、すでに交感神経緊張状態の体調、ガンを呼び込む体調にあることを示しています」（安保教授、前著）

## ガン検診は受けてはいけない

### ●〝早期発見〟〝早期手術〟の恐ろしさ

慶応大学の近藤誠医師（当時）が「ガン検診は受けてはいけない」と著作で呼びかけたとき、世情は騒然とした。

「ガン撲滅《ぼくめつ》は、早期発見、早期治療――」が合い言葉だったからだ。

しかし、わたし自身は、このスローガンにうさん臭さを感じていた。

ホンネを言えば「ガン医者たち、それと製薬メーカーの〝市場開拓〟ではないか」。

近藤医師は、「早期発見」の名のもとに、ガンともいえないものをガンと決めつけ、手術をしたり抗ガン剤投与や放射線を当てるなどで、ぎゃくに症状を悪化させたり、殺したりするマイナス面に警鐘を打ち鳴らしていた。

九州に帰省したら、もう七〇歳を超える叔母が「おなかの大手術をした」とやつれ気味の顔で語る。

聞けば、大腸にポリープができていた、という。

ポリープとは「皮ふ、粘膜などの面から突出し、茎をもつ卵球形の腫瘤。慢性炎症から生じるものと良性腫瘍性のものとがある。胃腸などにできやすい」（『広辞苑』）
なんのことはない。口内炎でいえばイボの一種。体調によってできたり、消えたりする。

## ●たかがイボで年寄りの腹を切るな

「イボくらいで、年寄りの腹を切るなよ」と言いたい。

医者に言わせれば「ガン化するおそれがありましたので……」と言い訳するだろう。

つまり「ガンでなかった」と白状しているのだ。初期のガンですらないのに腹を切りまくる。

このクニの医療はいったいどうなっているのか！　暗澹《あんたん》とする。

海外の医者たちが、この事実を知ったら卒倒するのではないか。

カナダの医者は肺ガン患者でも五％しか手術をしない。日本は一〇〇％だ。

たかが、イボで腹を切りまくる日本の医者は、もはや〝人斬り〟集団と呼ぶしかない。

## ●ガン検診者の方が発ガン率が高い！

安保教授も、近藤医師と同じ見解だ。

なぜ、安保教授は「ガン検診を受けない」ようすすめているのか？

「ガンになりたくなかったら、ガン検診を受けるのはやめましょう。こんなことを言うと、みなさんびっくりしますが、私は、いくつかの理由からガン検診には反対しています」（前著）

その理由は——

**①有効性への疑問**：海外論文には「ガン検診者のほうが発ガン率が高い」という指摘がある。

**②恐怖が発ガンさせる**：「要精密検査」という結果だけでも恐怖、ストレスで交感神経が緊張、顆粒球が急増してしまう。検診がガンに一直線の体質をつくってしまう。

**③自己検診が大切**：ふだんの生活の中で、体調をチェックするほうが大切。

▼顔色が悪い▼疲れやすい▼食欲がない▼眠れない。（自覚したら、次をチェック）

▼働きすぎでは？▼悩みごとは？▼特定薬を飲みすぎ？▼暴飲暴食が続いてないか。

「思いあたることがあれば、それをとりのぞいて一〇日間ほど様子をみます。それでも、なんとなく体調が回復しない、となったら検査を受けるといいでしょう」（安保教授）

「耳をすませば」という爽やかな傑作アニメ映画があったが、人間のからだも同じであろう。

「体の声に耳をすませば、ガン検診に頼らずとも、ガンは早期に発見できます」（安保教授）

## ●CT検査でガンになる……の衝撃

また、ガン検診の医療行為自体が、ガンの原因となる……皮肉な現実も見逃してはならない。

X線検査が、発ガンを誘因することは、よく知られている。X線でガンを発見し助かる確率より、X線でガンに罹《かか》るリスクの方が大きいという指摘すらある。

同じ理由から、小中学校での結核予防の胸部レントゲン撮影は中止された。

思えば、アレは恐ろしい〝儀式〟だったわけだ。

図9－2

## ストレスが発ガンに結びつくメカニズム

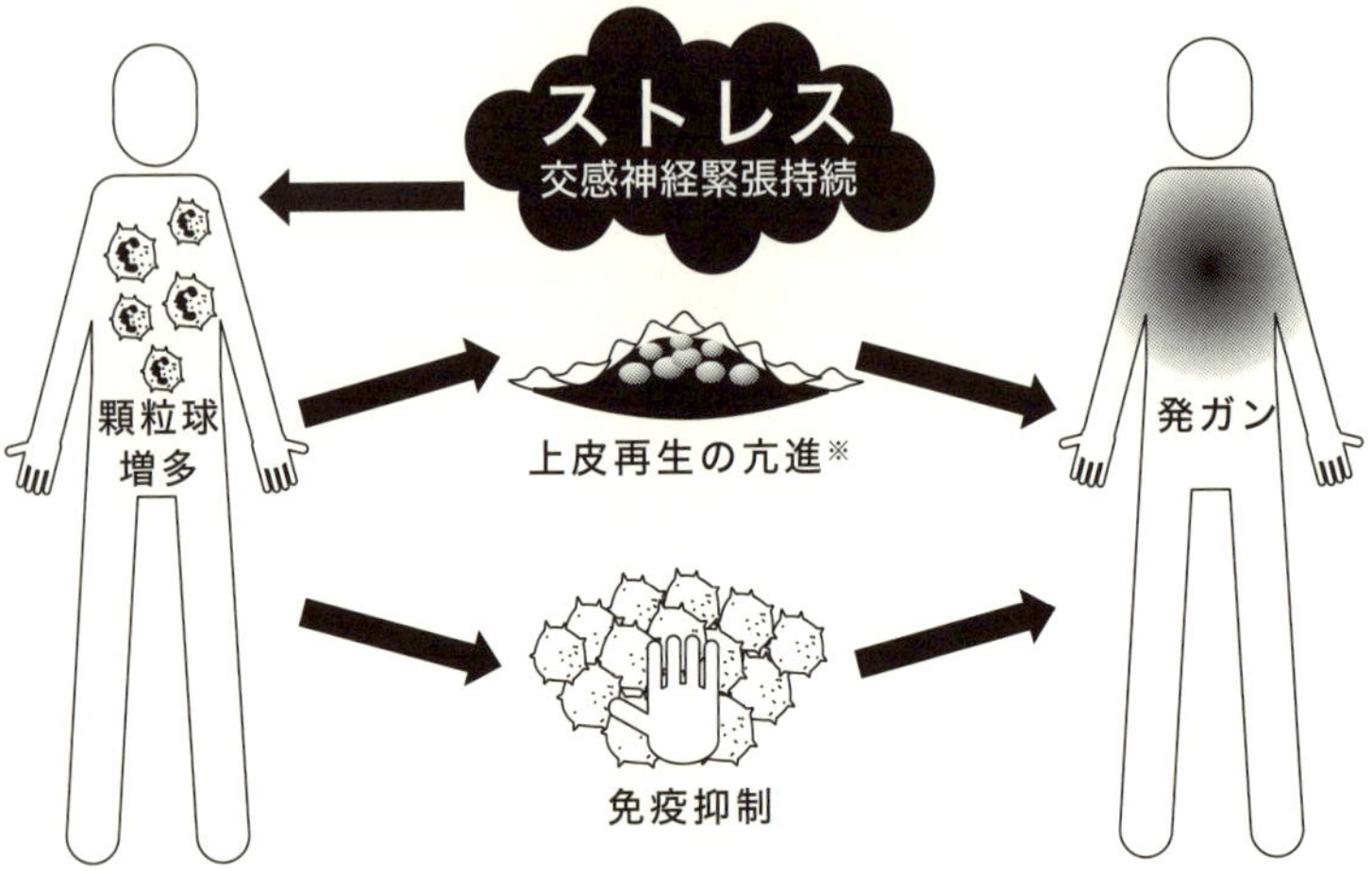


※ガン遺伝子はすべて上皮再生のための増殖関連遺伝子

図9－3

## ガンとわかったら実施すべき４箇条

1. 生活パターンを見直す
2. ガンの恐怖から逃れる
3. 消耗する治療は受けない、続けない
4. 副交感神経を優位にして免疫力を高める

（『ガンは自分で治せる』より）

「ＣＴ検査でガンになる…!?」と『サンデー毎日』（二〇〇四年一〇月二四日号）が警鐘を鳴らしている。「日本はＣＴ検査の回数、発ガン率ともに世界一」というから聞き捨てならない。

ＣＴとは「コンピュータ断層撮影」のことだ。一九七〇年代に開発され、人体を〝輪切り〟にして撮影が可能。「ガンの早期発見に役立つ」とガン検診で盛んに活用されている。

ところが「放射線の被ばく量も多い。通常の胸部Ｘ線検査の数百倍か、それ以上に達する……」（『サンデー毎日』）。

「少なくともガン患者の一割は、ＣＴ検査で発ガンしています」

近藤誠医師の指摘はショッキング。

「聞いてないぞ！」と日本国中から怒りと怨嗟《えんさ》の声が噴出しそうだ。

## 意外や、ガンは治しやすい

### ●「ガンは治しやすい病気だよ」

「ガンは治しやすい病気」と断言するのは福田稔医師（昌平クリニック・福田医院）。

かれは言う。

「自律神経と白血球のかかわりを明らかにした『福田―安保理論』が誕生して以来、私は難病といわれるガンに対しても、悲壮感を抱くことなく立ち向かえるようになり、自信をもって『ガンは治しやすい病気だよ』と言えるようになりました」

『ガンは自分で治せる』（前出）に寄せた一文。その発想はじつにシンプルでナチュラル。

「ガンに限らず、すべての『病気が起こるしくみ』と『病気が治るしくみ』は共通しています。すなわち持続的な交感神経の緊張が引き起こす『血流障害』『顆粒球増多による組織破壊』が万病を引き起こすのであり、病気を治すには、もう一方の自律神経である副交感神経を刺激して血流を改善し、リンパ球を増やすことが』が大切なのです」

これは、タオイズム（道教）で説く、陰・陽の教えとも共通する。

宇宙のエネルギーも、生命のエネルギーも、けっきょくは陰陽（正負）のバランスのなせるわざなのであろう。

## ●切れば切るほど悪くなる……

この理論に目覚めた福田医師の言はすっきりしている。

「……このしくみがわかってから、ガンは非常に治しやすい病気になりました。一定の時間はかかりますが、ガンも腰痛もウオノメのようにいずれは治っていくものなのです」

さらに言う。

「ガンを急速に悪くする筆頭は、抗ガン剤です。放射線治療も免疫をガタガタに低下させてしまいます。抗ガン剤や放射線治療、手術、抗生物質、ステロイド、鎮痛剤などをやたらに使わなければ、ガンはちょっとやそっとでは進行しません」

その根拠は、医師としてのみずからの体験による。

「手術は早期ガンのファースト・チョイス（第一次選択）とされていますが、私はおすすめできません。三〇年来、私は消化器外科にたずさわり、胃ガンの切除手術を行ってきましたが、治癒率はちっとも上がりませんでした。進行ガンで助かるひとは、一〇％にも満たないのです」

「治したいから切る。しかし、切れば切るほど悪くなる。そうやっているうちに、私は、手術に深いうたがいを持つようになりました。悪いところを切っているのに、治せないなんて、これはなにかがおかしい……」（『ガンは自分で治せる』前出）

## ガンは、ゲラゲラ笑いで治る

### ●治療は笑うこと――中国「ガンの学校」

中国、上海に「上海ガンの学校」という面白いガン治療施設がある。

ここには全国から重いガン患者が救いを求めて入院してくる。その施設の規則はユニークだ。

「まず笑いましょう！」。皆で歌を歌ったり踊ったり、「楽しくハッピーに過ごす」こと、そして「全員で励まし合う」ことを、もっとも重視する。

笑いと爆笑、歓声に満ちたなんとも不思議なガン治療施設なのだ。

むろん、薬物療法など現代的療法は、いっさいやらないわけではない。

しかし、もっとも重視しているのが、明るく生きる姿勢なのだ。

毎日、公園に全員で出かけて太極拳を行う。また気功を取り入れ呼吸法などをマスターする。

笑顔で互いに接するうちに深い仲間意識が芽生える。もう、孤独ではない。

そんな、友情が前向きに生きる気持ちを、さらに後押しする。笑顔が湧いて来る。

そして、五年間を元気に生き抜いたひとには皆の前で記念バッジが贈呈され、祝福される。

驚くなかれ、この「ガンの学校」の五年生存率は五一％。

「これは、他の医療機関とくらべると驚異的な数字」と、中国当局の担当者も驚きを隠さない。

## ●「なんばグランド花月」の奇跡

「ガンは笑いで治る」と断言するのは、倉敷市の柴田病院（当時）の伊丹仁朗医師。

一九九二年、日本心身医学会（札幌）で発表し、マスコミの話題をさらった。

かれは大阪ミナミの「なんばグランド花月」で笑いとガンに関する実験を行ったのだ。

一九人（二〇～六二歳）のガン患者を引き連れて、席に陣取った。人気の間寛平《はざま》などのお笑い演技に、患者たちは、腹の皮がよじれるほど笑った。三時間はあっという間にすぎた。

その結果は……。

図9-4は患者さんたちの血液中NK（ナチュラル・キラー）細胞の変化である。

これはガン細胞を攻撃する細胞として知られる。ほぼ、全員にNK細胞が増えている。（『「笑い」で奇跡がつぎつぎ起こる』藤本憲幸他著、文化創作出版）

この「笑い」がガンを治す効用まであることは、安保教授が『免疫革命』などでも指摘した通り。しかし、お笑い劇場で実験する伊丹医師のしなやか、のびやかな心が、じつにやさしく、す

図9－4

**吉本喜劇は最高の妙薬…抗ガン剤より「お笑い」を！**

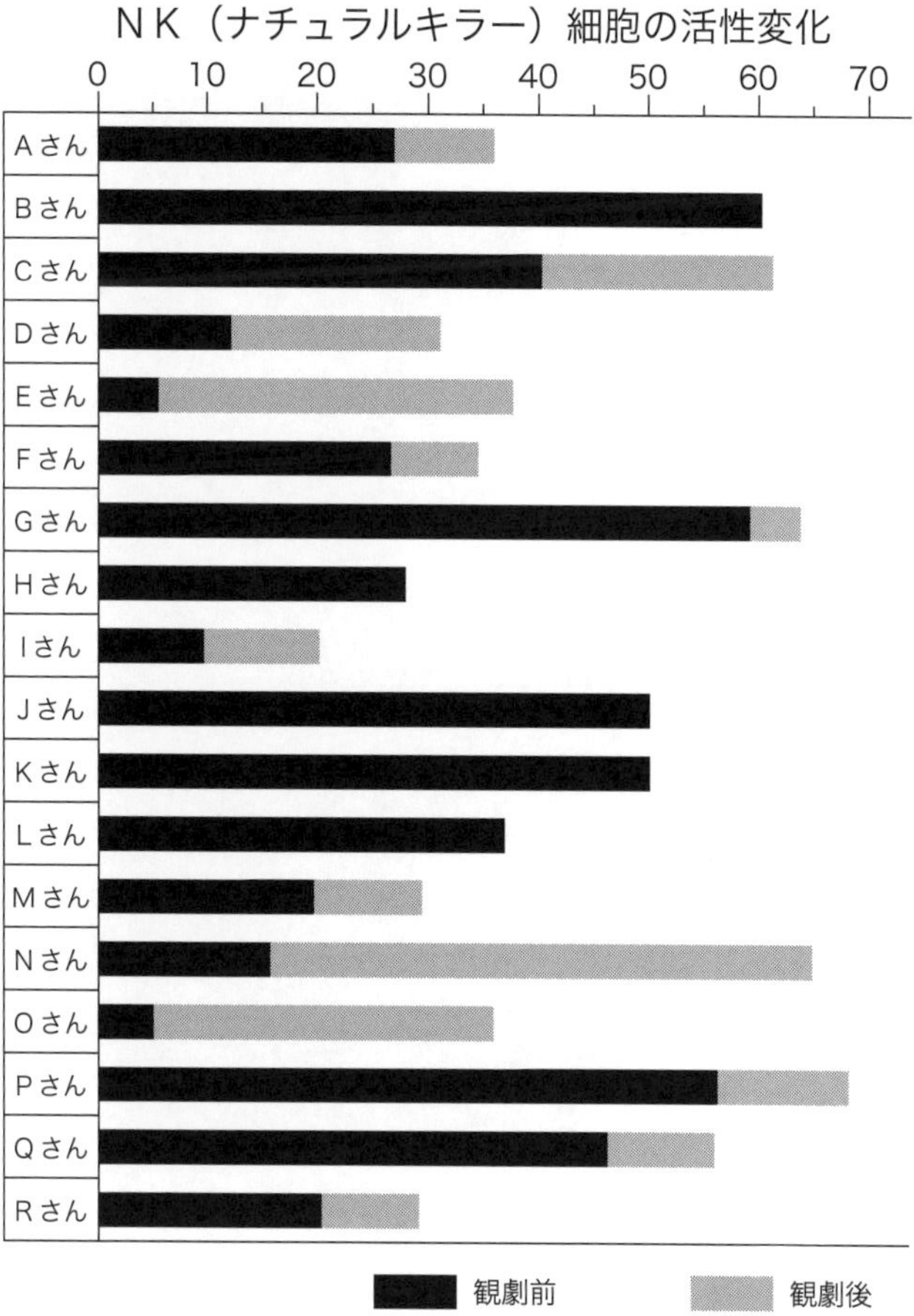


伊丹仁朗医師によるガン患者19人を「なんばグランド花月」で漫才を観劇させたときの実験（毎日放送・「怪傑ドクターランド」'92年6月29日より作成）

（『「笑い」で奇跡がつぎつぎ起きる』藤本憲幸／神原新著　文化創作出版より）

がすがしい。

## クスリをやめる、免疫力を上げる

### ●あたりまえの本当のこと

『「薬をやめる」と病気は治る』（マキノ出版）。

――なんと皮肉で痛快な、タイトルだろう……！

安保教授にはこのほかにも『医療が病をつくる』（岩波書店）、『免疫革命』（講談社インターナショナル）など多くの著書がある。

安保教授は述べる。

「多くの薬は病気を根本から治すものではありません。むしろ、病気を自分で治す力＝免疫力を低下させ、病気を長引かせたり、新たな病気を呼び込んだりしているのです」

### ●免疫力を上げる一番の近道

冒頭の『「薬をやめる」と病気は治る』には、こうある。

「免疫力を上げる一番の近道は薬からの離脱だった」

安保教授は、ベストセラーとなった前著『免疫革命』でも、「ストレスが、もっとも免疫力を損なう」と強調、指摘している。

免疫力とは、からだの内外の様々な〝敵〟と戦う力である。

からだの外からは病原菌やウイルス、さらに汚染物質などなどの〝異物〟……が侵入してくる。

これらを迅速に把握、攻撃、処理するのが免疫システムの役目である。

体内にもガンや、さまざまな有毒物質などの〝異物〟が生成される。

これらを速やかに感知、攻撃、修復するのも免疫力だ。

つまり、免疫力とは、神（自然）が与えてくれた生命力に他ならない。

病気を治すのも、病気にかからないのも、生命力（＝免疫力）である。

だから、ガンをはじめ、さまざまな病気を治す最大の近道、王道は、免疫力を高めることにつきる。

## ●最悪最凶のクスリが抗ガン剤

ところが、安保教授は「免疫力を弱める最大のものはクスリである」と勇気をもって喝破した。

製薬メーカーは、真っ青、顔色なし。

無闇矢鱈《やたら》に抗ガン剤を打ちまくり、殺しまくり、稼ぎまくってきた医者たちも顔面蒼白だろう。

免疫力を弱める最悪最凶のクスリが、抗ガン剤なのだ。

その正体は「生命細胞を殺す猛毒物質」。ガン細胞との戦いで、気息奄々《えんえん》としているガン患者に、生命力（免疫力）を徹底的に弱らせる抗ガン剤を、これでもか、とばかりに、嘔吐《おうと》しようが、髪の毛が抜けようが、投与しつづけるのだから、まさに狂気の医療……。

安保教授は「対症療法を優先する安易な薬の処方が、新たな病気を生んでいる！」と断言する。

## ●クスリは自然治癒力を止める

安保教授の説得力には息をのむ。そこには単純にして、明解な真理がある。

「……薬が対症療法として出されているのならば、長期間にわたって飲むのは危険です。なぜなら、私たちが持っている自然治癒力（人間が本来持っている病気を治す力）を止めてしまう」

「私たちの体は、組織が壊れたり、異物が入ってきたりすると、代謝（体内での利用と排出）を高め、自然治癒力を発揮し始めます」

「発熱、発赤、痛み、下痢などが症状として現れます。せき、タン、鼻水、かゆみなども自然治癒力のたいせつな反応です。このような症状や反応が出たとき血流が増大し、リンパ球（白血球の一種）が活性化して組織の修復が進んでいます」

とりわけ「消炎鎮痛剤もステロイド剤も、体を冷やすことで消炎している。こうした薬剤によってもたらされる『消炎』は、治癒によって得られる『消炎』とは別のものだということを、私たちは知る必要があるのです。私たちは無理をしすぎても、楽をしすぎても、血行が悪くなり低体温になります。そして、病気になるのです。体を冷やす薬が病気を悪化させていく理由は、ここにあります」（『「薬をやめる」と病気は治る』）。

### ●不快症状は治るためのステップ

さらに次の指摘は深い。

「……多くの慢性疾患は、そのひとの生き方の無理や乱れから発症しています。生き方を見直し、その無理や乱れから脱却することで病気から逃れることができるのです。脱却するさいに出現する不快な症状は治るためのステップであり、このステップを通過して初めて病気は治ります」

深い感銘に声もない。わたしが二〇代のとき三島ヨガ道場でお会いした、日本屈指のヨガ指導者、故・沖正弘先生がおっしゃった説法が、ありありと頭の中に聞こえ来た。

「……病気になれたのは健康な証拠だ。本当に不健康なヤツは、病気になろうとしてもなれないヤツだ！」

そして、沖先生はこう喝破した。

「病気とは治る過程のあらわれである」

人類の古代からのヨガの叡智《えいち》と、西洋医学の奥義を修められた安保教授の到達した結論が、みごとな合致に至っていることに、ただ深く感動するしかない。

## 過度のストレスを避けよう

### ●〝三すぎ〟から四悪へ――

安保教授は、「過度なストレスが病気をまねく」と明言する。

図9－5

## 「働き」「悩み」「薬」"三過ぎ"ストレスが病気をつくる

## ストレスが病気を招くしくみ

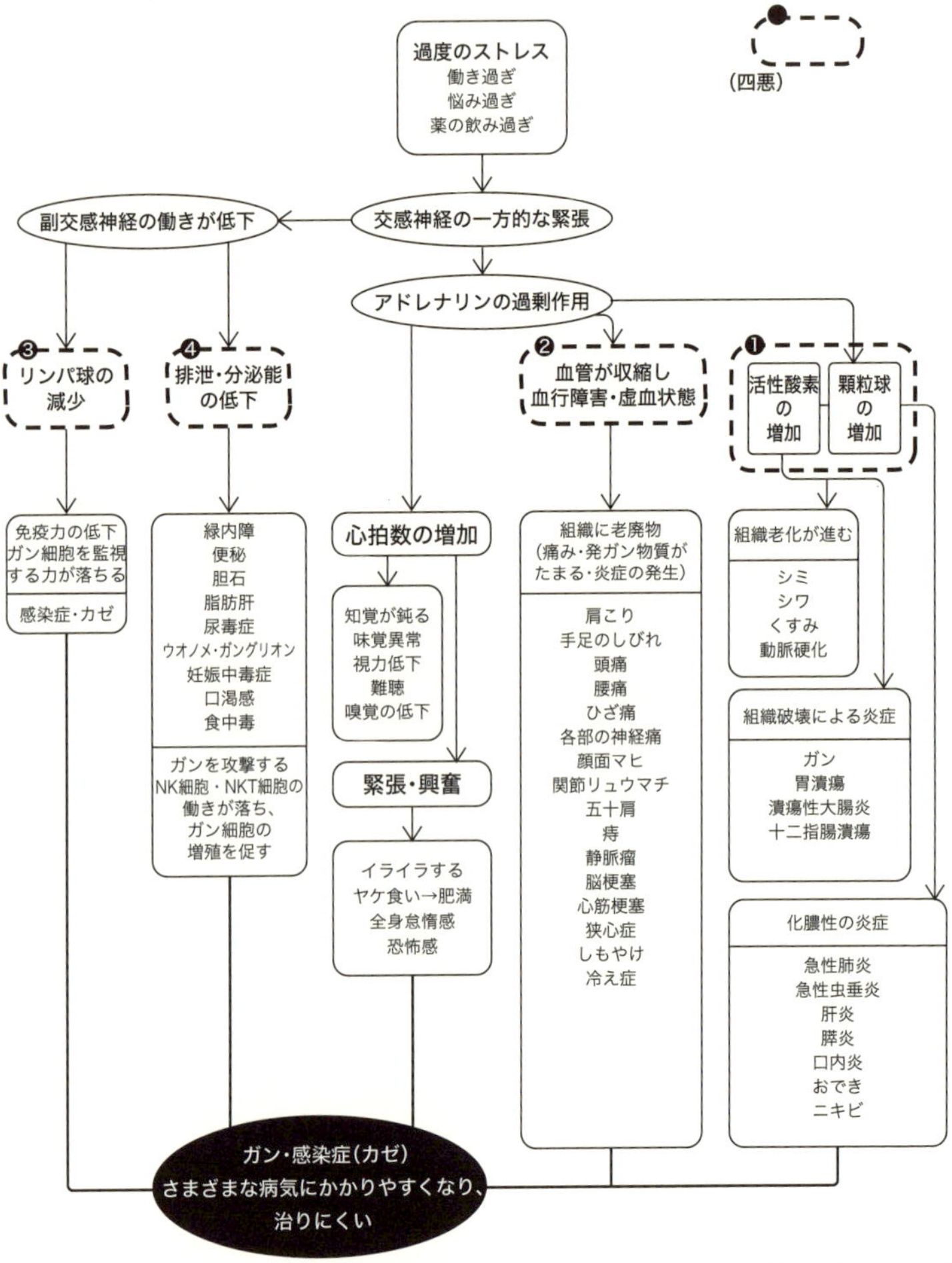


(『「薬をやめる」と病気は治る』より)

そのしくみは、じつにシンプルだ。（図9－5、『「薬をやめる」と病気は治る』より一部要約）

「過度のストレス」とは「Ⓐ働きすぎ、Ⓑ悩みすぎ、そしてⓒ薬の飲みすぎ」の〝三すぎ〟。Ⓐは過労、Ⓑは苦悩、ⓒは過毒で……次の「交感神経の一方的な緊張」を引き起こす。

すると「副交感神経の働きが低下」……①リンパ球の減少、②排泄・分泌能の低下が起こる。

一方で「アドレナリンの過剰作用」で③血管が収縮し血行障害・虚血状態、④活性酸素・顆粒球の増加——が起こる。こうして体の各所で炎症を起こす。

安保教授は、これら①～④を「四悪」と呼ぶ。

さらに「四悪」から悲劇はつづく。
①はガン、感染症を引き起こす。
②は便秘、尿毒症などからガン細胞の増殖へ。アドレナリン増加は、イライラ、緊張、不安、からガン、感染症などに。
③は組織に老廃物・発ガン物質が溜まり、ガンや炎症を引き起こす。その「症状群」は、まさに現代人の病オンパレード。
④活性酸素の増加は「老化」を促進。シミ、シワ、動脈硬化。さらに組織破壊と炎症へ。ガン、胃潰瘍、白内障から糖尿病まで。顆粒球の増加は、化膿性の炎症を起す。
肺炎、肝炎……みな〝炎〟がつく。

こうして、①～④の「四悪」は、さまざまな症状を引き起こしながら、最後の業病〝ガン〟に行き着くのである。

## ●病気を治せない不思議な医療

安保教授は、現代のクスリ漬け医療を「病気を治せない不思議な医療」と呼ぶ。

彼は、麻酔薬や抗生物質など緊急医療の面で薬剤が多数の人命を救ってきたと、その功績も認めている。

「……しかし、医療がかかわるのは、生死をさまよう緊急事態だけではありません。むしろ、慢性病の治療が医療全体の大半を占めています。糖尿病、高血圧、高脂血症、心臓病など種々の生活習慣病、難病といわれるガンや潰瘍性大腸炎、クローン病、膠原病、ステロイド剤で難治化したアトピー性皮膚炎など、病院は年単位で治療を続ける患者さんであふれかえっています。薬物治療は、これらの慢性病を治癒に導いて来たといえるでしょうか？　残念ながら『ＹＥＳ』とはいいがたいのです」（『「薬をやめる」と病気は治る』前出）

# つらい、苦しい！　ガンもストレス病だ

## ●つらい体験、苦しい思い

安保教授は「ガンもストレス病です」と断言する。

「……ガンの患者さんの血液データを調べてみると、ほとんどのひとで顆粒球が増加し、リンパ球が減少していました。これは、まさしく交感神経の緊張状態です。つまり、ガンもほかの多くの病気とおなじように心身のストレス（内的要因）で発症する病気だったのです」

「じっさい、ガンの患者さんと話をしてみると、一〇人中八〜九人は強いストレス状態にあったと答えます。『ここ数年は仕事が忙しく、家には寝に帰るだけだった』『夫婦仲が悪くて悩んでいた』『事業に失敗した』……『痛み止めを飲み続けていた』……など患者さんの口からは、さまざまなつらい体験、苦しい思い、長い薬歴が語られます」（同）

## ●毎日、数万のガン細胞が……

われわれの体内では、毎日、数千、数万ものガン細胞が生まれている……と知ったら、あなたはビックリするだろう。では、なぜひとは全員ガンにならないのだろう？

ストレスが加わると、なぜガンが排除できなくなるのだろう？

それは「リンパ球がガンを殺してくれるから」だ、と安保教授はいう。

だから、免疫力さえ、ふつうであれば、ガンになどなるはずがないのだ。

では、なぜ、ガンに負けてしまうばあいがあるのか？

その原因が、冒頭チャート図のⒶ働きすぎ、Ⓑ悩みすぎ、Ⓒ薬の飲みすぎである。

これら〝三すぎ〟ストレスは交感神経を緊張させる。すると顆粒球が増える。活性酸素を放出して炎症をおこし、組織破壊する。修復で細胞分裂が始まる。しかし、交感神経の緊張状態だと細胞増殖の調整が狂って、無限に細胞増殖させる〝ガン遺伝子〟が出現してしまう。

つまり……①ストレス→②交感神経・緊張→③顆粒球・増加→④活性酸素・放出→⑤炎症・組織破壊→⑥修復・細胞分裂→……⑦交感神経・緊張→⑧細胞増殖が狂う→⑨〝ガン遺伝子〟出現

↓⑩発ガン……というメカニズムをたどる。

現代医学も「ガンはストレスで悪化する」ことは指摘してきた。

「しかし、自律神経と白血球の関係がわかっていなかったために、ストレスが発ガンをうながすしくみを明快に説明できなかった……」（安保教授）

しかし、以上の説明から、Ⓐ〜Ⓒ三大ストレスがガンを引き起こし、悪化させるしくみが明解にうかびあがってくる。

よって、ガンにならないためには、「こころ」のもちようがとても大切であることが、わかる。

「こころ」を悩み（ストレス）から解放し、ベストの状態にもっていくのが気功である。

気功がガンを防ぎ、癒し、回復させていくことも、ご理解いただけるだろう。

安保教授も、「ガンを治す四カ条」で「こころ」のもち方を説いている。

## 〝治療で〟病気を上乗せ……ブラック・コメディ

### ●〝細胞を見て患者を見ざる〟

前出チャート図を見て欲しい。自律神経は「全身細胞を統括」している。

そして、白血球は「体を病気から守る」はたらきがある。自律神経は、その「白血球を支配」している。ところが、クスリの長期使用は、この「自律神経を乱す」のだ。

すると「白血球も乱れる」。すると「体を病気から守る」はたらきが弱る。

安保教授は、現代医療の主流を占める「対症療法」の多くは過《あや》ちと断罪する。

その背景には、医学の根本的な過《あや》ちがある。

「……分子生物学や遺伝子学の研究が進み、人のからだを微細に解明する分野では、医学はめざましい成果を上げています。細胞の微細なしくみを調べることは大切です。しかし、分析的な研究にかたよってしまうと、病気を微細レベルでとらえても、からだ全体の中でとらえようとする視点が欠けてしまいます。〝木を見て森を見ざる〟ではありませんが、〝細胞を見て患者を見ざる〟という落とし穴にはまってしまうのです。その結果、病気の治療は臓器ごとに分かれ、医師は個々の症状にだけしか目がなくて、目の前に現れている現象（症状）をとりさることばかりにエネルギーをそそぎこむようになります」

こうして「体は治りたがっている」のに〝対症療法〟で「新たな病気が上乗せされる」。

## ●医師、メーカーが「儲かる」

なんのことはない。クスリを長期使用すると、「体は自分で治ろうとする力を失っていきます」（安保教授）。

病気を治すどころか、重《おも》くしているのだ。

さらに、難病についても、ア然とする。

「現在、難病に指定されている病気のなかには、医療が難病にしてしまったものが少なくありません。『難病指定』を受けないほうが、治るチャンスはよほど広がる――」

……どうして、このようなブラック・コメディのようなことを、現代医療はえんえんとくりかえしているのだろう。理由はかんたんである。その方が、病院も、医者も、製薬メーカーも、「儲かる」からである。患者が生きようと、死のうと、はじめから知ったこっちゃない。

だから良心的な医者ほど、現場で自問し、葛藤し、苦悩する……。

## 治す四カ条――なんとかんたんだろう！

安保教授は、訪ねて来られたガン患者さんには、「ガンを治すための四カ条」を懇切に紹介している。

「ガンにかかったひとは、これを実践してガンと闘える体調を作り上げましょう。根本原因であるストレスから脱却して免疫力を上げるならガンは自然退縮していきます」

**「ガンを治すための四カ条」**

**(1) 生活パターンを見直す**

働き過ぎ、心の悩みなどのストレスをへらし、体調がよくなるまでしっかり休養をとる（消炎鎮痛剤をつかっているひとは中止する）。

**(2) ガンの恐怖から逃れる**

「ガンは怖い」「治らない」とおびえていると、交感神経の緊張をまねき治療がとどこおる。免疫力が高まれば進行は止まり、治癒できると信じ、気楽にガンとつきあう（転移はガン細胞がリンパ球の攻撃から逃れようとしているもので治る前兆）。

**（3）三大治療（手術・抗ガン剤・放射線）は受けない**

これらは、からだが消耗する。理由は、抗ガン剤や放射線治療は交感神経の緊張をまねき、白血球を減少させるからである。

「ガンと闘う力を奪うので勧められても断る。現在、継続中のひとは中止する。どうしても手術が必要な場合は、最低限の範囲で行う」

**（4）副交感神経を優位にし、免疫力を高める**

運動・食事・呼吸法・入浴法などを実践してください。たとえば――「①早寝早起き（睡眠時間は七〜八時間）、②食事はよく噛んで（口の中でトロトロになるまで）、③便通をととのえる（植物繊維をとる）、④体を温める（湯たんぽ・カイロ・お湯入りペットボトルなど……）、⑤からだを冷やさない（冷えはとりわけガン患者には大敵）。

## 体温、血流、酸素、断食がガンを治す！

### ●ガン治療四大ポイントに注目

「ガンは低体温、低血流、低酸素で大きくなるんだよ」

安保徹先生の笑顔が眼に浮かびます。

これは、ガンを治す、大きなヒントにもなります。

つまり、高体温、高血流、高酸素にすれば、ガンは小さくなるのです。

## ■高体温：ガンは熱に弱い

昔から「結核患者にガンはいない」ことがナゾとされてきました。結核患者は、つねに微熱です。体温が高い。だから、ガン細胞は育ちようがなかったのです。

多くの実験研究で、ガン細胞は三九℃でDNA合成が止まり、四二℃で死滅することが証明されています。ぎゃくに「体温が一℃下がると、免疫機能が三七％低下し、ガン発症率が五倍高まる」という研究結果も出ています。

だから、冷え性の人は、きわめてガンのリスクが高いのです。

ガンの予防、治療ともに「体温を上げる」ことが肝要です。

もっともかんたんなのは、温浴です。ほとんど一日中お風呂に入って、身体をとことん温めてガンを完治させた……という方もいます。

## ■高血流：ガンも消えていく

血流がよくなれば、冷え性も改善され、身体は温まります。

また、血流は酸素を運ぶため、酸素からエネルギーを生み出す細胞内組織ミトコンドリアも活性化します。エネルギー生成が盛んになり、体温も上がり、高温を苦手とするガンは消えていきます。

血流を改善するもっとも手っ取り早い方法は、長息呼吸です。

ロングブレスで抹消血管は開き、血行はめざましく改善します。

## ■高酸素：ガンは死んでいく

「ガン細胞は、先祖帰りなのサ……」

安保先生の解説は面白い。二〇億年も前の細胞にはミトコンドリアが存在していなかった。それは細胞内共生の微生物で、酸素をエネルギーに変える働きがあります。ミトコンドリアがなかにない原始細胞は、無酸素でエネルギーを獲得するしかなかった。それが解糖エネルギー。糖を分解することでエネルギーを得るのです。ガン細胞は低酸素を好む……ということは、まさに、古代の原始細胞に〝先祖帰り〟しているのです。

それを証明したのが、オットー・ワールブルク博士。細胞を三五％以上の酸欠にすると、一〇％ガン化することを発見。ノーベル生理・医学賞を受賞しています。

やはり、酸素を取り入れる深い呼吸こそ、ガンを治す妙法であることがわかります。

## ■浄化装置：ガンは〝体毒〟溜め

ガンは血液の浄化装置です。〝体毒〟を一か所に集めて血液を浄化し、最悪の敗血症を避ける。そして、患者を延命させる。緊急避難の装置なのです。

だから、ファスティング（断食）で排毒すれば、浄化装置も不要となります（参照第12章）。

ガンが断食で治るのは、当然なのです。

## 毎年三〇万人くらい、ガン治療で〝殺されている〟

### ●ガン学界の風雲児、近藤誠医師に訊く

抗ガン剤の「医薬品添付文書」を見て、その副作用の凄さに愕然としました。たとえば、ファイザー社のプラトシン。「添付文書」を素人が読んだら、手が震えます。「警告」には「緊急時」に十分対応できる医療施設でしか使ってはいけない……とある。「緊急事態」とは「いつ死ぬかわからない」ということ。

さらに「緊急時」に対応できる医者でないと使ってはいけない、と「警告」することは、つまり「死ぬことを覚悟しろ」。そして、「添付文書」は、作用の発現率について「調査していない」。さらにプラトシンの「有効性」「有効率」について一行の記載もない。

目を疑って厚労省に「そんな『添付文書』が許されるのか?」と抗議したら「そんなことは薬事法の承認上、考えられない」と呆れる。そこでファイザーにも抗議したら「後発商品なので書かなくていい」との返答。もう一度、厚労省を追及すると「後発……俗にいう〝ゾロ薬品〟は例外です」と逃げる。

「医薬品添付文書」は医者にとって、少なくとも貴重なガイドラインです。それに副作用の頻度が書いてない。「有効性」について一行も書いてない。許されない!

## ●「最後は治療の副作用で死ぬんです」

近藤誠医師にインタビューする。

――何人もお医者さんたちに取材すると、毎年、ガンで三一万人も死んでいるけど、「実は、その七〜八割は抗ガン剤の毒性・放射線療法・手術のダメージで死んでいる」と証言しています。すると、驚くべきことに……毎年二五万人くらいが、ガンで死んだのではなくて治療で死んでいる……ことになる。これは、まちがいですか？

**近藤**「まちがいではないでしょう。ボクは学生に講義するときに、こう言っている。血液ガン患者は、昔はガン細胞が増えて死んだけど、今は、死んだときガンがいっぱいあるひとは少ない。なぜなら、最後の最後まで抗ガン剤を使うから。……学生たちに〝何で死んでいるか、わかる……？〟と聞くと、〝……ああ、抗ガン剤の副作用で死んでいる〟とわかる。白血球減少による感染症、血小板が減って出血死……〝だから最後は治療の副作用で死ぬんですよ〟とボクは言っている。（骨髄破壊が凄まじいですね）ウン……そこからおわかりのように、肺ガン、胃ガンのような固形腫瘍のばあいにも、抗ガン剤をやり続けていけば、けっきょく最後は抗ガン剤の副作用で死ぬ……」

## これは抗ガン剤による〝ゆるやかな毒殺〟です

### ●「危険性」が著しいのになぜ認可された？

――やはり……。あからさまに言ってしまえば、これは〝ゆるやかな毒殺〟ですね。

**近藤**「うん……。まあ、そういう言い方もできる」

――薬事法一四条にこうある。製造・販売許可を申請する医薬品が「有効性」に比べて「危険性」がはなはだしく大きいばあいは、これは医薬品として認可しない……明記されている。プラトシンなんて「有効性」は一行も書けないくせに、副作用は一〇〇ぐらい書いている。これはブラック・ユーモアじゃないですか？

**近藤**「まあ、そうなんだよ（苦笑）。そこから読みとれるのは『この程度ならマア……認可しましょう』というわけでしょう」

――「有効率」の〝この程度〟が一〇％……八％……最後は一％でも認可している！　はっきり露骨に言えば、利権と政治的な圧力じゃないですか。

**近藤**「ウンウン……。抗ガン剤については外国に優れた本があって……『ガン産業』という本があります（産業……!?　ビジネスですね）。そうです。医者たちと製薬業界と国が築き上げたビジネスです」

## ●臓器が絶叫……毒を盛られているのと一緒

――今回、取材で抗ガン剤の「医薬品添付文書」を詳細に精査してみたんですが、あれだけ副作用が出るということは……もう、目から口から肝臓から……全部出るわけですよ。これ、けっきょく体中の臓器と組織が悲鳴を上げ、絶叫している。

**近藤**　「毒を盛られているのと一緒です」

――時代劇で出てくるじゃないですか。毒を盛られて血を吐いたり。凄い苦悶……。ようするに毒に対して、体中の組織と臓器が反応するわけですね……。

# 見よ！『抗ガン剤治験』……〝悪魔の双六《すごろく》〟

## ●「どのくらいで死ぬか？」戦慄の生体実験

かつて、わたしは近藤誠医師が出した『抗がん剤の副作用がわかる本』（三省堂）を手にとってまず衝撃を受けたのは、見開きの『抗ガン剤治験双六（すごろく）』のイラストだ。

私が敬愛してやまぬイラストレーター、貝原浩さんの筆になる。

そこに描かれていたのは、抗ガン剤という目のくらむ利権に群がる医学界の〝亡者〟たちのおぞましい姿だった。私は、抗ガン剤認可の現場のあまりにすさまじい腐敗、ごまかし、捏造《ねつぞう》のくりかえしに驚愕《きょうがく》した。とりわけ怒りで身が震えたのは、毒物そのものの〝治験薬〟を「どのくらいで死ぬか？」当たりをつけるため、何も知らない患者に密かに投与して、どのように死ぬかを

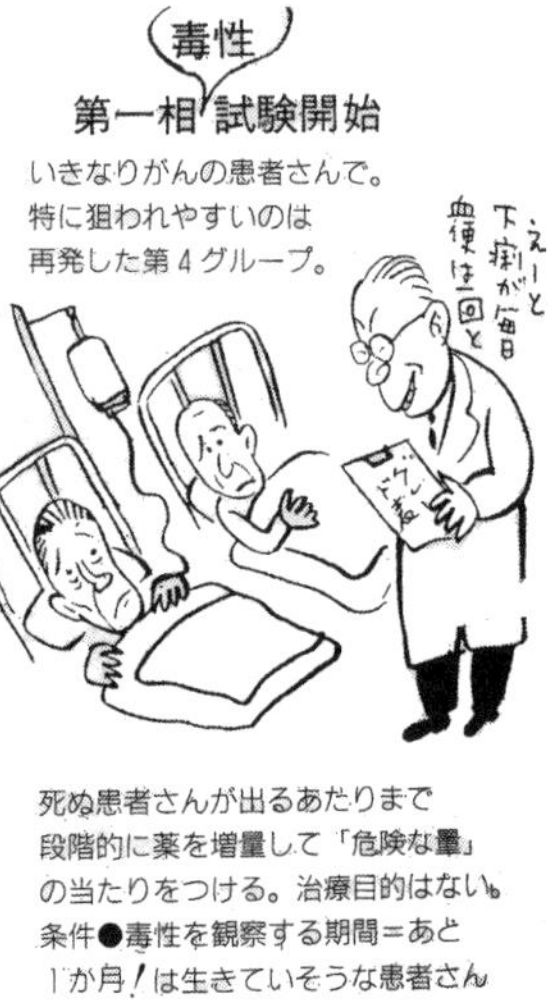
毒性
第一相 試験開始
いきなりがんの患者さんで。
特に狙われやすいのは
再発した第４グループ。
えーと
下痢が毎日
死ぬ患者さんが出るあたりまで
段階的に薬を増量して「危険な量」
の当たりをつける。治療目的はない。
条件●毒性を観察する期間＝あと
1か月！は生きていそうな患者さん

図９－６　『新・抗がん剤の副作用がわかる本』三省堂より』）

観察するくだり（図9–6）。

身の毛がよだつ。

まさに旧陸軍７３１部隊が中国人〝マルタ〟に対して行った生体実験そのものではないか。

## ●都合に悪いデータはゴミバコに〝脱落〟

さらに各病院から集められた臨床試験データで、都合の悪いデータが〝脱落〟と称してゴミバコに棄てられていること。不利なデータは棄てて、有利なデータだけ入力すれば、〝素晴らしい〟効能が〝出現〟するのは当然だ。これほど悪質なデータ操作はあるまい。

さらに学会発表のバカバカしさ。操作されたデータでねつ造された「抗ガン剤Xの効果」を医学ボスが得々と発表する。ところが、学会のコーヒーブレイクでは「効かない薬をこんなに使っていいのかね」「固形ガンには全く効かないネ」「みんな研究費（ワイロ）、業績（出世）のため」とおどろくべき医師たちのホンネが飛び出す。

こうしたデッチ上げ論文は、海外の学会では拒絶される……というのも当然だろう。

その『抗ガン剤治験』の〝悪魔の双六〟をご紹介する。

**■■■■（双六　ふりだし）■■■■**

**①新薬×発見！——できた！**　この毒物は使えそうだ。←
果たして人間を死なせずにガンだけ殺せるかなぁ……。シコリさえちぢめば莫大な儲けだ。

**②動物実験＝非臨床試験**——とりあえずの〝毒味役〟は動物たち。←
イヌ、ウサギ、ラット、マウス、モルモットなどなどで、とんでもない毒性がないか、調べる。

**③権威（ボス）に協力を依頼**——ボス「よそからも、頼まれているからね……。あれ、これ、←
それ、と順番にやらんとね」メーカー「そこを、なんとか」（高さ四〇㎝ほどの札束を手渡す）。

**④必要な「症例」を集める**——ボスが子分の病院に電話中（片手には分厚い札束）。←
「君んとこは何人用意できるかね？」。○×病院の子分医者「エーット¥＋¥＋……」。凸凹病院の子分医者「３×¥……」。「治験が多くて治療する時間がない！」「感染症死も増える」と現場の医師の声……。

**⑤第一相、毒性試験開始**——いきなりガンの患者さんで〝人体実験〟。特に狙われやすいのは、←
再発した第四グループ。子分医者は「えーと、下痢が毎日、血便は一回と……」グレード表を片

手に、実験患者の副作用状態を見回る。死ぬ患者さんが出るあたりまで、段階的に薬を増量して「危険な量」の当たりをつける。治療目的はない。

＊（モルモットの）条件は、毒性を観察期間＝あと一か月！　は生きていそうな患者さん。

⬅

**⑥前期、第二相試験（人体実験その①）**――当たりのついた「危険な量」で、本当にだいじょうぶか、どのガンでシコリが縮むか、もっと多くのいろいろなガンの患者さんで試す。医師はニコニコ治験薬片手にすすめる。「あなたの病気に効果があるクスリです」。患者「お……おまかせします」。これで〝口頭同意〟成立！

⬅

**⑦後期、第二相試験（人体実験その②）**――シコリ縮小効果を出すために、縮小しやすい種類のガンの患者さんが狙われる。医師「やあ、効いてますねぇ」とおだてる。何もしらない患者の嬉しそうな笑顔。

⬅

**⑧第二相試験の結果をまとめ**――○×病院、凸凹病院……などから「症例」報告が子分医師のもとに届いてくる。パソコンに入力する医師は、一部を丸めてゴミ箱に棄てている。これを〝脱落〟処理という。これを見て、外国の医師「日本のデータは〝脱落〟が多くて信用できませーん」

⬅

**⑨学会で発表したり専門誌に論文**――ボスが学会（ただし日本）で「ハイ、このようによく効きます」と発表。

ところがコーヒーブレイクの医師たちの雑談。Ａ「効かない薬をこんなに使っていいのかね」Ｂ「固形ガンにはまったく効かないよね〜」Ｃ「みんな研究費と業績のためだもの」。発表された論文は、外国の学会では拒否されることもある。それほどオソマツ論文なのだ。

⬅

**⑩「奏効率」一〇％ほどで認可！**――シコリが一定以上縮小した患者さんが一〇％ほどいると「効く」と言われる。その中身は？

雲の上の厚生省の高級役人たちに、何か入った封筒を渡すメーカー。この高級役人たちは、いずれメーカーに天下る。メーカーにあやつられた中央薬事審議会の面々は、一斉に「承認！」。その心の声「あとで三相試験しといてね。延命効果がそこそこでもＱＯＬ（生活の質）があれば取り消しはしません」。

本当に治るのかどうか不明のまま、認可されるのは日本独自のしくみ。

⬅

**⑪保険適応になって発売！**――あとから効果がないとわかって適応が取り消された薬もある。

（一兆円近く売ったあとで……！）

いざ、薬九層倍の世界へ……。「新薬」がニッコリ。「ドンドン使って」「薬価が高い」

⬅

**⑫第三相くじ引き比較試験（認可：市販後に）**――医師の患者に「認可されたいい薬ですよ」と投与してA、B二群で比較実験。ホンネは「さて、どうなるのかな。本当の効き目は？」。

A群は新薬X＋いままでの薬投与。B群はいままでの薬のみ。

←

**⑬「有効」データを出す**――A、B二群の「生存率」比較グラフの秘密。

Aの「生存率」グラフがBより高くなるよう、操作。時にはトリックを駆使して。他病死の患者さんを外しているのでA群が高く見える。

二か月しか生きなかった患者は他病死として処理。一〇か月生存例は、薬が効いて少し長生きしたことにする。

←

医師「これでこの薬は再評価でもばっちり生き残れる！」

**■■■■（双六　あがり）■■■■（つまりは〝毒殺〟〝殺人ゲーム〟）**

## ●「あとは勝手に死ね！」（あがり）

「末期ガン患者の尊厳死……一部、容認へ」（『東京新聞』二〇〇五年五月三〇日）。

厚労省は末期ガン患者で心臓や呼吸が停止したばあい「蘇生《そせい》措置は、あらかじめ本人や家族の同意を得ていれば、必ずしも行う必要がない」とする初めての報告書を発表した。

その理由は「これらは過剰な延命措置」であるからという。

「蘇生しても、まもなく死亡する例がほとんど」「家族が臨終にまに合うための過剰措置で儀式のようなもの」……には呆れ果てる。「家族が死に目にまに合う」ことも無駄な儀式というのだ。戦慄する。〝毒〟は、しこたま盛ったし、カネもしこたま取った。

あとは勝手に死ね……で「悪魔の双六」は〝あがり〟となる。

## もともと「猛毒」！　助かるわけがない

### ●抗ガン剤は「命」を殺す〝毒薬〟（近藤誠医師）

——近藤医師は、抗ガン剤批判のパイオニア。
ガンマフィアと闘い抜いた孤高の学者として、心から尊敬し、称賛したい。
彼の抗ガン剤告発は鋭い。

**▼先に死ぬ！**：「ふだんから分裂している正常細胞は、ガン細胞より死滅しやすい。したがって、（抗ガン剤を）ガン細胞を殲滅《せんめつ》できる量を投与したら、人間のほうが先に死んでしまいます」

**▼殺人治療**：「抗ガン剤候補の物質は、どれも毒性が強いので、被験者が亡くなる可能性がある。そこで被験者として、ガン患者が選ばれる。では、ガン患者が亡くなるのは、かまわないのか、という疑問がわくはずです。（抗ガン剤）治療を遂行することは、患者が死亡する可能性を容認しているのと同じ」

**▼毒性一〇〇%**：「毒性が一〇〇%発症することがじっさいに確認された抗ガン剤もあります。BCNUという抗ガン剤がそれで、呼吸困難など肺毒性が一〇〇%生じる量がわかっています」「どの抗ガン剤も使い続ければ一〇〇%のひとに毒性が生じます」

**▼死亡原因**：「毒性は、抗ガン剤を注射するたびに、経口抗ガン剤なら飲むたびに蓄積していきます。正常な組織・臓器の細胞が少しずつ死んでいく」「回復不能の毒性をこうむったり、亡くなったりする最大の原因は、最後の回の抗ガン剤にあります」

**▼心不全**：「抗ガン剤によって心筋細胞が死ぬと、その分だけ機能が落ち、高じれば心不全になる。腎臓のように、正常細胞に分裂能力が一応備わっているばあいにも、抗ガン剤によって徹底的に痛め付けられてしまうと、やはり機能が回復しない腎不全となります」

**▼感染症**：「(抗ガン剤の) 毒性のさいたるものは死亡。死因となるものは、次の四つ。①白血球減少、②肺障害、③心不全、④腎不全……。重度の白血球減少のケースでは、回復が遅れ、そのあいだに細菌やウィルスの感染症が生じて亡くなる。死亡原因では、白血球減少に引きつづいて起こる感染症がおそらく最多です」

**▼多剤投与**：「(抗ガン剤で) 毒性死する率がいちばん高いのが『高用量化学療法』(多剤投与) です。通常の何倍もの抗ガン剤を用いる。そのため白血球や赤血球をつくる元の『造血幹細胞』が全滅します」

**▼細胞毒**：「他の薬は、『人の細胞を殺す』ことを目的とする薬はありません。抗ガン剤は、

『細胞を殺す』ことを目的とするため、他分野の薬とは比べようがないほど副作用が強い」（抗ガン剤による）反応率が低い（効かない）固形ガンを挙げると……

**▼固形ガン**：「乳ガンをはじめ固形ガンには延命効果は認められない（つまり無効！）。以下、**①脳しゅよう、②喉頭ガン、③咽頭ガン、④舌ガン、⑤甲状腺ガン、⑥非小細胞肺ガン、⑦食道ガン、⑧胃ガン、⑨大腸ガン、⑩肝臓ガン、⑪胆道ガン、⑫すいガン、⑬腎ガン、⑭膀胱ガン、⑮子宮頸ガン、⑯子宮体ガン、⑰前立腺ガン……**」（『ガン治療総決算』文藝春秋。一部要約、かっこ内は著者注、以下同）

**▼思いこみ**：「目の前の医師が『そんなひどいことをするはずはない』という思いこみも被害で苦しむ原因になっています。しかし、目の前の医師がひどいことをしなければ、抗ガン剤治療で苦しみ死亡するひとも、こっそり治験（臨床試験）の実験台にされているひとも、いないはずです」（『新・抗がん剤の副作用がわかる本』三省堂）

## 苦しい……治らず、延命せず、殺される

### ●抗ガン剤は増ガン剤だった！（鶴見隆史医師）

——鶴見隆史医師（前出）は、既成のガン利権、ガン治療にたいして、歯に衣着《きぬ》せぬ闘いを挑み続けています。彼はファスティング（断食）を「メスを使わない手術」と称えます。またローフード（生菜食・酵素食）へのきりかえで腸管免疫を活性化させ、温熱岩盤浴などの温熱療法で

自然治癒力を活性化させるなど、多角的治療でガンは消えていくことを、多くの臨床例で実証しています。

その抗ガン剤批判です。

**▼何のために？**：「抗ガン剤は苦しいだけで治ることは難しい」「抗ガン剤に使われている（医療費の）額が断トツに多く、たった一年間で何兆円という。いったい何の目的で抗ガン剤を使うのか？　気の毒なのはガン患者です。まさに**一縷《いちる》の望みをかけて行なう治療が一時しのぎしか効かず、のちのち悪くなる抗ガン剤だとしたら、何のために辛い副作用に耐えなければいけないのでしょうか？**」

**▼正体は増ガン剤**：「（抗ガン剤は）免疫を落としてしまい、発ガンの可能性を高める。それは、ガン細胞のみならず、正常な細胞も殺してしまうからです。とくに免疫の八〇％を占める小腸壁を荒らすため、免疫は一気に低下。抗ガン剤は、免疫を抑制してしまう増ガン剤だった」「ならば、**本当は薬として使われることすらおかしい**のではないか？」

**▼有毒無益**：「ＮＣＩもＯＴＡも、抗ガン剤は『人間にとって結果的には有効的でなく、副作用による併害を考えると問題の大変多い治療行為』と言っています」その無意味さを列挙すると、

**①ＡＤＧ（アンチ・ドラッグ・ジーン）が出現、ガンはかえって強くなる。**

**②その後、急速に繁殖（増ガン）する。**

**③正常細胞をひどく破壊し、活性酸素だらけとする。**

**④（患者の）免疫力を一気に落す。**
**⑤（抗ガン剤）副作用は強烈である。**
**⑥消化器がやられ栄養がとりにくくなる。**
**⑦けっしてガンは治ることはない。**
**⑧まるで（ガン）予防にはならない。**
**⑨本当に延命になっているか全く不明**

**▼助かったひとは？**：「……抗ガン剤や放射線で助かったひとはいるのだろうか、という疑問をもっているひとは多いでしょう。わたしも同様に思います。もしかして、ほとんどいないのではないか。あったとしても、ほとんど稀なのではないか？　そして、そういうひとは、ほとんど代替療法を受けている」

**▼全く治らない！**：「地方のがんセンターの医師はわたしに告白した。『**正直いって全くに近いほど治っていません。わたしはね、希望に満ちてこのがんセンターに勤めた。しかしね、一〇数年やってきて、いまは本当に嫌になった。全く治らないからです**』。現場の切なる声です。こういったことから正直、わたしは三大医療には、ほとんど期待してない。とくに、抗ガン剤と放射線は期待していません」

**▼術後抗ガン剤**「……ガン患者は、ただでさえ免疫系は弱りに弱っている。免疫の弱っている患者が手術というダメージでまた弱る。そこに抗ガン剤となると、それこそが新たにガンになってくれ！　といわんばかりではないか？」「わたしがガン患者なら手術は仕方ないとしましょう。

抗ガン剤は拒否、腸管免疫の活性化にむけて全努力を注ぎ込むでしょう」

**▼五年生存率カラクリ**：「五年生存率が、あるがんセンターではなんと八四％。ほんとうにそうか？　データにカラクリがあることが、後で判りました。複数の有名週刊誌によれば『**データを良くするために、ぜったい助かりそうもない末期ガン患者は、亡くなる前に、他病院に送ってしまう**』。死ぬときは、その病院にいない。だから、とうぜんデータには載らない。これだけでも死亡率は大きく変動します」「早期ガンのばあい、手術して取ってしまえば、比較的予後は良い。その**早期ガン切除者を中心にデータに入れる作業を多くする**（都合の悪いデータはゴミバコへ。これを専門用語で〝脱落〟という）。これなら、八〇％台でもおかしくありません。したがって、転移性ガンだけの五年生存率は計算されない。最後まで診ていたら、もっともっと生存率は低率になるでしょう。手術して切り取った群を除けば、それはミゼラブル（悲惨な）データなことはまちがいない。下手をすれば一％かもしれない。こんなデータは無視しないと、真実は見えてきません」（『真実のガン治しの秘策』中央アート社、要約）

## 無理な生活で発ガン、無理な〝治療〟で衰弱する

**●ガンの原因はストレス、高血糖、低体温（安保徹教授）**

――安保徹教授は、日本でもっとも信頼されていた医師といっても過言ではない。

教授は**「ガンは悪いものというより、悪化した内部環境への適応反応」**と指摘する。**悪化した**

**内部環境とは「ストレスが持続した時、高血糖と低体温、低酸素が慢性病のひきがねになる」**と説く。

安保教授の抗ガン剤批判です。

**▼再生を阻害**：「抗ガン剤は（細胞毒で）組織再生を止めます。ガンだけではない。体中の再生組織の細胞分裂を阻害します。だから、抗ガン剤を使うと皮ふがボロボロ、髪が抜け、唾液が出なくなったりする。腸の上皮細胞もダメージを受け下痢になる。リンパ球を含めた血球も再生分裂する細胞ですから、抗ガン剤の影響を強く受けます。抗ガン剤治療をはじめると、リンパ球の数値はみるみる下がる。ガン患者は、ただでさえ交感神経緊張状態で顆粒球過剰・リンパ球抑制状態になっているのに、追い討ちをかけてしまう」

**▼治癒力低下**：「抗ガン剤は新陳代謝という生体の自然な活動のすべてを抑えこむ。だから、体力がどんどんなくなっていきます。そして、治癒力もすっかりたたきのめされてしまう」

**▼完治したひとは？**：「そもそも**抗ガン剤治療を経て、ガンが完治したというひとに、なかなかお目にかからない**（ぎゃくに亡くなるひとは山ほどいる！）。ガンとなったら、何が何でも抗ガン剤をつかうという風潮は、根本的に見直されるべき」（『免疫革命』前出）

**▼ストレス源**：「ストレスをとりのぞかないと、病気が根本治癒することはない。薬をつかって一時的に症状を押さえることができても、ストレスがあるかぎり、病気の芽は積まれることがない。現代医学の強い薬を使用すれば、その薬の成分自体が、身体にストレスをかけることにも

なる」（抗ガン剤が典型！）

**▼三大療法**：「ガンの〝三大療法〟**（抗ガン剤・放射線治療・手術）**は、いずれもガンを自然退縮に導くからだの力、すなわち**免疫力を徹底的に抑制してしまう。ガンを根本的に治すという目的にはほんらい適さない**」

**▼痛み・発熱**：「ガンの痛みや発熱は、からだが失われた血流をとりもどそうとしている、いわば治癒反応。だから、強い薬をつかって免疫を抑えれば抑えるほど、薬が切れたときに痛み、発熱する。リバウンドが激しくつらい。さらに、いまのガン治療では、抗ガン剤治療で免疫を徹底的にたたいたあとに、どうにも痛みが抑えきれないところまでくると、こんどはモルヒネなど麻薬で痛みを緩和するケアにはいる」

**▼免疫力低下**：「モルヒネを含めた麻薬は、すさまじく強く免疫抑制を行い、交感神経を緊張させる。いかに麻薬でも、薬は切れるときがくる。すると、抑え込まれていた痛みがものすごい勢いではねかえる。そして、ますます免疫力が低下していく……」

**▼先祖帰り**：「ガンができたら、悪いものができたという考え方はもうしないでほしい。ガン細胞は約二〇億年前の低体温、低酸素で生きてきた細胞に先祖帰りしたもの。ご先祖様が現れたことになります。おなつかしゅうございます、と声をかけましょう」

**▼温熱・呼吸**：「からだを温めて深呼吸すれば一か月、三か月でガンの増殖をストップできます。さらに積極的にガンを排除しようとすれば、ガン攻撃リンパ球を増やすこと。それは腸管免疫ですから、ふやすには腸内環境を整えることです」

**▼腸内細菌**：「ガンになるひとは、恐怖、おびえ、無理が重なっている。便がいつも腐敗し悪臭で、色も真っ黒。黒い便は危険信号です。未精白の穀物、野菜、海藻、キノコ類を食べて食物繊維を豊富に摂取すると腸内細菌が増えて便のpHは6ぐらいまで下がります」

**▼八つのルール**：「ガンにならないための八つのルールをあげておきます。

**①心の不安やストレスに目をむける。**
**②がんばりすぎの生き方を変えます。**
**③息抜き、リラックス法を見つける。**
**④からだを冷やさない工夫をしましょう。**
**⑤暴飲暴食はやめ、からだに優しい食事を。**
**⑥有酸素運動をからだに取り入れましょう。**
**⑦笑いや感謝の気持ちをたいせつにします。**
**⑧生きがい・楽しみ・目標を見つける。**」

（『新がん革命』ヒカルランド）

**▼受けない**：「からだが消耗するガン〝三大療法〟（抗ガン剤・放射線治療・手術）は、受けない。続けない。**抗ガン剤や放射線治療は交感神経の緊張を招き、白血球を減少させガンと闘う力を奪う。だからすすめられても断る。現在、継続中のひとは中止。どうしても手術が必要なばあいは最低限の範囲で受ける」

## ガン検診の大罪――受けたひとほどガンで死ぬ！

### ●効果が証明されたガン検診は皆無（岡田正彦医師）

――岡田正彦教授（新潟大医学部、当時）は日本の予防医療学の権威。著書『がん検診の大罪』（新潮選書）は、「受けると〝危険〟ながん検診」の罠を警告している。

それは「早期発見の効果を疑え！」と呼びかける。まさに「検査大国・日本の常識を覆す一冊」。予防医学の立場から、隠蔽《いんぺい》された〝チェコ・リポート〟などを発掘、紹介し「ガン検診を受けるほどガンになり、ガンで死に、早死にする」と勇気ある告発を行なっている。

**▼ガン検診のウソ**：「検診を受けるほどガンのリスクは高くなる。早期発見、早期治療は大まちがい――あらゆるガン検診の有効性を示す根拠は存在しない」

**▼一割が検診発ガン？**：「**①肺ガン、②胃ガン、③乳ガン、④大腸ガン、⑤子宮ガンの検診が行なわれている。しかし有効性を示すデータはいっさいない**」。

ぎゃくに肺ガン検診を受けると、多く肺ガンにかかり、肺ガン死し、総死亡率も高い。その決定的データがある（〝チェコ・リポート〟他）。Ｘ線被ばくが元凶で、被ばく量の多いＣＴスキャンは多くの二次ガンを発生させている。（近藤医師は約一〇％はＣＴのＸ線被ばくによる発ガンと推定）

▼**発ガン薬**：「**クスリは基本的に化学物質で、抗ガン剤がガンの原因になることは十分考えられる**。大規模調査で『ガンが増える』と指摘された薬も少なくない」

▼**全無効!?**：「現在のところ、抗ガン剤で有効性が示されたのは、二つしかない。しかも、どちらもすべての患者に有効ではない。にもかかわらず、**日本では未承認も含めて一〇〇種類以上の抗ガン剤が使われている。売上げ総額も年間四・五%ずつのびている**。輸入品も加えると売上げははるかにトップ……」

▼**フリーラジカル**：「抗ガン剤には大なり小なり発ガン性がある。ガンは遺伝子が傷ついて発生する。紫外線や放射線の直接作用だけでなく、フリーラジカル（過激な自由分子）が重要な役割を果たしている。激しい性質を持ち、近くにある正常分子を攻撃する。攻撃を受けた分子もまた同様の傷を受けフリーラジカルになっていく。からだの中でとくに問題なのは『酸素』と『脂肪』。活性酸素もこのメカニズムで生じる」（抗ガン剤も大量フリーラジカルを発生させ遺伝子を傷つける。）

▼**ガン手術**：「ガン患者で、手術を受けたグループと、受けなかったグループを比較した調査は『存在しない』。つまり、**ガンの手術がほんとうに有効かどうかは、誰も知らない**」

▼**寿命効果**：「ガン検診と治療が常に一体のもの。それを考えれば『手術にも寿命をのばす効果はない』と結論せざるをえない。手術の不利益についても考えておかねばならない。しかし、からだがどの程度ダメージを受けるのかを具体的に評価したデータもない」

▼**無効！　腫瘍マーカー**：「一滴の血液でガンがわかる――というふれこみで、腫瘍マーカー

とよばれる検査法が登場した。夢の検査法になるはずだった。しかし、一滴の血液を調べるだけで命が助かるというデータは、いまだ得られていない」（『がん検診の大罪』新潮選書、要約）

## 抗ガン剤の最凶副作用は〝血球破壊〟だ……

### ●赤血球が破壊され重症貧血になる

宗像《むなかた》久男医師（神経内科医）。代替医療のガン専門病院に勤務してこられた方。

彼は、抗ガン剤の最悪の副作用は血液の破壊だと断言する。

**宗像**「抗ガン剤の副作用の一番の眼目は、汎血球減少だと思います。

血球阻害ではなく破壊です。造血機能をもつ骨髄細胞自体が破壊される。人間の細胞は六〇兆と言われています。なら赤血球の数は？　男は四五〇～五〇〇万個、女性四〇〇～四五〇万個（㎣）。一ミリ中にそれだけいる。体重の一三分の一が血液です。それを赤血球値に掛けると約三〇兆。（へェー！）つまり人体細胞の半分近くは赤血球です。これは三か月くらいで〝回転〟してます。（生まれ変わっている）

抗ガン剤投与は、骨髄の造血機能破壊でこの〝回転〟を止める。赤血球は減る一方ですよ。だから投与して三日くらいで赤血球一兆個はすぐ消えます。

抗ガン剤投与一クールやれば二兆、三兆個くらい消える。するとたちまち重い貧血になる」

## ●血小板激減で血栓多発し臓器障害へ

**宗像**「血小板は、一五～三〇万個（㎣）。だから人間の体全体では一兆個。血小板は血液を固まらせる。血液は、血管外に出たら固まり、内側で固まっちゃいけない。ところが抗ガン剤を使うと骨髄破壊で、血小板が作られなくなる。血小板は七～一〇日で一回転しているから厳しい……。抗ガン剤一クール打つと、血小板はほとんどなくなる。

激減すると二万～五万レベルにすぐなります。すると〝血が固まらない〟。血管の中で出血し同時に凝固が起る。こうして〝血管内凝固症候群〟が起ります。すると……全身の主として細小血管内に血栓が多発。循環障害によりさまざまな臓器障害がみられる。

抗ガン剤を投与されたガン患者は、たいてい〝血栓多発〟による色々な臓器障害が起っています。血小板ができなくなる……ことは大変恐ろしい」

## ●カビ、肺炎……合法的に〝殺される〟

**宗像**「白血球のうち顆粒球があります。これは二〇〇～三〇〇億個（㎣）あり、ガン患者は、約一・四倍くらいに上がる。交感神経の過緊張で、ふつう二〇〇億なら約三〇〇億個に増える。顆粒球は二日で一回転。非常に早い。

ところが、抗ガン剤を使えば、骨髄がやられ、たちまち顆粒球は無くなります。

ということは顆粒球はカビや真菌を貪食していますから、抗ガン剤を使うとすぐ肺炎にかかる。たちまち肺炎とか口内炎になる。四〇℃くらい熱が出て、肺が真っ白になる。すると医者は、すぐ抗生剤を使う。抗生物質を使うと、（その殺菌毒性で）今度は腸内フローラ（腸内細菌叢）がメチャメチャ乱れます。

ところが主にガンと戦う免疫力は『腸管免疫』なんです。ＮＫとかＮＫＴ細胞とかガンと戦う免疫細胞は腸や肝臓でつくられる。その腸が抗生物質の毒で乱される（肝心のガンと戦う〝戦士〟たちが自滅するのだ……）。

同じように放射線は（免疫細胞をつくる）胸腺を破壊します。

とにかく、以上の理由から、ガン患者には抗ガン剤、抗生剤、放射線など使ってはいけない。（恐ろしいですね……）エエ、そうなんですよ。だからドンドン三〇万人という人が毎年死んでいます。で、その治療方法を間違っているから死んでいく（殺されている……）。まあ、合法的に〝殺されている〟……」

## ●一方で健康食品で〝助かっている〟

――ある先生は、ガン患者の七～八割は、抗ガン剤、手術、放射線で死んでいる……と言っています。

**宗像**「そう思います。……かたや、ガンは栄養補助食品とかで……世界中でどんどんよくなっていますよね。『どっちが正しいの？』抗ガン剤を使って、放射線やってるから〝死んでいる〟。かたや健康食品など使っているから〝助かっている〟。すると、後者の〝治っている〟方は『奇跡だ！』と言いますけど、『それは奇跡でも何でもない。〝治る〟のはあたりまえ』です」

## 「放射線療法は最悪」「やめたほうがいい」

### ●一年も照射……！　九九・九％あの世行き

高原喜八郎医師は、放射線療法をも厳しく批判する。

「……放射線療法も。バンバン……メチャクチャやってる。抗ガン剤もそうでしょ？　使用量を誤ってたくさん使い過ぎ〝殺した〟例が多い。放射線も同じ。一年も照射したとか……。それに抗ガン剤も使われたら、患者さんは九九・九％……あの世行き。国立病院とか……〝白い巨塔〟が背後にあると、院長が『スミマセン……』ですんじゃってる。同じミスを開業医がやったら大変ですよ。それで命取り。〝巨塔〟では全員でもみ消す。日本ではアリアリですね。私は共産党でも革命家でもないが、権威主義が日本を害している」

### ●質（たち）の悪いガンが生き残る

やはり、多くの医師たちは、放射線にも否定的だ。

ガン細胞を叩いても、質（たち）の悪いガン細胞が「生き残る」という。

「……放射線療法は、一部効く場合もあるんです。食道ガンの知人を紹介したことがあります。ガン末期で手術できない。そこで放射線を当てたところガンが小さくなって物が食べられるようになった。ただ命は救えなかった。最後は亡くなった。抗ガン剤も使ったようですがね。抗ガン剤や放射線療法で叩いても、質（たち）の悪いガンが生き残るということもあるでしょう」（藤波襄二医師、東京医科大学名誉教授）

宗像医師から面白い情報を得た。

「放射線に代わって、超音波をレーザー化して、患部に当てる。そういう機械ができているらしい。〝音〟ですから副作用はない。当てるところは音の振動で八〇℃くらいに上がる。その熱で一〇〇％近くガン細胞は破壊されます。そういう画期的装置が完成したという。日本に技術者が来ているけど『なかなか買い手がつかない』と相談を受けた。もし、これが病院に入ったら、使いきれませんよ。他の抗ガン剤といっしょに併用されますから、結果は同じになると思う。代替医療の病院で使う必要があると思いますけど。音のバイブレーションは微細振動ですから、副作用はほとんどない」

## 手術――臓器もガンも切り棄て「治った」とは⁉

最後に三大療法の一つ「手術」について医師たちの意見を聞いてみよう。

果たして、ガン治療に手術は必要なのか？

ガンは「切らなきゃ治らない」のか？

「……ガン手術は、果たしてそれで治ったといえるのでしょうか？　胃ガンの場合、胃を丸ごと取っちゃって、それでガンが治ったといえますか？　パンクした車輪ごと取っちゃうようなもの。

乳ガンでも病巣だけ取るならまだしも、乳房ごと取って棄て去るのは、治ったといえないでしょう」（藤波襄二医師、東京医科大学名誉教授）

## ●開腹手術するたびに〝気〟が抜ける

「……手術もまったく、抗ガン剤・放射線と原則的には同じ。火傷や外傷などへの手術は、そんなに影響しない。けれど、腹腔とか胸腔とかを開けるのは、大変なストレスです。帯津病院の帯津先生が言っておられた。レントゲン写真を撮ると、腸や肺、さらに水や空気も映る。しかし、〝映らない〟部分がある。そこは、〝何か〟で満たされている。それを帯津さんは〝気〟だと言う。私も似た見解です。

帯津さんは『腹を切ると〝気〟が抜ける』という。そして『閉じれば、あるていど塞がるけれど、もとのようには戻らない』一回、開腹するとそれだけ〝気〟が抜けるのです。有名な男性アナウンサーで、胃ガンで三回手術して亡くなりました。手術のたびに〝気〟が抜け弱っていった。〝気〟の存在について医学者や臨床医はほとんどわかってない。だけど、私は存在すると思います」（真弓定夫医師、真弓小児科医院院長）

## ●手術はやらなくていいと思う

宗像医師（前出）もガン手術には否定的だ。

「……手術はねぇ……やらなくていい、と私は思っています。ただ、あんまり大きくなってしまって喉を塞いでしまったり、腸を物理的に塞いでしまった場合は、あるていど手術もやむをえない。食事が通らない、気管を狭塞させた、そういうときには手術は必要かもしれない。そうじゃない場合は、やらなくていいんじゃないでしょうか……」

## 手術は成功した！　患者は死んだ……

### ●一流手術で患者を殺す……本末転倒

三好基晴医師（ホスメック・クリニック院長）は「手術は大成功！　患者は死んだ」という馬鹿馬鹿しいエピソードを披露してくれた。

「……笑い話があります。日本の有名大学の医師が、アメリカのガン学会で発表した。ガンの手術でここも、ここも取りました。ほとんどガン細胞が残らないほど切除に成功しました……と自慢気に説明した。そこで会場から質問。『その患者は何年生きたのですか？』『……エッーと……一か月後に死にました』会場は爆笑……。一昔前の話ですが、笑い話となっている。たしかに日本の手術の腕は器用です。傷口を小さく開けてテクニックは間違いなく一流です。かと言って、患者のあちこちを取りました。患者は一か月後に死にました……では本末転倒です」

――〝胃ガンを治した〟といって、実は胃を全部摘出している！

自動車のパンクを直すのに、前輪を棄てて〝直った〟というようなもの。

**三好**「それと同じです。患者さんで肝臓ガンや胃ガンでも手術をしようか、と悩んでいるひとに言うんです。もし、あなたの指をケガしたら、それを切り落としますか？　切断しないでしょ？　手も足も普通は切断しませんよ。ところが内臓は目に見えないから、平気で切除し、とっちゃう」

## ●乳ガンになる前に乳房を〝予防切除〟……!?

――〝治った〟のではなく、内臓ごと棄てちゃった！

**三好**「そうです。ところが今アメリカではもっとひどい話がある。遺伝子診断も善し悪しです。家系的に遺伝子を調べても乳ガンになる確率が高いと統計上では出るんです。傾向パターンで……。しかし絶対乳ガンになるわけではない。なのに、健常な乳房を、乳ガンの可能性がある……というだけで取ってしまう。それがアメリカでは流行っている（苦笑）。医者が説得するんでしょう。取ったがいい……と、もう絶対乳ガンにならない……あたりまえでしょう」

――脳を全部取っちゃえば、脳しゅようにならない……と同じ。狂っているね。

**三好**「日本でも、そういう傾向があります」

――免疫力の面からも、ガンになる患者さんて、精神から生活ストレスがメチャクチャじゃないですか？　食べ物、空気、水、過労、ストレス、悩み……手術より生活指導が大事ですね。

**三好**「そういうひとが多い。ただ、それだけもない。遺伝的要因もあるが、生活環境の化学物質の影響は大きい。さらにメンタル面もある」

## ●内臓に光を当てると大きなストレスに……

——手術で、そのひとの気が抜ける……というか生命力が落ちるでしょう?

**三好**「外傷ストレスです。その中でも、研究段階なのですが、内臓に光を当てることが非常によくない……。ふつうの蛍光灯や外界のこんな明るい光は、内臓にはふだん絶対に当たらない。手術中には、当然、隅々までに、しかも明るく当たります。手術ライトは影ができないように作られています。紫外線だけでなく光そのものが内臓にものすごいストレスを与えるという警告がある。内臓手術をした人は多かれ少なかれ弱いでしょう。気力がないというか。生気がないというか。疲れやすい」

——未知の部分で手術ストレスが続いている?

**三好**「そう思います。一部の医学者のまだ研究段階の推論ですけど……」

## ●一〇〇%、完全主義がガンのもと

宗像医師(前出)はシミジミ語る。

「……ガンは〝体質病〟である……と踏まえないうちは治らんと思います。ガンの患者は、性格が悪いんですよ。イヤ、悪い……という言い方はよくない。一〇〇%主義なんです。完全主義。六〇点満点の平均合格点を取ればいいんじゃない。満点取らんと気がすまんひとなんですよ。仕事は完全にこなす。たとえば締切りが迫ったら二日も三日も徹夜でもやりとげる。NHKの〝プロジェクトX〟なんかでも一番の頂点の人はガンで死んでますでしょ。ガンで……。(早死にしているねぇ……）余りにも過酷な生体の耐えられないような状態を、くり返し続ける、完璧主義者だから……。

（緊張型）交感神経が過緊張になると、顆粒球が増える。すると顆粒球とアドレナリンがドッキングされて、さらにストレスは強まる。一方、ガンを治すリンパ球は（安心型）副交感神経とつながっています。だから〝休めばガンは治っていく〟。けれど、そういうコトを許さんのですヨ。本人が……。性格が……。（ズボラがいい？）というよりバランス感覚のあるひとがいいですね。『休む』ときは〝しっかり休む〟。〝冗談もいう〟。そういうことですね。〝笑い〟はNK細胞を活性化させ、グランザイムなどの物質を出させて、副交感神経を優位にさせNK細胞が活性化される凄い効能があります。ところがガン患者さんは、笑えなくなっているんですよね……」

## ●祈り、安らぎ……宗教は全人的な医療です

竹熊宣孝医師（熊本、菊池養生園名誉園長）は、私とは三〇年来の旧知の中。私が日本消費者連盟スタッフ時代にお会いして、大変に感銘を受けた方だ。御著書『土からの医療』『クワと聴診器』（地湧社）……などの名著で知られる。先生は自らを、百姓医者だ……とおっしゃる。そのおおらか、温厚なお人柄とユーモア精神は多くの人々を魅きつけてやまない。その竹熊先生は快活に語る。

「……ガン代替療法は、欧米でも漢方療法や鍼灸など見直されています。さらに〝笑い〟の効用です。それは活性酸素を減らす。活性酸素はガンや動脈硬化など様々な悪さをします。笑いで免

疲力も上がる。腹からでる笑いは妙薬ですね。ただし、つくり笑いはよくない。高笑いでなくてもスマイル。気分がいいから笑うわけ。落語など笑わせる技術を持っている。相手は気分がよくなる。血圧も下がる。免疫細胞も増える。これは音楽療法に似ています。音楽聞いて腹かく（怒る）人はおらんし（副作用もない）。宗教というのは、そういう素質を持っています。宗教音楽、祈り、色……。心が落ち着く。何も医療がやらんでも、宗教は全部それ持ってる。クリスチャンは賛美歌を歌う。香を炊く。匂い。仏教のお経だってそうですね。宗教は先人的な医療を行なってきたのです」

## 病院ストで死亡率が半減した！（イスラエル）

### ●現代人の半分は病院で〝殺されている〟

野生動物は「無我」に生き、「宇宙」の「理法」に従って生きています。

だから、その生き方には「無駄」「無理」がなく、じつに合理的です。

わたしは、講演でこう聴衆に語りかけたことがあります。

「野生動物にはガンも心臓病も糖尿病もウツもない。なぜだか、知っていますか？」

みんな、首をかしげる。

「病院に行かないからです！」

会場は大爆笑の渦となる。わたしは、冗談で言っているのではない。本気で言っているのです。

ひとつのエピソードをご紹介しよう。

**――イスラエルで病院がストに突入した。すると、同国の死亡率は半減した。ストが解除されると、死亡率はもとにもどった――（エルサレム埋葬協会）**

これが、現代医療の〝正体〟である。**イスラエル人は半分が近代病院で〝殺されている〟**。

「だから、病院は永遠にストを続けるべきだ」。これは、アメリカの良心の小児科医として尊敬を集めていた故ロバート・メンデルソン医師の言葉である（『医者が患者をだますとき』前出）。

## ●現代医療は死に神の宗教（メンデルソン）

同医師は、「現代医学は死に神の宗教である」と断定している。

現代医療で評価できるのは一割の緊急救命医療のみ。残り九割の慢性疾患に対しては、まったく無力。それどころか「悪化させ、ときには殺している」と断罪する。そして「医者は失敗を棺桶の中に葬る」のである。それも「永遠に……」。

博士はこう断言する。

「医者が仕事をやめると、世の中が平和になる」

それはあまりに極端だ……と、あなたは呆れるでしょう。しかし、博士は本音でそう語っている。もういちど、イスラエル・戦慄の〝喜劇〟をみつめてください。

## 抗ガン剤、放射線、手術……〝三大療法〟で殺される

### ●〝ガン死〟という名前の大量殺人

わたしがもっとも衝撃を受けたのは、国立O大学の医学部付属病院に関する内部告発。

この病院では、大勢のガン患者が入院したり、通院していた。

ところが、そのガン患者たちが必死の〝治療〟も空しく、次々に息をひきとる。

そこで、若いインターン医師は首をひねった。

「あれほど一生懸命に、患者に抗ガン剤を投与し、放射線を当てて、さらに手術を徹底しているのに……どうしてだろう？」

そこでひらめいた。「そうだ！　患者のカルテを調べて、死亡原因を調べてみよう」。彼は、この研究を博士論文のテーマとした。

同病院に入院・通院していて、死亡したガン患者のカルテを精査してみた。それも期限は一年間に区切って直接の死亡原因を調べ上げた。すると驚いたことに、**ガン患者の死亡原因の八〇％は、ガンではなかった！**

厚労省は年間の〝ガン死者〟を約三七万人と発表している。しかし、その八〇％はガンで死んでいない！　ならば、なんで死んだのか？　かれらはガン治療の重大副作用で〝殺された〟のです。つまり、医療過誤死です。

しかし……ガン死者の八割が医療過誤死とは……。

## ●ガン治療で免疫力低下、感染症に

この大学病院で、もっとも多かったのが感染症である。

肺炎、院内感染、インフルエンザ、ウイルス性疾患、カンジダ感染症などなど……。その他、多臓器不全、悪性貧血、ショック死、心臓マヒなど、その重大な副作用症状は数えきれない。

抗ガン剤という細胞毒を打てば、全身の組織、器官、臓器の細胞を軒並み攻撃する。すると、体中の各所の細胞が悲鳴をあげ、絶叫し、苦悶する。だから、各々がこの細胞毒にたいして反応する。それが抗ガン剤、放射線などの副作用症状としてあらわれる。ガン治療の副作用症状は、一〇〇を下らない。そのなかでも、めだって多いのが感染症なのである。

なぜ、感染症などでガン患者は息を引きとるのか？

答えはかんたんである。

免疫力がほとんどゼロに低下しているからだ。

なぜ、免疫力が激減したのか？

結論をいえば、ガン〝三大療法〟抗ガン剤、放射線、手術は、どれもガン患者の免疫力を殺《そ》ぐ。激減させる。

放射線は、抗ガン剤同様に、ＤＮＡを損傷、破壊して免疫細胞のリンパ球を激減させる。

手術ストレスも、弱ったガン患者にとって「交感神経」を緊張させ、リンパ球（免疫力）を激減させる。

つまり〝三大療法〟には、患者の免疫力を激減させるという、致命的欠陥というより黒いワナが仕掛けられている。

## ●告発の博士論文を破り棄てた学部長

さて、先述の国立大学医学部インターン医師の博士論文には、後日談がある。

内容は「ガン死者として発表されているガン患者の八〇％は、ガンでなく、抗ガン剤、放射線、手術など〝三大療法〟による重大副作用により死亡している」と衝撃的だった。

博士論文は、指導教官つまり学部長の審査を経なければならない。

そこで、彼は博士論文を片手に学部長室を訪ねた。

すると、論文を手にページをめくる学部長の手がワナワナふるえだした。そして、突然、逆上して、目の前で論文を破り棄てた。

「こんな本当のことが患者や遺族に知られたら、君もわたしも、ただではすみませんよ」

激昂した言葉が投げ付けられたのは、まちがいない。

こうして**「ガン死者の八〇％は、じつはガン治療の副作用死」という画期的な博士論文は、ゴミバコに叩き込まれ、〝幻の論文〟**となった。

# 第10章　万病は、〝体毒〟によって生じる

## ――「食の毒」「心の毒」が元凶だ

# 万病は、〝体毒〟によって生じる

## ●代謝能力を超えて食べるとたまる

ひとは、どうして病気になるのでしょう？

西洋医学のお医者さんに聞いてごらんなさい。

「それは、わからない……」と、首をふります。

なかには、「それは医学の永遠の謎だね」と、堂々と笑顔で答える医者もいます。

東洋医学のお医者さんに聞いてごらんなさい。

「それは、〝体毒〟より生じる」

こちらが正解です。

〝体毒〟とは、いったい何でしょう？　それは、文字通り、体内にたまった〝毒〟です。

では、どうして、〝毒〟が体のなかにたまったのでしょう？

〝体毒〟には、大きく分けて二つあります。

「食の毒」と「心の毒」です。

「食の毒」とは、口から入る〝毒〟のことです。人間は、代謝能力を超えて食べると、それを排泄できません。やむを得ず、それらを老廃物として、体内にたくわえるしかありません。

それは、別の言い方をすれば〝汚れ〟です。

まず、それらは脂肪細胞にたくわえられます。食べ過ぎた人が太っていくのは、そのためです。さらに、肝臓などの内臓へ、さらには、全身の細胞にまで、〝汚れ〟はたまっていきます。〝汚れ〟は細胞にとっては、さまざまな害を与えます。つまり、その正体こそ〝体毒〟なのです。

## 肉好きは野菜好きの八倍心臓病で死ぬ

### ●無知と食べまちがいの悲喜劇

代謝能力を超えて食べる——ということは、はやくいえば、過食、飽食の害です。

さらに、食べまちがいによってたまる〝体毒〟もあります。誤食、偏食の害です。

お肉大好きの方は、耳が痛いかもしれませんが、肉食者の心臓病死亡率は、菜食者の八倍です（図10－1、米フィリップス報告）。

さらに衝撃的なのはアメリカ男性の心臓病マヒの死亡リスクは、中国男性の一七倍だった……という、まさに卒倒する報告があります（『チャイナ・スタディ』）。

アメリカ人の肉の食べ方は、半端でありません。分厚いステーキを、ガブリと平らげニヤリとガッツ

図10－1

心臓病死とお肉の関係

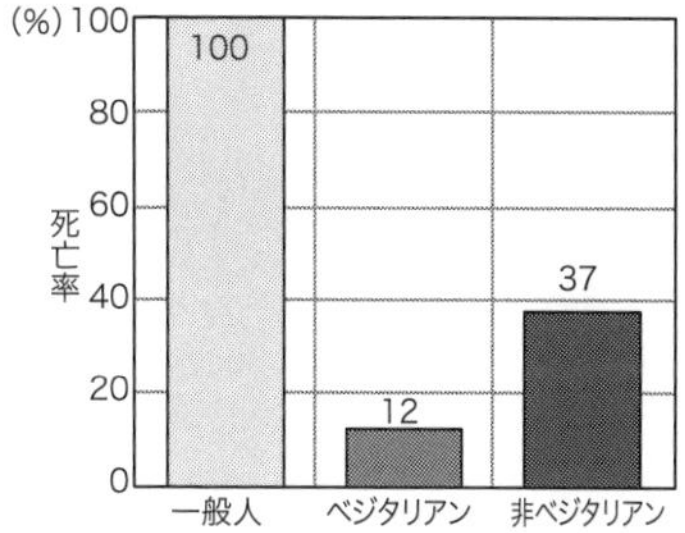


出典：『新版　ぼくが肉を食べないわけ』（ピーター・コックス著、築地書館）

ポース。いかにもヤンキーらしいが、それが心臓マヒのポックリ死に直結していることなど、ご本人は、まったく知らない。

なぜ、お肉を食べるほど、心臓病でそんなにポックリ死ぬのでしょう?

肉には動物性脂肪が含まれています。それらが、ネバネバ物質に変化して、血管の内側にこびりついていきます。下水管に脂汚れがこびりついている状態を想像すればいいでしょう。

## ●アテローム血栓でいきなりポックリ

これら脂汚れは、医学用語ではアテロームと呼ばれます。

お肉大好き人間の血管の内壁には、このアテロームがバームクーヘンのようにたまっていきます。そして、最後は血管が詰まってしまう。これが、アテローム性血栓症です。

心臓の筋肉を動かしている冠状動脈が詰まると、心筋梗塞です。

脳細胞に酸素を送っている脳の動脈が詰まると、脳梗塞です。

いずれも、一瞬で死ぬ場合があります。いわゆるポックリ病です。

死に方としては、本人にとっても、こちらのほうが幸せかもしれません。

死に切れないと、心臓病の場合は狭心症で苦しむことになります。

脳梗塞や脳出血などでは、さらに悲惨です。後遺症で半身不随や寝たきりとなります。

もはや、介護の手を借りなければ、生きることは不可能です。

## 肉食派は菜食派の五倍、大腸ガンで死ぬ

### ●日系三世の大腸ガン死は母国の五倍

肉食派を襲う悲劇は、それだけでありません。

お肉大好きなひとの大腸ガン死亡率は、五倍にはね上がります。

図10―2は、アメリカ移民の日系一世、二世、三世の大腸ガン死亡率の変化を示します。

日系人の大腸ガン死は、右肩上がりで増え続け、三世は、母国日本の五倍にたっしています。それは、米国人と同じ死亡率です。つまり、アメリカ人は、日本人より五倍大腸ガンで死んでいる！

その理由が肉などの動物食なのです。

そのなかでも肉が最悪です。

では、肉を食べるひとほど、大腸ガンリスクが高まるのは、なぜでしょう？

図 10－2　日本人移民のガンの変化（大腸ガン）

■アメリカ移民の日系三世は大腸ガンが 5 倍に激増

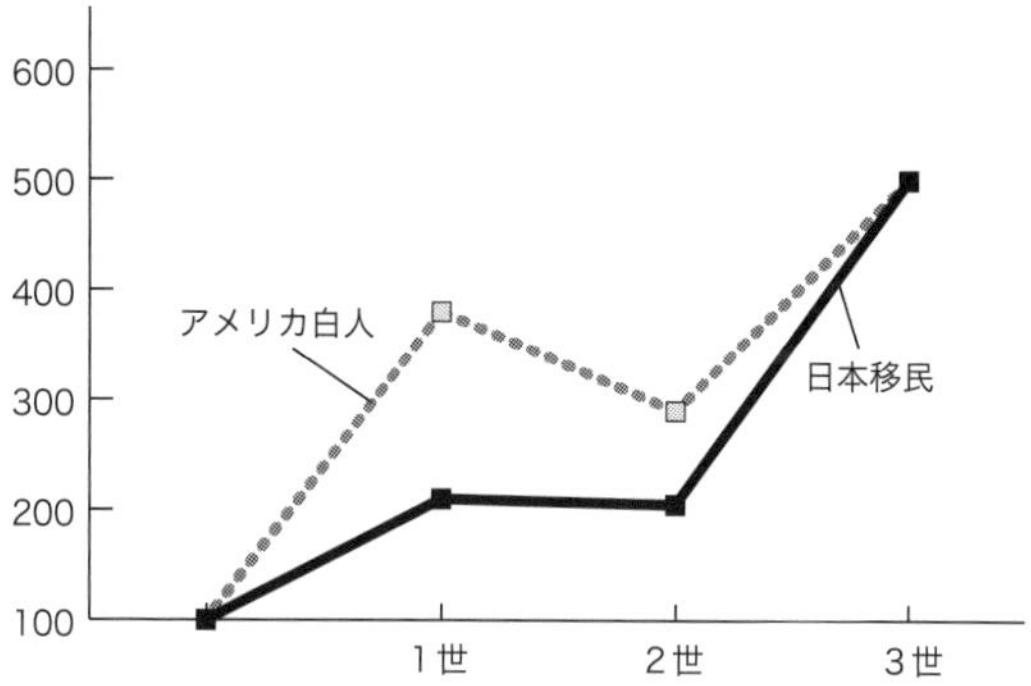


出典：『いまの食生活では早死にする』

## ●消化器「府」に「肉」で「腐る」

そのメカニズムを証明するのが漢字の「腐」という文字です。

「府」の中に「肉」が入っています。この「府」は「腑」と同じ。

よく、旨い酒を飲んだときに「五臓六腑にしみわたる！」と言いますね。

この「五臓」とはなかが詰まった臓器で、肝臓や腎臓などを指します。

「六腑」とは、なかが空洞の臓器つまり消化器のことです。

「腐」という漢字は、ヒトの消化器に「肉」が入ると「腐る」と警告しているのです。

その現象がもっとも起こりやすいのが、大腸です。そこには多種多様で膨大な数の腸内細菌が棲息しています。それらは善玉菌、日和見菌、悪玉菌に大別されます。

悪玉菌は、動物性食品を好んで食べて、大増殖します。そのときに、インドール、スカトール、アンモニア、アミン類などの有害物質を排泄します。これらは強力な発ガン物質であり、それが腸壁を刺激することで、大腸ガンが五倍も多発するのです。

さらに、腸壁から、これら発ガン物質は吸収され、血流にのって全身に運ばれます。

だから、さまざまなガンを多発させてしまう。

お肉自体が、悪いわけではありません。

ただ、腸内に入ると悪玉菌により、強烈な発ガン物質に変身してしまうのです。

## ●加工肉には最凶発ガン性あり（WHO）

「ハム、ソーセージなど加工肉は、五段階評価で最凶の発ガン物質である」

最近のWHO（世界保健機構）の勧告は、世界中に衝撃を与えました。

日ごろ、食べている肉製品が、アスベストなどと同じ最悪レベルの発ガン物質だった！

さらに、赤身肉も五段階評価で上から二番目の発ガン性がある。

世界はパニックに陥りました。しかし、ベジタリアンの間では、半世紀も前から、お肉の発ガン性は常識でした。わたしは、WHOが、よくぞこれまで隠し続けてきたものだ、とそちらに感心したくらいです。知っているひとには常識でしょうが、国連そのものが一九四八年、ロックフェラー財閥の全面所有物である外交問題評議会（CFR）が設立したもの。つまり、国連ですら、〝闇の勢力〟の支配下にあるのです。肉食の発ガン性を隠蔽してきた国連WHOも、もはや隠し切れないと観念して、公表した。

それで、世界中が騒然パニックとなった。それは、いかに人類が、〝闇の支配者〟に巧妙に〝洗脳〟されているかを、はからずも示すことになったのです。

これら加工肉、赤身に強い発ガン性があるのは、すでに述べたとおりです。

## 牛乳も恐るべき発ガン飲料だった！

### ●四倍飲むとガンは二〇倍！

お肉だけではありません。

牛乳も恐るべき発ガン飲料だった、のです。

あなたは、またもや仰天絶句で、息が止まるほど、驚かれたはずです。

ただし、牛乳を飲んでいる人が、みんなガンになる、というわけではありません。

ただ、統計的に発ガンリスクは確実に高まります。

図10―3は、食品の全カロリー中に占める牛乳たんぱく（カゼイン）の割合を、一〇％から二〇％と、二倍に増やした時、ガンがどれだけ増えるかを観察したものです。

おどろくなかれ、ガンは約一一倍に激増しています。明らかに、牛乳たんぱくの摂取がガンを爆発的に増加させたのです（コリン・キャンベル博士）。

図10―4は、実験動物ラットに強力な発ガン物質アフラトキシンを投与して、さらに牛乳たんぱく、カゼインを五％から二〇％と四倍に増加させ、ガンの増加率を調べたものです。

カゼインを五％では発ガン性投与にもかかわらず、ガンは横ばいで増殖しません。

ところが、カゼイン摂取を四倍にすると、ガンは約二〇倍と驚愕する勢いで増殖したのです。

明らかに、ガンを増殖させたのは発ガン物質アフラトキシンではなく、カゼインなのです。

米コーネル大学で栄養学を長年教えてきたコリン・キャンベル教授は、この結果に衝撃を受けます。博士自身が「牛乳は完全栄養である」と信じて、飲料を積極的に勧めてきたからです。

しかし、これら一連の実験で博士が確信したのは、牛乳は史上最悪レベルの発ガン飲料だった……という事実なのです。

図 10 – 3

**■タンパク質 2 倍にしたらガンが 11 倍に激増した！**

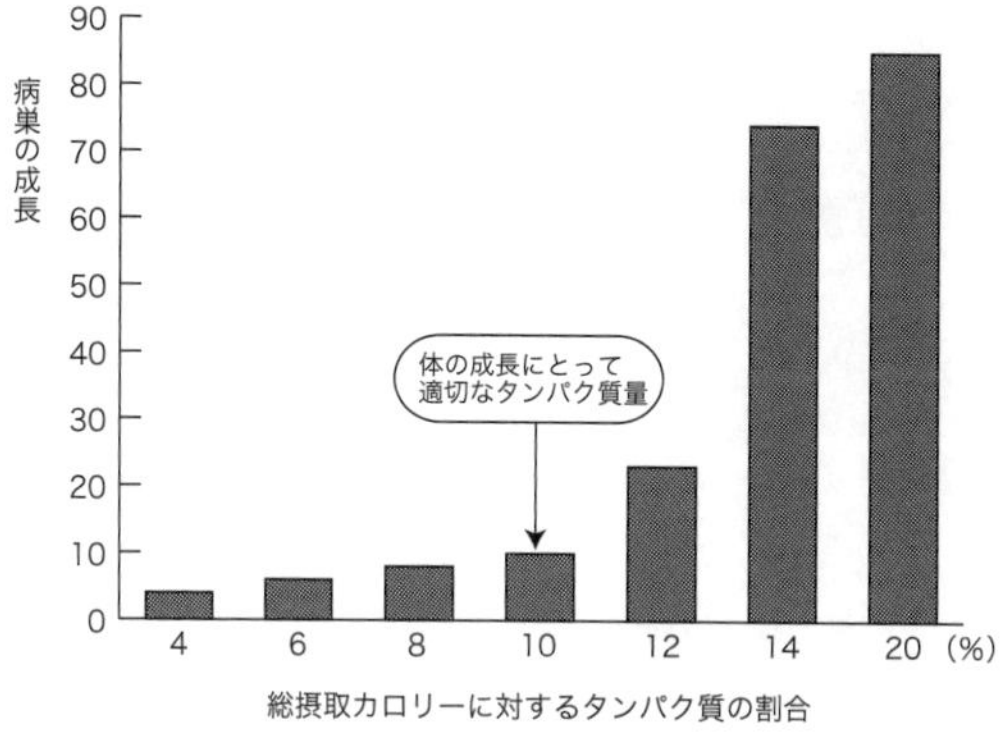


(注) 総摂取カロリーに対するタンパク質の割合が 10% を超えると、「病巣の成長度」は急上昇します。

出典：『葬られた「第二のマクガバン報告」』

図 10 – 4

**■発ガン原因は発ガン物質でなく、たんぱく質だ**

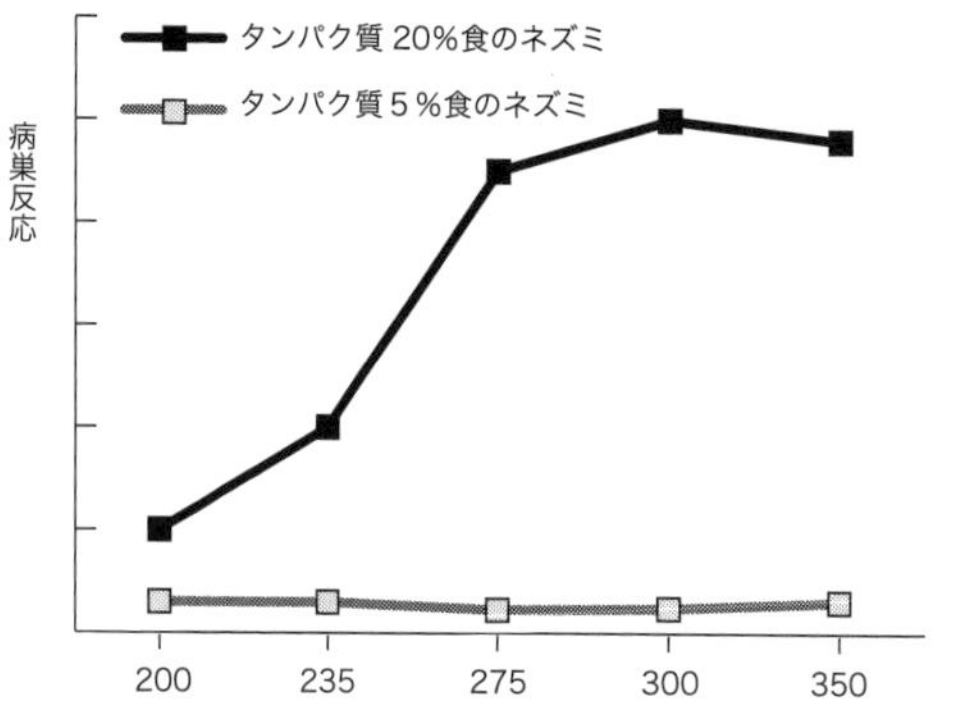


(注) タンパク質 20% 食のネズミでは、アフラトキシン（発ガン物質）投与量が増えるとともに、「病巣」が増加。一方、5 % 食のネズミではアフラトキシンの投与量をネズミの最大耐量にまで増やしても、病巣反応に変化は見られなかったことがわかります。

出典：『葬られた「第二のマクガバン報告」』

ちなみに小麦たんぱくグルテンと比較すると、牛乳たんぱくカゼインの発ガン性は八倍！　だから動物たんぱくより、植物たんぱくのほうが、はるかにおすすめなのです。

## 「肉をおおいに食え！　食い過ぎはない」（フォイト）

### ●狂気の栄養学者フォイトの罪

〝栄養学の父〟という称号を持つのは、カール・フォン・フォイト博士（一八三一〜一九〇八年）です。

彼はドイツ、ミュンヘン大学（生理学）に四五年も在席し、生理学界のボスとして権勢を振るっていました。

彼の唱えた栄養学が、近代から現代にかけての栄養学の基礎となっています。

その〝栄養学の父〟が礼賛したのが、肉食なのです。

「たんぱく質の中でも、動物たんぱくが最も優良である。なかでも肉は最高だ。植物たんぱくは劣等なのでよくない。炭水化物は栄養が乏しいのでひかえること」

なんともはや、ハチャメチャな論法で、呆れはてます。

さらに、彼はドイツ政府の委託で、国民の栄養調査を実施、国民の摂取たんぱくは、足りていたのに、彼は「足りない！　今の約二倍半、たんぱく質を摂取せよ」と増量を勧告した。

彼にとって、たんぱく質イコール肉です。つまり、ドイツ国民に二倍半、肉を食べるべし……

と命じたに等しい。そして、彼は、このような迷言も残しています。

「良いものに、食べ過ぎるということはない」

この〝栄養学の父〟の脳ミソは、はじけてブッ飛んでいるのでは！　と天を仰ぎます。

彼は「過ぎたるは、及ばざるがごとし」という哲理すら、知らなかったのです。

## ●狂気の妄想が栄養学に化けた

わたしは、彼がドイツ国民に二倍半も肉を食え！　と命じたのは、彼自身が食肉産業と深くゆ着していた、と確信します。

国民に二倍半、肉を食わせれば、食肉産業の売り上げも二倍半になるからです。

後の研究者は、フォイトの栄養理論を、こう批判しています。

「その栄養学は、医学的、科学的、統計的な検証をいっさい経ていない。しいていうなら、それはフォイトの空想の産物である」

空想の産物とは、一言でいえば〝妄想〟です。恐ろしいのは、このマッド・サイエンティストというべき一人の学者の〝妄想〟が、〝栄養学の父〟の金看板を背にして、それ以降の世界の栄養学の中心に納まっていることです。

これは、まさに悪夢というしかない。

黒魔術司祭ウイルヒョウのペテン理論が、現代医学の教科書のド真中に鎮座しているのと、まったく同じ。

素頓狂な妄想学者フォイト理論が、現代栄養学のド真中に納まっている。

むろん、彼らに〝医学の父〟、〝栄養学の父〟という称号を授けたのも、いうまでもなくロックフェラーたち〝闇の支配者〟であることは、いうまでもない。

〝かれら〟の高笑いが聞こえてくる。

## ●汚染物質を体内に運ぶ〝汚食〟

さて――。

万病は、〝体毒〟より生じると言った。

その〝体毒〟には、「食の毒」と「心の毒」がある。

これまで述べたのは、「食の毒」の過食と誤食の弊害である。

さらに、「食の毒」には、〝汚食〟の害もある。これは、はやく言えば、食事に紛れて体内に入ってくる汚染物質である。食品添加物、農薬、環境ホルモン、重金属……などなど。

それら有害物質も、口から体内に入れば、全身にたまって〝体毒〟として、悪さをする。

つまり、病気の原因となる。

## 怒りホルモンは毒ヘビの三、四倍猛毒

### ●「心の毒」の正体は苦悩

ここまで読んで、ピンとこないのが「心の毒」だろう。

これは、一言でいえば、苦悩から生じる。具体的には有毒ホルモンのアドレナリンを指す。

それは、別名〝怒りのホルモン〟と呼ばれる。

副腎から分泌され、特徴は毒蛇の三〜四倍もの毒性をもつ、という点である。

なぜ、人体に、このような毒物を分泌する機能が備わっているのか？

野生動物の例を、かんがえてみよう。野生の世界では、すべてが日々平穏に過ぎているわけではない。突然、敵に遭遇する。そんな、突発事態も起こり得る。

そんなとき、その動物がとるべき行動は二つしかない。攻撃か？　逃避か？

いずれにしても、瞬発力が求められる。そのためには筋肉に大量の血液、血糖、酸素が必要となる。これらを瞬時に筋肉に送り込むために、心臓の脈拍は高まり、血圧は上がり、血糖値も跳ね上がり、呼吸も速まる。

### ●外敵を体内に知らせるアラーム

これら、急激な生理変化を一度に起こす。それが、アドレナリンのはたらきなのだ。

では、なぜ、毒蛇をしのぐ毒性を持っているのか?

それは、外敵の存在を、体内のあらゆる臓器、器官に伝達するためである。

わかりやすくいえば、アラーム。体外の危機を、体内の危機に内在化する役目をになっている。

〝毒〟が体内を駆け巡る。まさに、それ自身が生体の危機。つまり、全身の機能が、平穏モードから、戦闘モードにきりかわる。

これが、アドレナリンが猛毒を秘めている理由なのです。

## ●嫌な上司に怒鳴られムカムカ

敵に遭遇した野生動物は、一瞬で「逃避」を選択した。

全力で疾走し、息が切れるまで逃げ切った。もう、敵の心配はない。

からだを横たえて激しく息をしているうちに、しだいに呼吸も脈拍も落ち着いてきます。

そして、その安心のうちにアドレナリン分泌も収まり、体内を駆け巡ったホルモン毒素も肝臓で分解されて、消え失せます。

平穏がもどったこの動物も、なにごともなかったかのように歩き始めます。

しかし、人間サマの世界では、こうはいかない。

会社で嫌な上司に呼び付けられる。皆の面前で怒鳴られる。このとき、まさに上司は、〝敵〟そのもの。体内に〝怒りのホルモン〟アドレナリンが分泌され、全身を駆け巡る。

ああ……ムカムカしてきた。気分が悪い。クッソー……。ぶん殴ってやりてぇ。

両手のこぶしを握り締める。ブルブル震える。

だけど、上司に襲いかかってブン殴ったら、まちがいなくクビ。

ワアーッ！　と叫びながら、逃げ出してもまずい。だから、耐えるしかない。

体内を毒ヘビの何倍もの毒がめぐっている……。苦しい。助けてくれ。

これが、苦悩の正体……「心の毒」なのです。

ようやく解放されても、怒りは収まらない。家に帰って寝床に入っても、嫌な上司の顔が、目に浮かぶ。いかん、またムカムカしてきた……。

## ●嫌なことで起こるストレス反応

仏教の開祖、釈迦は、この世の苦から民衆を解放するため布教したのです。

四苦八苦とよくいいます。それは生老病死、愛別離苦……。

まさに、世の中、苦のタネは尽きないものです。

野生動物は、危機に遭遇しても、難から逃れると、すぐにアドレナリンは消え失せ、平常に戻ります。「空を飛ぶ鳥は、明日のことを思いわずらうことはない」という『聖書』の有名な一説があります。しかし、人間サマは、クヨクヨしたり、イライラしたり。

まったく、困った〝動物〟ですねぇ……（苦笑）。

この「心の毒」作用を、現代医学では、ストレスと呼んでいます。

ストレス反応は、嫌なことに出会うと発生します。

## ●何でも好きになる練習をしよう

だから、ストレスをさけることは、じつにかんたんです。

嫌なことを好きになればいいのです。エエッ……！　そんなにかんたんにいくのかい？

ところが、あのイエス・キリストも同じことを言っているのです。

「汝の敵を愛せ」。相手を敵だと思うからストレスがたまる。愛してしまえば、もう怖くはない。ストレスはたまらない。猛毒アドレナリンは出てこない。

気分はすっきり。めでたし、めでたし。

これは、笑い話でなく、まじめな話です。嫌いなものを好きになるだけで、苦悩から解放されるのです。なんとも、笑ってしまうほど、ラクチンな心理マジックじゃあ、ありませんか！

「心の毒」アドレナリンは、出続けると、やはり〝体毒〟として万病のもとになります。

「口の毒」は口から入ります。「心の毒」は、心から湧くのです。

それも、嫌いという心からだけ、湧きます。だから、なんでも好きになる練習をしましょう！

それは、わかりやすくいえば、万物を愛する心を持つ……ということです。

ここで、まさに宗教と医学は、しずかな合体をするのです。

「入れたら出せ！」「命は流れだ！」

## ●病気は命の流れの滞りで起こる

さて……、ようやく、あなたは「口の毒」「心の毒」という〝体毒〟の全体像がおわかりいただけたでしょう。

わたしが二五歳のとき、三島のヨガ道場でお会いした沖正弘導師は、講話の時、黒板に力一杯、チョークで大きくＩＮ－ＯＵＴと書き、チョークで叩きながら「これが命だッ！」と大声で言い切りました。

さらに、続けて「入れたら出せ！」「出したら入れろ！」「命は流れだ！」

わたしは、この説明のわかりやすさに感嘆しました。

それは、〝体毒〟が万病の原因となることも、見事に解明しています。

水は三尺流れれば澄む……と古来からいわれます。

ぎゃくにいえば、水は流れないと腐る。人間の病気も同じことです。

生命の流れが、とどこおったところから、病気が起こるのです。

## ●鎮圧〝火炎放射器〟で起こる炎症

新陳代謝とは、この生命の流れを表した言葉です。

過食、誤食、汚食……で、体内にたまった〝体毒〟は全身の細胞にとっても〝汚れ〟です。〝毒〟で汚れた細胞は、生命力が低下します。

すると、そこに棲み着いていたバクテリアやウィルスなどが、ここぞとばかりに増殖します。

するとそれを察知した防衛軍から鎮圧部隊が派遣されます。具体的には免疫細胞（白血球）が鎮圧に駆け付けるのです。なかでも顆粒球は〝火炎放射器〟を装備しています。

その正体は、活性酸素です。つまり、活性酸素の〝炎〟で反乱を起こした微生物たちを焼き殺す。まさに、〝テロとの戦い〟？

そのとき、〝火炎放射器〟の炎は、反乱を起こしたウィルス、バクテリアだけでなく、みずからの細胞、組織なども炙《あぶ》ってしまいます。

だから、痛み、発熱、腫れなどの症状が起こります。

これが、「炎症」の正体です。よく見ると「炎」の「症」と、書いています。

まさに、漢字は、実態を表すものなのですね。

## ●苦を断つ「断心」、食を断つ「断食」

ここでさまざまな病気の名前を思い浮かべてみましょう。

「肺炎」「気管支炎」「胃炎」「脳炎」……すべてに「××炎」という病名がついていることに気づくでしょう。

つまり、万病の正体はほとんど〝炎症〟なのです。

では、なぜ「炎症」が生じたのか？　ＤＶＤを巻き戻す感覚で、ふり返ってみましょう。

■炎症↓〝火炎放射器〟↓顆粒球↓微生物反乱↓細胞弱化↓細胞内汚れ↓〝体毒〟↓過食・苦悩↓口・心の毒……

だから、つぎの二つの真理が成り立つのです。

**「心の毒」は、苦悩を断てば消えます。これが、断心です。**

**「口の毒」は、食物を断てば消えます。これが、断食です。**

# 第11章　「ガンは全身病、食事で治せる」（ゲルソン博士）

## ――良い食事で、体内の治癒力は最大となる

## 「ガンは全身病、食事で治せる」(ゲルソン博士)

### ●不自然な食事は代謝を乱れさせる

マックス・ゲルソン博士(一八八一～一九五九年)――。

その名は、ガン治療の歴史に打ち建てられた金字塔である。

その輝かしい功績を知る好著がある。

『ガン食事療法大全』(マックス・ゲルソン著、今村光一訳、徳間書店)。

博士は、こう言い切っている。

「私の治療法に秘密なんて、もちろんない」

ガン患者の食事を自然で正しいものにする――ただ、あたりまえのことをしているに過ぎない。

私は、そこに古代ギリシアの医聖ヒポクラテスと、同じ哲学を見る。

医聖は、こう喝破している。

「……人は自然から遠ざかれば、病気に近づく。自然に近づけば、病気から遠ざかる」

つまり、自然な生き方をすれば、病気は治る。病気にならない。

ゲルソンは、「ガン患者の食事は、きわめて不自然なものである」と断言する。

不自然な食事は、まず、生命の代謝を乱れさせる。

「代謝に乱れが生ずると、それが病気の始まりになる」(ゲルソン博士)

なぜか。それは身体に〝体毒〟が生じるからである。

その意味で、ゲルソン博士の発想は、西洋医学でなく、東洋医学の発想である。

〝体毒〟がたまった身体は、調和が乱れている。

「肉体の全ての内臓、器官、組織の代謝には、調和が保たれていなければならない。この調和こそは、生命の究極のミステリーであり、これが健康と命の継続という形で表現されている」

## ●理想は自然栽培ヴィーガン食

代謝が乱れて、身体に〝体毒〟がたまる。すると、生命力は衰え、退化する。

「……ガンは慢性的な退化病である。ガンが進んだ状態では、主要な臓器や器官はみなやられている」（同）

すると、さらに新陳代謝は乱れてくる。

博士が理想とする食事とは、いったいどんなものだろう？

「……最近の医学的観察で、ガンと無縁なことで一番有名なのは、フンザのひとびとである。彼らはヒマラヤ山中の斜面に住み、自分たちの土地でとれる自然な堆肥で育てた食べ物だけで生きている。外部からの食べ物は、ここではまったくタブーである」

つまり、博士が理想とする食事は、完全に自然な状態で栽培された穀菜食なのだ。

今風にいえば、オーガニックなヴィーガン食（完全菜食）となる。

わたしは、博士の次の言葉には、著書を開くたびに感動する。

「……われわれには、ふたたび、本当の意味での主婦が必要な時代がくる。本当の主婦とは、料理の時間の節約に熱心な主婦ではない。家族全員のために、とくに家族の健康と維持のために喜んでつくそうとする主婦である」

今の日本では、耳の痛い〝主婦〟も多いのではないか。

ある医師は「台所を薬局とせよ」と言っている。その草分けがゲルソン博士なのだ。

## 暴食、偏食、狂ったアメリカ型〝五高食〟

### ●自然なフンザを見習い〝五低食〟に

アメリカ人の食生活は、博士の主張する自然な食事とは、完全に真逆で狂ったものである。

そのことは、「マクガバン報告」（前出）などの苦い反省からも、よくわかる。

それは、高カロリー、高たんぱく、高脂肪、高砂糖、高精白の〝五高食〟だ。

つまり、肉食、過食、美食、飽食……ゲルソン博士が理想とするフンザの自然食とは、ほど遠い。

だから、これとま逆の……低カロリー、低たんぱく、低脂肪、低砂糖、低精白の食事しにシフトすれば、身体の代謝は回復し、調和が整い、退化病は改善される。ガンはいやでも消えていく。

こうして、徹底した菜食の指導でゲルソン博士は、夥《おびただ》しい数の末期ガン患者を完治させている。

## ●前後から二本の短刀を突き付けた

これに、焦ったのが〝闇の支配者〟フリーメイソンである。

その筆頭ロックフェラー財閥は、ゲルソン圧殺を企てた。

まず、彼らの支配下にある米国医師会を動かし、博士の医師免許剥奪を画策した。

さらに、米ガン学会は政府が食事療法を導入することを妨害した。

「……一九四六年、ゲルソンも出席して開かれた米上院のガン問題調査委員会は、ゲルソンの治療実績におどろき、ゲルソン的なガン療法の研究に補助金の支給を決めた。しかし、これをパスツール的な思考しかできない、時の米ガン学会は横やりをいれて潰《つぶ》した」（今村光一氏）

ゲルソン博士は、まさに前と後から短刀を突き付けられたのだ。

今村氏は、悔やむ。

「ノーベル賞を二回受賞したことで有名なポーリングも、『これはガン治療の進歩を妨げた最も不幸なできごとだった』と嘆《なげ》いている」

# 女秘書は博士のコーヒーにヒ素を盛った

## ●ゲルソン博士の暗殺計画実行

それでも、全米から末期ガン患者が、最後の救いをもとめて、博士のもとに殺到した。

博士は、それらをことごとく、食事療法で完治させたのである。

さらに、ガン・マフィアたちは、焦りを深めた。

このまま放置すれば、ゲルソン式食事療法が、抗ガン剤、放射線、手術の三大療法にとって替わって、ガン治療の主流となってしまう。それは、莫大なガン利権を失うことを意味する。

ついに、彼らは、極秘作戦に着手、決行した。

それが、ゲルソン博士の暗殺計画である。

一九五九年、実に健康であったゲルソン博士は、突然、世を去った。

わたしは、来日していた博士の孫、ハワード・ストラス氏と面会の機会を得た。

直接、質問した。「あなたの祖父、ゲルソン博士は、元気だったのに突然、亡くなってます。暗殺された、という噂がありますが、真実ですか？」

彼は、眉を曇らせ「そのとおり」と答えた。

「新しい女性秘書が、祖父が愛飲していたコーヒーに、ヒ素を盛ったのです」

## ●黒幕ロックフェラー・ファミリー財団

驚いて、さらに聞いた。「いったい、誰がその女に暗殺を命じたのですか？」

彼は一言。「ロックフェラー・ファミリー・ファンド」

暗殺指示者の名前が、遺族の口から明らかになったのである。

突然の博士の死に、密林の聖者、シュバイツアー博士は、痛恨の弔辞を寄せている。

「……私は、ゲルソンのなかに医学史上でも、最も傑出した一人の天才をみる。彼の基本的な考えの多くは、ゲルソンの名前を冠せずに受け入れられてきている。だが、彼は自分に不利な状況のなかで、不可能と思えることを達成した。彼が残した遺産は、ひとびとに黙することを迫り、やがて、彼に正当な地位を与える者になるだろう。彼の治療で治癒したひとびとか、ゲルソン博士の考えの正しさを、証明するだろう」

## ガン三大療法は黒魔術の〝殺人儀式〟

### ●医師は洗脳された悪魔の使徒だ

メンデルソン博士(前出)の主張どおり、現代医学の九割は、悪魔に魅入られ、乗っ取られている。

その最たるものが抗ガン剤を初めとする「切る・叩く・焼く」のガン三大療法なのだ。

マリンズ氏は、これらを「苔の生えた治療法」で「気狂い医者の治療法」と唾棄《だき》する。

それは、まさに悪魔教そのもの。残忍な黒魔術の〝殺人儀式〟でしかない。

しかし、悪魔に支配され、〝洗脳〟された〝科学者〟たちは、みずからの行為のおぞましさに、まったく気づいていない。

「……このような高額で、苦痛を伴い、しかも、なんの役にも立たない方法に、まるで宗教儀式のように固執しながら、その一方では、食事や栄養、ビタミンを使った、さまざまなホリスティック(総合的・自然的)な、治療法に対しては、終始一貫して非難・攻撃する高姿勢を保ち

続けている」（マリンズ氏）

つまり、三大療法こそが、悪魔に魅入られたおぞましい殺人儀式なのだ。

しかし、これら〝儀式〟は、悪魔たちと、その使徒らに、膨大な利益をもたらす。

真にガンを癒し、治す自然な食事療法の存在は、〝かれら〟にとっては邪魔なだけだ。

なぜなら三大療法は、ガン患者を死なすが、食事療法は、ガン患者を生かすのだ。

その他の代替医療も同じだ。

だから、悪魔の使徒たちは、これらの療法に牙をむき、攻撃を仕掛けてくる。

たとえば、米国立衛生研究所（ＮＩＨ）のＭ・シムキン医学博士も、そのような悪魔の僕《しもべ》の一人だが、彼は一九七三年、ガンについて内部向け「教育資料」で、こう、ののしっている。

「……食事療法のみによるガン治療は、エセ医療の領域である」

## 食事療法こそ、ガン治療の中心となる

### ●病気の最大原因は食べまちがい

ところが、この露骨な攻撃は、見当はずれの醜態であった。

その後、『マクガバン報告』（一九七七年）、『チャイナ・スタディ』（二〇〇五年）など、食事と疾病の関係を立証する調査報告があいついで発表されているからだ。

もはや、現代人の病気の最大原因が、「食」の過ちであることは、火を見るより明らかだ。

シムキン博士の食事療法攻撃にもかかわらず、正反対の真実を示す証拠が、世界中に溢れている。

これら、膨大な証拠を無視することもできず、なんと、ロックフェラーに支配され続けてきた米国ガン協会ですら、一九八四年、『ガンを防ぐ養生法』という特別リポート公表に、追い込まれている。

①肥満をさける。
②摂取脂肪比率を全カロリー三〇%以内に。
③植物繊維を多くとる。
④ビタミンA、Cが豊富な食物を多くとる。
⑤青葉やアブラナ科の植物を。
⑥アルコールをなるべく控える。
⑦塩漬け、薫製、亜硝酸塩の添加食品をさける。

マリンズ氏も「これは非常に良識ある養生法」と評価する。

「しかしながら、米国ガン協会や国立衛生研究所は、その後も、このような方法をとくに強調することなく、多くの医者たちも、担当のガン患者にたいして、こういった方法を勧めることはない」(同氏)

①～⑦の食養生法は、ガンで苦しんで死ぬことを考えれば、じつにカンタンなことである。しかし、ガン・マフィアたちは、そんな、かんたんなことでガン患者に治ってもらっては、困るのである。悪魔の商売もあがったりで、干上がってしまう。

だから、〝かれら〟は今も、食事療法の効能については、まったく触れない。患者にも教えない。

しかし、抗ガン剤、放射線、外科手術の三大療法は、「代替医療に比べて効果がないどころか、逆に患者を死なせている」と、アメリカ政府や研究機関までが、次々に認めている。

一九八五年、米国立ガン研究所（ＮＣＩ）所長デヴュタ証言などは、その走りにすぎない。

アメリカだけでなく、世界のセレブや、インテリ層は、とっくの昔に三大療法に見切りをつけて、自然食やヨガ、筋トレなどの代替医療に大きくシフトしている。

いまだ、三大療法にすがっているのは、〝洗脳〟された哀れな迷える小羊の無知なる庶民大衆のみなのである。

## 自然な食事をせよ！　治癒力は最大となる

### ●未精白、未加工の穀菜食を！

「……日本やアジアのひとびとは、昔ながらの食習慣にもどれば、心臓血管による病気、糖尿病、多くのガン、さらにその他、数多くの病気にかかるリスクははるかに低くなるでしょう」

二〇一七年一〇月、来日講演を前にしたコリン・キャンベル博士のメッセージ。

博士が指導する栄養法は実にシンプル。それは「プラントベースのホールフード」。

植物中心の全体食は、古くからアジアのひとびとにとってなじみ深い当たりまえの伝統食です。

「この食事より勝る治療法を、私は知らない」と、博士は断言する。

「……薬などの化学物質によって、治療を試みたとしても、『最もヘルシーな食べ物』が体にもたらしてくれるパワーには、とうてい、かなわない」

その理想食を、さらに正確にいえば、――未精白、未加工、穀菜食――。

それは、なんと野生動物の食べ物こそベストということなります。しかし、農業、調理の文明を経て、進化した私たち人類は、野生動物とまったく同じような食事はできません。

しかし、自然な食事であることは、変わりありません。

「……何千年ものあいだ、果物、種子類、穀類、野菜は、『人間の食事の基本』だった」(オリバー・アラバスター医師、ガン専門医・血液専門医)

だからできるだけ、精白、加工しない穀物食をキャンベル博士はすすめている。

## ●肉食でガン多発、短命で終わる

ここまで読んで、「おいおい、自然な食事で、肉食が欠けているゼ!」と、不満になったかたもいるでしょう。

「スタミナ食の肉を忘れちゃあ、困るなあ」と肩をすくめたあなた。肉類は、史上最悪の〝発ガン物質〟だった、という事実を、まだごぞんじないんですか？
ＷＨＯですらハム・ソーセージなど加工肉は五段階でワースト発ガン性、赤肉も上から二番目の発ガン物質と断定・公表しているのです（参照３１９ページ）。

「縄文人など古代人やイヌイットなども肉を食ってたじゃないか！」

それは、他に食べるものがないから、やむをえずに、食べたのです。

だから、残念ながら彼らは、ほとんど短命なのです。

戦後日本で、大腸ガン死や心臓病死が猛烈な勢いで激増しています。

それは、日本人が、〝あこがれ〟のアメリカ人と同じ食生活にシフトした結果なのです。

## ●三〇年、肉を食べてない（P・マッカートニー）

欧米のインテリ層、セレブたちは、肉食の恐ろしさに気づき、つぎつぎにオーガニックでベジィ（菜食）の暮らしにシフトしています。

典型的なベジタリアンとして有名な、歌手ポール・マッカートニーの言葉です。

「……ぼくは、三〇年以上、肉を食べてないんだ。もし、肉を食べてたら感じられなかったようなエネルギーを感じている。それと、人生に対する喜びだね。これらは、ベジタリアン・フードがあたえてくれていると思う」

彼は、ビートルズメンバーの一人、ジョージ・ハリソンがガンで死んだことにショックを受け、菜食にめざめたと言われています。

さらに、名言をつづけます。

「……肉を食べないと、病気になることがない。たとえ病気になっても、症状は軽い。そして、すぐに回復する」(ベンジャミン・フランクリン、政治家)

「……われわれが〝食用〟で『動物を殺す』と、最後に動物が『われわれを殺す』。その肉は菜食者であるわれら人間の食物ではないからだ」(ウィリアム・C・ロバーツ医師、心臓病理専門医)

## 体内の〝一〇〇人の名医〟に仕事させよ

### ●自ら修復のチャンスを与える

「自然な食事こそ、最上の医師である」(キャンベル博士)

それは、医聖ヒポクラテスの箴言と、まったく重なります。

**――人は自然に近づくと病気から遠ざかり、自然から遠ざかると病気に近づく――**

人間は自然に近づくほど、体内の〝一〇〇人の名医〟が、活躍してくれるのです。

この〝名医〟(自然治癒力)の存在に、現代の医師たちも深く敬意を表するようになっています。

「……人間の体には、ほかのどんな機械にもない能力がある。それは、〝みずから修復する〟という能力だ！」（ジョージ・クライル・ジュニア医師、外科医、「クリーブランド・クリニック」共同創設者）

アフリカ奥地で医療に生涯を捧げ、〝密林の聖者〟と称えられ、哲学者、音楽家でもあったアルベルト・シュバイツァー博士もこう断言している。

「……『体の中の医師』にまかせよ！　どの患者にも、体の中に〝医師〟がいる。この〝医師〟に仕事のチャンスを与えさえすれば、私たちは、このうえなく健康をたもつことができる」

古代ギリシヤの医聖も、現代の医聖も、まったく同じことをいっている。

真理のなんとシンプルなことでしょう！

「……健康は、ただひとつ『健康的な生活』を通してのみ、えられる」（ケキ・シドウ医師、自然療法医、詩人）

## 使った、治った、効いた！　〝三た主義〟の迷信

### ●プラシーボ（偽薬）効果も自然治癒力

よく、抗ガン剤批判をすると、必ず、つぎのような反論がかえってきます。

「でも、抗ガン剤で、治った例があるじゃないですか？」

これは、ほかのクスリでも、聞かれる反論です。

「ナントカという薬をつかったら、病気が治った！　だから、このクスリは効果がある」

つまり……「使った」「治った」「効いた」……という〝三段〟論法です。

これを、別名、〝三た主義〟といいます。

じつは、この三段階には、なんの因果関係も証明されていません。

しかし、Aという抗ガン剤を投与した……患者が治った！……素晴らしい！……抗ガン剤Aが効いた……。医者も、患者も、小躍りしてよろこびます。

その歓喜に、水をさすつもりは、ありません。

しかし、それは、おおいなるかんちがいなのです。

あなたは、プラシーボ効果というのを、ごぞんじですか？

別名、〝偽せグスリ効果〟。その正体も自然治癒力なのです。

## ●ウドン粉でも〝治る〟不思議

ウドン粉でも、医者が「このクスリは、奇跡のクスリで、病気は必ず治ります」と、厳《おごそ》かに投与すると、アラ、不思議……病気がケロリと治ることが、じっさいにある。

それは、ウドン粉が治したのでしょうか？

そうではありません。「治る」という医者の言葉を信じた患者の体内に奇跡のスイッチが入ったのです。そう……体内の一〇〇人の医者たち……の枕元の目覚まし時計がいっせいに鳴り始めた。つまり、自然治癒力のスイッチが入った。

だから、病気がケロリと治った。

患者の病気を治したのは、ウドン粉でなく、「治る」と信じた心……つまりは、自然治癒力なのです。

抗ガン剤で治った……という例も、これと同じです。

「治る」と信じた心が自然治癒力にスイッチを入れた。

ただ、ウドン粉は無毒です。抗ガン剤は猛毒です。そのちがいは、天と地ほどあります。

## ガンと抗ガン剤、〝両者〟への勝利者たち

### ●抗ガン剤が〝効いた！〟のかんちがい

「万病は〝体毒〟で生じる」

この根本原理を思い出してください（参照第10章）。

西洋医学中心の現代医学者ですら、万病の〝体毒〟原因説に気づいています。

「……病気の症状とは、『健康体にもどすための〝浄化のプロセス〟であり、悪い原因をとりのぞけば、悪い結果は、おのずと消えていく』」（ロバート・ウォルター医学博士）

さらに、本書で述べた……万病症状＝治癒反応……という真理に、あの看護師ナイチンゲール（一八二〇～一九一〇年）ですら、気づいていたのです。

「……わたしたち自身がもたらした『好ましくない状態』を、体がみずから改善しようとする反応が『病気』なのです」（フローレンス・ナイチンゲール）

彼女は近代看護学を確立した功労者として、あまりに有名です。

クリミア戦争(一八五三〜一八五六年)で、敵味方の区別なく、戦傷兵を看護したことから、その気高い精神は、ナイチンゲール精神として称えられています。

西洋医学の看護師が、東洋医学の根本原理に目覚めていたことにおどろきます。

とうぜん、ガンという病気も、その「症状」こそが、治癒反応だった……のです。

しかし、ナイチンゲールの覚醒も、その後の医学界では、完全黙殺されて、今日にいたります。

## ●ガン(体毒)と抗ガン剤(薬毒)に勝つ

ガンは、〝体毒〟を一か所に集め、血液をきれいにする。そのために発生した浄化装置です。

それにたいして、化学療法で用いられる抗ガン剤の正体は〝猛毒〟です。

それを体内に注入された患者は、〝体毒〟に加えて、抗ガン剤という〝薬毒〟とも、闘うことになります。それでも、生還する患者もいるでしょう。

その患者は、ガンという〝体毒〟と抗ガン剤という〝薬毒〟、二つの〝毒〟との戦いに、なんとか、かんとか、勝ち残ったのです。

患者を勝たせたのは、いうまでもなく自然治癒の力です。

患者は、ガン(体毒)と抗ガン剤(薬毒)という二つの戦いを強いられたのです。

それに勝ち残った、体内の〝一〇〇人の名医たち〟に拍手を送るべきでしょう。

「……多くのひとのばあい、薬を使わなくても、回復する。薬を飲んだにもかかわらず、回復す

るひとは、もっと多くいる」（ジョン・フォーブス医学博士）
フォーブス博士は、薬で治ったようにみえるひとも、実は、自然治癒力で回復している……と、皮肉をこめて指摘しているのです。

（『超健康革命・名言の教え2』グスコー出版、参照　一部要約）

## ●ガン死者八〇％を虐殺！ガン治療

ガンは、古代では、かなりまれな病気だったにちがいない。

聖書にも、古代中国の医書『黄帝内経』にも載っていない。

この疾患は、伝統的社会ではほとんど知られていなかった。

しかし、産業革命の進展にともない蔓延《まんえん》した。ガン死者は、一八三〇年代のパリで死亡者全体の二％、一九〇〇年、米国で四％にすぎなかった。

古代では、ほぼ皆無。産業革命後での〝蔓延〟でも二〜四％……。

しかし、現代日本では二人に一人がガンと〝診断〟され、三人に一人が〝ガンで死ぬ〟……。

なにかが狂っている。なにかにだまされている。そう、思わないほうが、おかしい。

「ガン患者増加にともない、それに対処するための『現代的』治療法が現れた」（マリンズ氏）

それが……「切る」（外科手術）、「叩く」（抗ガン剤）、「焼く」（放射線）……の三大療法である。

それらが、ガンを治せないどころか、少なくともガン死者の八〇％を虐殺している（O大学、臨床研究）。

●マウスにペンキを塗った！ 研究者

「……『ガン研究』なるものの大部分は、試験データをねつ造したインチキである。その確かな証拠が、いままでに数えきれないほど暴かれている」（マリンズ氏）

たとえば、NCI（米国立ガン研究所）が九八万ドルをボストン大の某研究者にだまし盗られた事件。この研究者は、試験データ改ざんが露見。解雇され、研究費サギも発覚した。

さらに、あきれた珍事件もある。

「……ガン実験結果を〝立証する〟ため、試験用マウスに、さまざまな色を塗るという事件が起きた」「W・サマリン博士は、ガンの皮膚移植が〝成功〟したかのように見せかけるため、マウスにペンキを塗った事実を認めた」（同）

むろん、これらは、まったく氷山の一角にすぎない。

## ガン治療こそ殺人儀式、現代の悪魔教である

●日本も米国と同じ底無し腐敗

これら米国の医学研究の腐敗、堕落は、そっくり日本にも当てはまる。

実質、アメリカの〝植民地〟であり〝奴隷国家〟であるニッポンは、医療利権も、〝かれら〟に徹底的に支配、管理されている。

はっきり言って、医療マフィアのドン、ロックフェラー財閥の支配に、いっさい逆らうことを

許されない。

こうして、反骨医師は大学医局を追放され、病院を追われ、最悪、ガン患者を真に治した〝罪〟で、警察に逮捕の憂き目に会う。

それでも、米国本土なみに、軒並み〝暗殺〟される医師、研究者が少ないのは、いささか救いといえる。

## ●悪魔教の始祖ウイルヒョウ

以上のように抗ガン剤の〝三た主義〟の〝使った〟〝治った〟〝効いた〟……は、徹底的にねつ造されている。しかし、抗ガン剤療法のペテン〝三た主義〟迷信に、医師ですら気づいていない。患者にいたっては、医師がウソをついているなど、思いもよらない。
その迷妄は、現代医学の開祖ルドルフ・ウイルヒョウにまでさかのぼる。
生命の根本原理、「自然治癒力」を否定した男だ。
それに、対してめざめた医師たちは、悪魔的なガン治療を、真っ向から批判している。
「……人間によって開発された治療法は、すべて人間に跳ね返ってきて、害をあたえる」（ジョン・ティルデン医学博士）
「……病気の根本原因を、とりのぞかず、症状や痛みを無くすことだけに目を向けていると、高い代償を払い、苦しむことになる」（T・C・フライ、自然健康・治癒学博士）
その〝高い代償〟が、超猛毒の抗ガン剤による、地獄の苦しみであり、じっさいの苦悶の死なのです。

# 第12章　ファスティング（断食）は、ベストのガン治療

## ――究極デトックス（排毒）でガンは消える！

## ガンは、血液の「浄化装置」、患者の「延命装置」

### ●犯人は〝過剰な〟栄養だった！

なにごとも、原因がわからなければ、解決できません。

西洋医学は、ガンがどうしてできるか？　という謎も理解していない。

ガンのできる原因がわからなければ、治療できるはずはありません。

だから原因を無くす。

これが、物事の解決法の根本です。

ガンの原因を断てば、存在理由が無くなり、消えていく。

これが、ガン治療の根本的な原理です。

困り果てた、西洋医学のお医者さんは、ため息まじりに、こうつぶやきます。

「まあ、しいて言えば、発ガン物質ですね」

つまり、発ガン物質が遺伝子を傷つけ、そのため細胞がガン化して、増殖する。

これが、一般的に言われているメカニズムです。

ところが、発ガン物質を与えても、ガンができるばあいと、できないばあいがあるのです。

強い発ガン物質アフラトキシンをネズミに投与しても、牛乳たんぱく（カゼイン）を五％与えた群は、ガンはまったく増殖しません。しかし、四倍の二〇％に増やすと、ガンは約二〇倍と、ケタはずれの猛増殖を始めるのです（320ページ参照）。

つまり、ここでガンの原因は、発ガン物質ではなく、牛乳たんぱく（カゼイン）なのです。

つまり、犯人は〝過剰な〟栄養だった……！

## ●最悪の敗血症をさける緊急措置

これは、ネズミの代謝能力を超えるカゼインを与えたため、過剰なたんぱくが血液を汚し、それがガンに変化した、と考えられます。つまり、血液の汚れが、ガン腫瘍に変貌したのです。

なぜ、このような変化が起きたのでしょう。

それは、患者の体に〝毒〟がたまっていったからです。

体は、それを体中の細胞、組織から臓器にたくわえ、なんとか血液をきれいに保ちます。

しかし、限界を超えると、血液までもが汚れてきます。


「……するとネ」

森下敬一博士（国際自然医学会・会長）は、少し、顔を曇らせながら続けます。

「……血液が汚れてくる。それが進むと、どうなるか？　敗血症になる。これは血液が腐敗する病気です。つまり、腐る。これを発症すると数日以内に患者は確実に死にます」

血液が極限まで汚染されると、敗血症で死ぬ！

「体は、その最悪事態を回避するために、血液の〝浄化装置〟をつくるのですね」

――〝浄化装置〟とは……？

**森下**「体の中の弱った臓器が、みずから犠牲になって、そこに血液の汚れを集めるのです」

――つまり、〝ゴミ溜め〟をつくる？

**森下**「そうです。そうです。その臓器が〝ゴミ溜め〟になる（笑）。そこに、血液中の汚れが集まるので、血液はなんとか、きれいに保たれる」

――だから、ガンは血液の「浄化装置」である、と？

**森下**「そのとおり。患者を敗血症で急死させないための緊急措置ですね。それで、患者はなんとか、延命される」

## ●ガン治療の根本原理は排毒

――生命って、ほんとうに、よくできていますねぇ！

**森下**「ガンだって、だからありがたい。数日で死ぬところを、数か月、数年……と、生かし続けてくれるのですからネ」

――だから、ガンの二つ目の役割は、患者の『延命装置』……！

**森下**「そのとおりです。ガンという現象も、生命が存続するための、ありがたい命の摂理なのです」

――まずは、ガンに感謝すべきですね。だって、血液をきれいにし、延命させてくれるわけですからね。現代医学は、「ガンを叩く、焼く、斬る」と、三大療法で、攻撃することばかり考えていますが、トンデモナイことですね。

**森下**「ガンは敵ではない。命を救ってくれた味方なんです。血液の汚れの原因となった〝体毒〟を、体の外に出してしまえば、ガンも消えていきます」

――もう、〝ゴミ溜め〟は、不要となりますからね……。つまり、ガン治療の根本原理は排毒（デトックス）ですね！

**森下**「そのとおりです」（森下先生は、大きくうなづかれた）

## ファスティング（断食・少食）は万病を治す

### ●断食は万病を治す妙法（ヨガ奥義）

排毒（デトックス）といえば、まっさきに思い浮かぶのがファスティング（断食・少食）です。

五〇〇〇年以上の歴史を誇るヨガの奥義はこう諭します。

**――ファスティングは、万病を治す妙法である――**

断食の目的は、自己浄化（セルフクリーニング）です。これに尽きます。

食を断つ。つまり、インプットを断つ。すると、生命のシステムは、アウトプット（排出）のみとなります。すると、体内にたまった毒素（体毒）は、すみやかに排泄されていきます。

あとには、大自然が与えてくれた、理想の身体が残るのです。

もはや、病気など、なりようがありません。だから万病も消えていく……。

なんとシンプルな、生命の理（ことわり）でしょう！

万病の中でも、ガンは、もっとも〝体毒〟（汚れ）が、体にたまった状態です。

「浄化装置」「延命装置」のガン腫瘍は、まさに〝汚れ〟の塊《かたまり》です。

この〝体毒〟を体外に出し切る——これが、まさにガン治療の要諦なのです。

## ●薬物療法の愚行（体毒＋薬毒）

そこで、ハタと気づきました。

ガンは〝体毒〟で生じている。現代医学は、これに〝治療〟と称して抗ガン剤を投与している。

これは、猛烈な〝薬毒〟です。

つまり〝体毒〟で汚れきった患者の体に、こんどは〝薬毒〟という汚れを投入しているのです。


——〝体毒〟＋〝薬毒〟——


つまりは、「毒プラス毒」で体内の〝毒〟は倍増します。

ガンは、必死で血液の汚れを浄化しているのに、そこに、あらたな汚れ〝薬毒〟を投与する。

これが、抗ガン剤治療の実態なのです。

〝ゴミ溜め〟のガンは、さらに、〝薬毒〟の汚れも引き受けざるをえない。

つまり、〝ゴミ溜め〟は、さらに大きく膨れていく……。

なんと、愚かなことでしょう。なんと、空しいことでしょう。

これは、他の病気でも同じです。薬物療法全体に通じる愚行です。

万病も〝体毒〟で生じるのです。

そこに、〝治療〟と称して、薬物療法（アロパシー）は薬（毒）を投与する。

これも「毒プラス毒」です。病気は〝体毒〟で発生している。そこに、さらに〝毒〟を加える。

〝体毒〟を増やしてどうするのですか。病気が治るわけがない。

子どもでもわかるシンプルな理屈です。それが、現代医学の医者たちには、理解できない。

頭が悪すぎます。ほんとうに愚かだと思います。

## 「断食は、ガンと闘うベストの方法だろう」（タイムズ紙）

### ●免疫細胞を増やしガン治療に役立つ

今、世界中の医療現場で、断食療法が注目されています。

古代ヨガが「万病を治す」と喝破した療法が、現代によみがえってきたのです。

「断食（ファスティング）は、ガンと闘う最良の方法だろう」

英字新聞の見出しに、目がくぎ付けになりました。世界的に有名な『タイムズ』紙のトップ記事です。

中見出しには「それは、治療を加速する」とあります。

「……断食は、過去には深い瞑想や、精神的治癒に用いられてきました。しかし、現代科学は、断食の潜在的な健康上の効能を再認識し始めています」（同紙）

報告されているのは南カリフォルニア大学での最新研究です。

ネズミを長期間断食させると驚くべき現象が起こっていました。

「……断食は、免疫系の損傷を防ぐだけでなく、血球細胞を生成させる。これらは免疫系の細胞を増強し、ガン治癒に役立つ」（同）

つまり、断食は、ガンと闘う免疫細胞を強化するのです。

## ●再生を加速、もう再生医療は無意味

さらに、具体的にみてみましょう。

「六か月に一度、二～四日間、ネズミに断食させると老化細胞や損傷細胞が消滅することが判明した」（同）

つまり、古い弱った細胞が分解され、新しい細胞が再生している。

高齢学／生物学の権威であるバルター・ロンゴ教授（ＵＳＣ長寿研究所所長）も、驚きを隠さない。

「長期の断食が、このような劇的効果を発揮するとは、まったく予想外。断食は、造血系の幹細胞再生を促進する重要な役割を果たしている」

幹細胞とは、いわゆる万能細胞のこと。つまり、断食が細胞新生、再生を加速する。

ロンゴ教授は、断食が細胞再生を加速することを認め、現代の再生医療を厳しく批判する。

「……断食すれば自然に細胞は再生する。なら、何百万ドルも再生医療に費やすのは無駄ではないか？　医薬品を用いた再生医療の試みのツケは国民に押しつけられる。そんな巨額の金をいったい誰が負担するのか？」

つまり、経費ゼロの断食で、組織、臓器が新生するなら、高額再生医療などナンセンス！　と、この学者は憤慨しているのです。

## ●断食こそが真の再生医療である

この南カリフォルニア大のファスティング実験は、重大な真実を証明しています。

それは、断食が細胞新生を促進する、という事実です。

断食が病気を治癒するメカニズムは、三段階あります。

**（1）自己浄化：〝体毒〟を排泄することでクリーンな体になります。**

**（2）病巣融解：病巣が最優先で融解し分解され排出されていきます。**

**（3）組織新生：その後に新たな細胞が新生して組織が再生されます。**

この三ステップを理解しないと、断食が万病を治すという理論も判りません。

『タイムズ』記事は現代医学も、この断食による治癒現象の一端に到達したことを示すのです。

（3）でわかるように、断食（ファスティング）こそが、真の再生医療です。

お金のかからない断食で、組織や臓器が再生する。なら、何百、何千億円もの巨費を投入する再生医療研究など、ナンセンスです。iPS細胞など、そのさいたるものです。

われわれの血税をムダに投入している愚かさに気づくべきです。

ロンゴ教授の怒りも至極もっともなのです。

## ●断食で、ガンはまっさきに消える

『タイムズ』紙は、「断食こそが、ガンと闘う最良の方法ではないか」と訴える。

それは、正しい。患者の血液「浄化装置」のガン腫瘍は、まさに〝ゴミ溜め〟。つまりは〝毒溜め〟です。わかりやいくいえば、〝毒袋〟です。

では——。ガン患者がファスティングすると、どうなるか？

森下先生は、ニコニコしながら、こう語るのです。

「それがねぇ、体は、まっさきにガンをデトックスするんですよ。だから、〝ゴミ溜め〟が、まっさきに空になる」

毒袋はしぼんでしまう。こうして、ガンは消滅、完治するのです。

ここまで、聞いても、そんなにかんたんにいくものかね？　と、首をひねるかたがほとんどでしょう。

# 直径一〇センチのガンが半年で消えた！

## ●三大療法をきっぱり断る

ファスティングで、直径一〇センチのガンが、わずか半年で消滅、完治した例をご紹介しましょう。三七歳の主婦、菊永さんの治癒例です。写真12―1は、五か月間のファスティング経過と、それに伴うガンの消滅を証明しています（写真12―2、MRI画像）。

菊永さんは、下腹にできたコブは、ヘルニアだとばかり思っていました。ところが、東大病院の診断で、デスモイド腫瘍という特殊なガンであることが判明。主治医の助教授は、即、手術、抗ガン剤、放射線の三大療法をすすめました。

「お断りします！」

決然とした態度に、彼は戸惑った。

「エエッ？　……では、どうするんですか」

「自分で治します」

「どうして、治すんですか？」

「断食で、治します」

「餓死しますッ！」助教授は叫んだ。

しかし、気丈な彼女は「…失礼します」と、踵《きびす》を返して部屋を後にした。

■ファスティング（断食）で10㎝のガンが消えた！

写真12－1

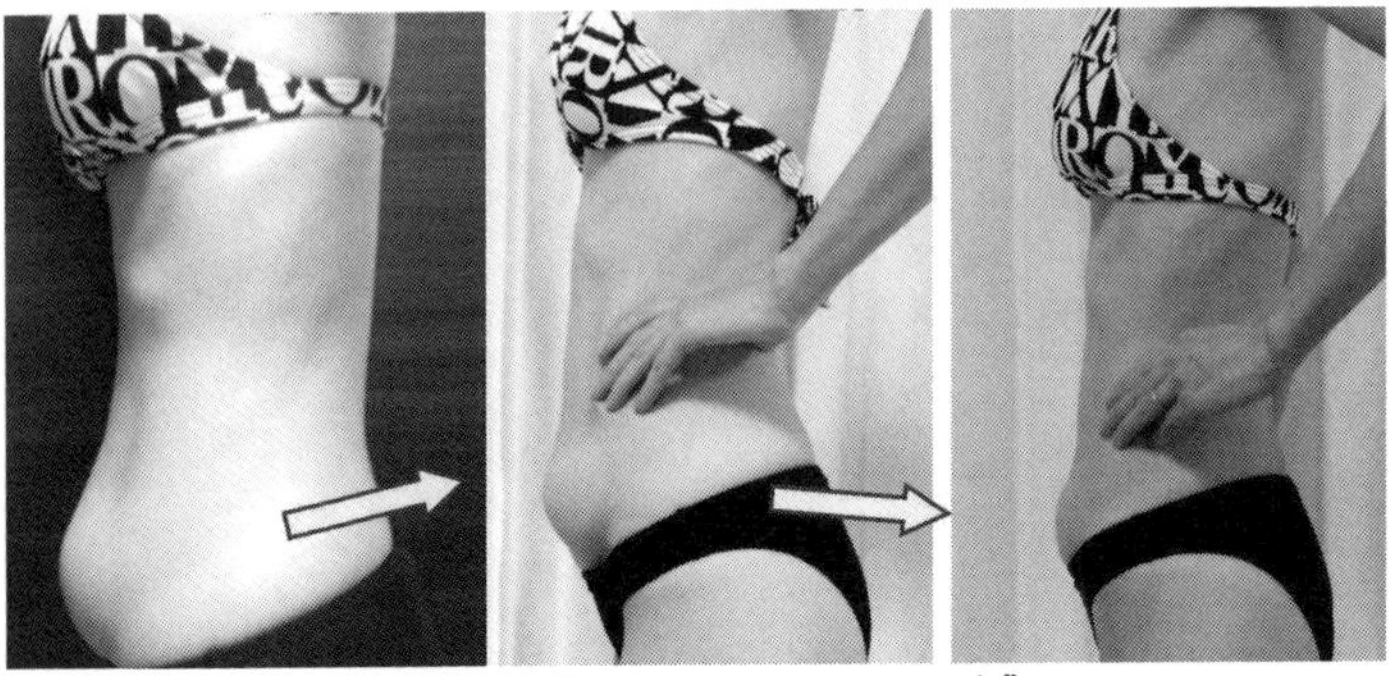

4.0Kg 減　1.7Kg 減

東大医学部の助教授を相手に、たいしたものです。

あとでのエピソード。菊永さんは、笑顔でわたしに近づいてきて「先生は、命の恩人です」という。何のことか、首をかしげると「じつは、病院で診断を受ける二週間ほど前に、ユーチューブで先生の『抗ガン剤で殺される』という映像を見ていたのです。だから、キッパリ断わられたのです。見ていなかったら、抗ガン剤治療などを受けてたでしょうね」

## ●みるみる排毒、半年で消滅した

彼女は八日断食、一日一食二二日断食と挑戦を続け、乗り切った。

その前にもプレミアムデトックス八日間、七日間、さらに、一日一食計二二日と、見事にファスティング（断食、少食）をやりとげた。

写真でも、おなかのふくらみが急速にちぢんでいることがわかる（写真12－1）。

これだけの断食でも、体重は五・七キロ減っただけ。

## ■ MRI画像が半年後の消滅を証明

写真12－2

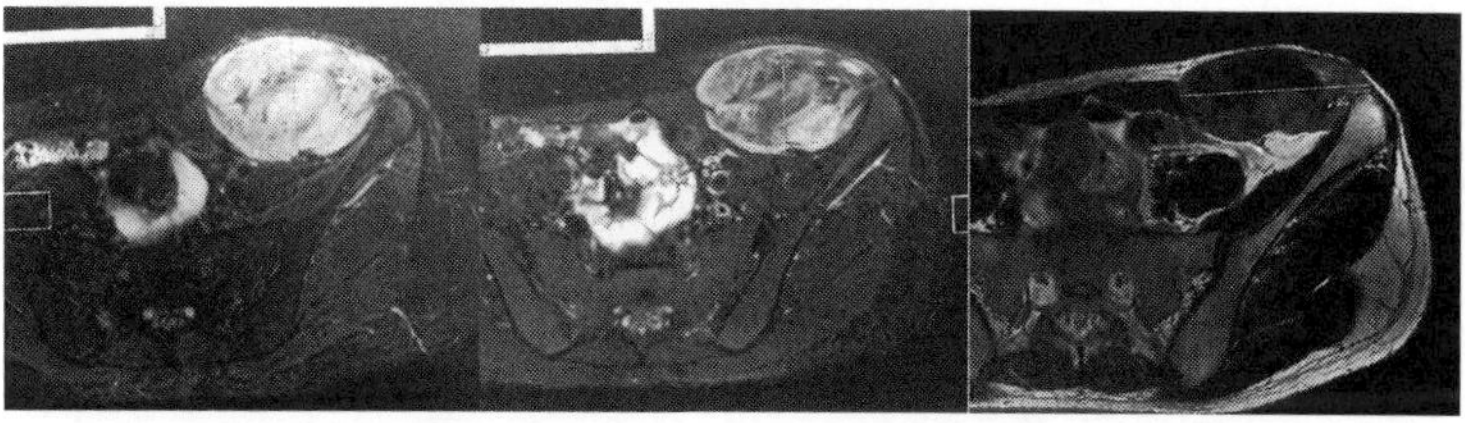

ビフォーより、アフターのほうが、ひきしまり、すらりとしている。

むろん、これだけのファスティング療法は、きちんと指導者について行った。

現在、ファスティング・インストラクターの資格を持ったひとが増えている。

心強いかぎりです。

一週間以内のファスティングなら、自分で行うことも可能です。

しかし、それ以上のばあい、必ず、インストラクターの指示にしたがって行うことです。

菊永さんのＭＲＩ画像（写真12－2）を見ると、断食開始から二か月で、腫瘍の影が薄くなっています。

まさに、森下先生がいうように、ガンから最優先で〝毒〟が抜けていくのです。

約半年後、彼女を診察した主治医の助教授は腫瘍の消滅に絶句した。

完全に消え失せたＭＲＩ画像に、目を見開いた。

「どんな、治療法をなさったんですか？」

「ファスティングだけです」

菊永さんは、ほほえんだ。すると、医師は、引き出しを開けて、ノートを取り出し、机の上に広げた。そして、ペンを握って、こう彼女に言った。

「ぼくに、ファスティングというのを、教えてください……」

## 「食は血となり肉となる」千島・森下学説の真理

### ●学界は総力をあげて圧殺した

ファスティングの効能を、鮮やかに説明する理論が存在します。

それが、千島・森下学説です。

半世紀も前に確立し、人類の生理学・医学を根底から塗り替えると称賛された理論です。

しかし、医学界から徹底した弾圧にあい、圧殺されたまま、今日にいたります。

既成理論は、既得利権を産みます。

それまでのカビの生えたような古い理論にしがみついてきた学者たちは、その既得権が侵されることに、猛烈に反発し、攻撃し、この画期的な学説を潰《つぶ》したのです。

医学界だけでなく、製薬業界も、総力をあげて、圧殺してきました。

その背後に、秘密結社やロックフェラーらの思惑があったことは、まちがいありません。

千島・森下学説を認めることは、世界の膨大な医療利権の崩壊、喪失を意味したからです。

しかし、こうして歴史の闇に封印された幻の理論が、いま、不死鳥のように、よみがえってきたのです。

この画期的な理論を打ち立てた二人の学究の名は、歴史に栄冠に刻まれるべきでしょう。

一方の千島喜久男博士は、すでに他界されています。もう一方の森下敬一博士（前出）は、健在です。

オン年九〇歳にして壮健無比。いまだ、日本の自然医学の泰斗《たいと》として、日々、診療、執筆、講演などの多忙な日々を過ごされています。

博士が会長を務める国際自然医学会の会報『森下自然医学』（月刊）は、先生の人生の足跡が刻まれています。

## ●1腸管造血、2細胞可逆、3細胞新生……

千島・森下学説は、三つの理論から成立しています。

**(1) 腸管造血**：近代医学は、血は骨で作られる、と主張し、いまだ、そう教えられています。しかし、森下博士らは「血は腸で作られる」事実を観察し証明しています。

**(2) 細胞可逆**：血球は体細胞に変化する万能細胞です（同化作用）。飢餓・空腹では、今度は逆に「体細胞」が「血球細胞」に戻ります（異化作用）。

**(3) 細胞新生**：「食」は「血」となる。つまり無生物（栄養）から血球細胞が新生しています。

以上は、たんなる仮説、空論ではなく、すべて気の遠くなるような観察・実験を経て証明されたものです。

だから、千島・森下学説に対する明確な反論はゼロです。

それどころか弾圧、封印され半世紀もの間にこの学説を支持する知見、理論が続出しています。

## オートファジー現象も五〇年前に実証

**●断食で浄化、治癒、再生が加速**

同学説の真理を明解に示すのが、以下の諺（ことわざ）です。

**「食は血となり肉となる」「肉は血となり食となる」**

上は「同化作用」、下は「異化作用」です。

ファスティング（断食・少食）で起こるのは、「異化作用」です。

「肉」（体細胞）が「血」（血球細胞）にもどり、さらに「食」（栄養素）に変化します。

この過程が、オートファジー現象なのです。大隅良典・東京工業大名誉教授が二〇一六年、この研究でノーベル賞（生理学・医学）を受賞しています。

しかし、この現象と理論は、すでに森下博士らが五〇年以上も前に観察し、実証しています。

ノーベル賞を授与するなら、森下博士に与えられるべきなのです。

しかし、ロックフェラーなど〝闇の勢力〟に支配されてきたマスメディアは、その事実には、いっさい触れません。その圧力におびえ、書くことはできないのです。

## ●骨造血説も単純なかんちがい

ちなみに近代医学・生理学が「血は骨でできる」とかんちがいしたのも、わけがあります。研究者は骨髄に血球細胞があるのを見て、「血は骨でできる！」と叫んだのです。

これは、「異化作用」で、骨細胞の一部が血球細胞に戻ろうとしていたにすぎません。「体細胞」→「血球細胞」の現象の一つにすぎません。

たとえば、肝臓細胞が血球細胞に変化する現象などは、もはや医学界では常識です。

全身の臓器が同様に、「血球細胞」にもどるのです。

だから、「血は骨でできる」と主張したら、まちがいです。

おおもとの血球細胞は、腸で食物からつくられているのです。

このように千島・森下学説は、これまで生理学、医学のミステリーといわれてきた現象を、まさに鮮やかに証明、解説するのです。

しかし、メンツにこだわる医学者、研究者たちは、意固地にソッポをむいて、無視をつづける。

まさに、保育園レベル。あきれはてて苦笑するのは、わたしだけではないでしょう。

## ●腹六分マウスは二倍生きた！

次のような衝撃的な実験報告があります。

### ――カロリー制限した腹六分マウスは、

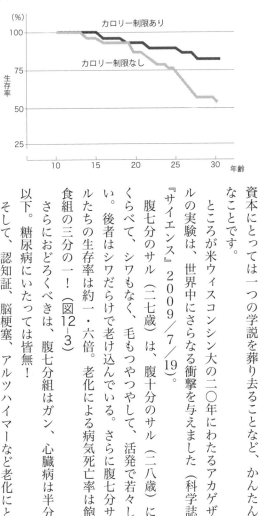

## 腹十分マウスの約二倍寿命がのびた――（米コーネル大、C・M・マッケイ教授）

これは、なんと一九三五年の実験論文。それが七五年間も封印されてきたのは、食糧業界の圧力でしょう。人類が、腹六分で寿命が二倍延びることに気づいたら、食糧市場は半減してしまう！　世界規模の巨大資本にとっては一つの学説を葬り去ることなど、かんたんなことです。

**■腹七分サル群は飽食群の 1.6 倍も生き残った！**

図 12－3　アカゲザルの生存率

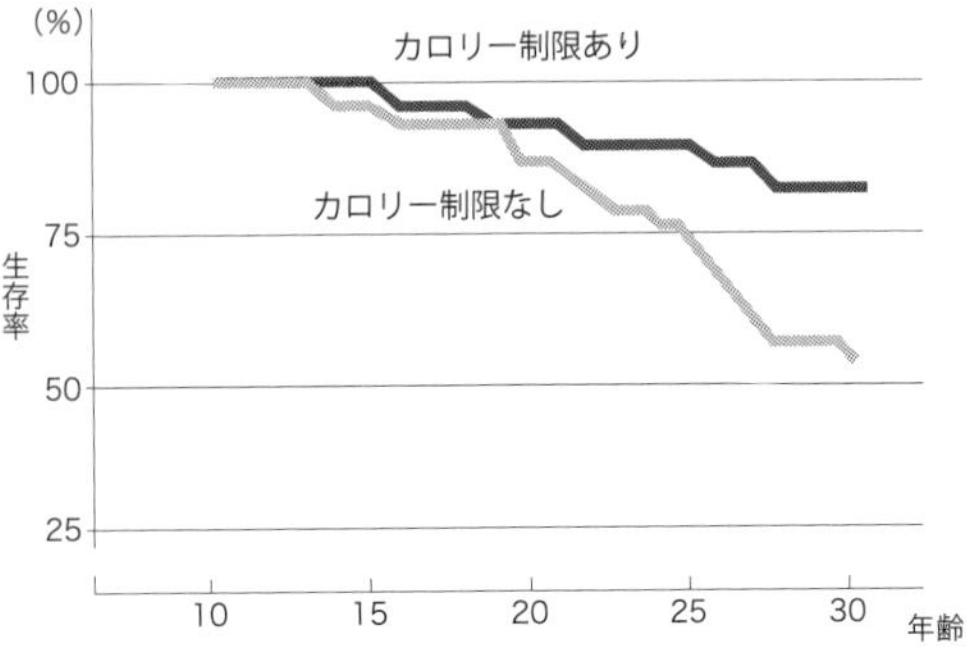


　ところが米ウィスコンシン大の二〇年にわたるアカゲザルの実験は、世界中にさらなる衝撃を与えました（科学誌『サイエンス』２００９／７／19）。

　腹七分のサル（二七歳）は、腹十分のサル（二八歳）にくらべて、シワもなく、毛もつやつやして、活発で若々しい。後者はシワだらけで老け込んでいる。さらに腹七分サルたちの生存率は約一・六倍。老化による病気死亡率は飽食組の三分の一！（図12-3）

　さらにおどろくべきは、腹七分組はガン、心臓病は半分以下。糖尿病にいたっては皆無！

　そして、認知証、脳梗塞、アルツハイマーなど老化にともなう脳疾患もみられず、脳の健康も良好だった。

「カロリー制限」は、あらゆる面で若さと健康をあたえてくれたのです。

ぎゃくにいえば、飽食サルは老化し、ガン、心臓病、糖尿病で早死にしていった。

どっちがハッピーな人生（いや猿生）か、かんがえてみよう！

## ●長寿たんぱく・遺伝子がオンになる

さらに、長生きには長寿たんぱくや長寿遺伝子が備わっていることも、明らかになっています。

これらはいずれも、カロリー制限でスイッチ・オンになるのです。

長寿遺伝子を発見したのはマサチューセッツ工科大学（MIT）のレオナルド・ガレンテ教授。彼が発見した長寿遺伝子「サーチュイン」は、「カロリー制限」「空腹感」などにより「オン」になることが判明。マウス実験でも、「カロリー制限」したマウスの各臓器に、目に見えて長寿遺伝子が急増していた。

つまり――現代人は二倍食べ過ぎて、寿命を半分に縮めている――。

ヨガの教えに「腹八分で医者いらず」「腹六分で老いを忘れる」「腹四分で神に近づく」とあります。これが真理であることを、マッケイやウィスコンシン大実験、ガレンテらは証明したのです。

ちなみに「少食」「節食」「断食」は、老化防止だけでなく性的不能（ED）、不妊症にも抜群の効果があります。貧乏人の子沢山。後進国の多産、先進国の少子化。その原因も少食と飽食の差にあったのです（拙著『「食べない」ひとはなぜ若い？』ヒカルランド、参照）。

## ●さあ、五つのセルフ・ヒーリング

――最後に、私が提案している健康法をお教えしましょう。

それは、(1)少食、(2)菜食、(3)長息、(4)筋トレ、(5)笑いです。

これは、いつでも、どこでも、だれにでもできるヒーリング（癒し）なのです。

**(1)少食**：本書でも、「ファスティングがガンと闘うベストの方法」という南カリフォルニア大の報告を紹介しています。万病は〝体毒〟から生じ、少食はそれを排毒します。腹六分ネズミが二倍生きた実験は、少食長寿を証明しています。

**(2)菜食**：肉食にくらべて心臓マヒ八分の一、大腸ガン死五分の一、糖尿病死約四分の一……などのデータが、すべて、菜食が理想的食事であることの証明です。

**(3)長息**：「一生の呼吸量は決まっている」（ヨガの教義）。だから、長く呼吸すると、長く生きるのです。腹式呼吸の長息法（ロングブレス）をおすすめします。ペンタゴン（米国防総省）ですら、このヨガ呼吸法を正式採用しているのです。

**(4)筋トレ**：筋肉からは、一〇〇種類近い若返りホルモン（マイオカイン）が分泌されています。筋肉に最大負荷の八割以上を五秒以上加えると、急速に発達します（アイソメトリックス）。運動させると、マウスのガンは三分の一に激減します。運動も、ガンを防ぐ素晴らしい方法だったのです。

**⑸笑い：**ガンと闘うNK細胞を六倍に増やした効果でわかるように、ガンの予防、治療に最適です。副交感神経が優位となるリラックス効果で、万病が消えていきます。

そして、あなたも、まわりも、ハッピーになれるのです。

# あとがき

最後まで、読んでいただいたことに、感謝いたします。
できるだけ、わかりやすく、読みやすく、まとめたつもりです。
それでも、専門的で、わかりづらいところも、あったと思います。
この本は、ガンというひとつの病気をとおして、命とはなにか……に、ふれています。

なぜ、ひとは病むのか？
なぜ、ひとは悩むのか？

病気も、苦悩も、つらいものです。ガンという病気は、そのさいたるものです。
でも、大自然に目を向けてください。
野生の動物たちは、ゆったり、優美に、悠然と生きています。
地球上で、人間ほど病気をする〝動物〟はいない……と、いわれます。

その〝病気〟のほとんどは、人間がつくってきたものなのですね。
つくってきたものは、〝医療〟でした。そして、〝医学〟でした。

病気を治すための医療や医学が、じつは人類を病気にして、ときに〝殺して〟きた。

この本を読み終わったあなたは、ただ、うなずくしかないでしょう。


こんな、空しい、悲しい、悔しいことは、ありません。

わたしたちには、いま、目覚めが必要です。

あなたの愛するひとも、同じです。この一冊をその読本としていただければ、幸いです。

さりげなく手渡していただければ、だまってほほ笑み、手にとってくれるでしょう。

いま、世界でヨガが熱いブームです。

それは、そこに古代の叡智があるからです。

それは、野生の動物たちを生かしている叡智です。


**――自然に近づくほど、病気から遠ざかる――（医聖ヒポクラテス）**

大自然があたえてくれた生命に、深く感謝し、
それを愛《いと》しみ、慈《いつく》しんで、日々を生きていきましょう！

やさしい春の訪れの名栗山荘にて　船瀬俊介

**船瀬俊介**（ふなせ・しゅんすけ）

1950年、福岡県生まれ。九大理学部を経て、早大文学部、社会学科卒業。日本消費者連盟スタッフとして活動の後、1985年、独立。以来、消費・環境問題を中心に執筆、評論、講演活動を行う。主なテーマは「医・食・住」から文明批評にまで及ぶ。近代の虚妄の根源すなわち近代主義（モダニズム）の正体は、帝国主義（インペリアリズム）であったと指摘。近代における医学・栄養学・農学・物理学・化学・建築学さらには哲学・歴史学・経済学まで、あらゆる学問が“狂育”として帝国主義に奉仕し、人類支配の“道具”として使われてきたと告発。近代以降の約200年を「闇の勢力」が支配し石炭・石油・ウランなどで栄えた「火の文明」と定義し、人類の生き残りと共生のために新たな「緑の文明」の創造を訴え続けている。有為の同志を募り月一度、「船瀬塾」主宰。未来創世の端緒として、「新医学宣言」を提唱、多くの人々の参加を呼びかけている。

主な著作に『維新の悪人たち——「明治維新」は「フリーメイソン革命」だ！』、『未来を救う「波動医学」』、『買うな！使うな！身近に潜むアブナイものPART 1』、『同PART 2』、『医療大崩壊』（共栄書房）、『抗ガン剤で殺される』、『笑いの免疫学』、『抗ガン剤の悪夢』、『病院に行かずに「治す」ガン療法』、『アメリカ食は早死にする』、『ショック！やっぱりあぶない電磁波』、『原発マフィア』、『和食の底力』、『STAP細胞の正体』（花伝社）、『クスリは飲んではいけない⁉』、『ガン検診は受けてはいけない⁉』、『放射能汚染だまされてはいけない⁉』（徳間書店）、『「五大検診」は病人狩りビジネス』（ヒカルランド）、『病院で殺される』、『3日食べなきゃ7割治る』、『やってみました！1日1食』（三五館）、『できる男は超少食』（主婦の友社）、『新医学宣言——いのちのガイドブック』（キラジェンヌ）、『THE GREEN TECHNOLOGY』（彩流社）、『ワクチンの罠』、『ドローン・ウォーズ』（イースト・プレス）などベストセラー多数。

**あぶない抗ガン剤——やはり、抗ガン剤で殺される**

2018年4月20日　初版第1刷発行
2024年10月15日　初版第2刷発行

著者 ——— 船瀬俊介
発行者 —— 平田　勝
発行 ——— 共栄書房
〒101-0065　東京都千代田区西神田2-5-11出版輸送ビル2F
電話　03-3234-6948
FAX　03-3239-8272
E-mail　master@kyoeishobo.net
URL　https://kyoeishobo.net
振替 ——— 00130-4-118277
装幀 ——— 生沼伸子
カバーイラスト—高橋文雄
印刷・製本—中央精版印刷株式会社



ISBN978-4-7634-1083-2 C0036

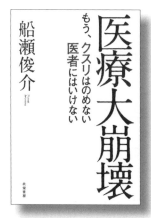

## 船瀬俊介の本

# 買うな！使うな！

## ——身近に潜むアブナイもの　ＰＡＲＴ①

（本体価格　1500円＋税）

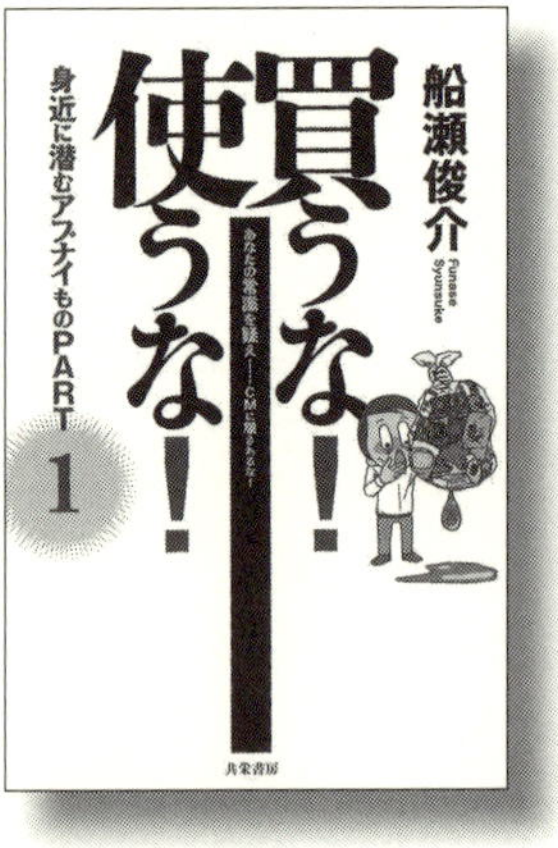


**テレビは言わない!! 新聞は書けない!!**
**知らないことは、罪です**

●ジャガイモ揚げたら発ガン物質！　基準値1280倍超！
●ああ……シャンプーは毒物エキス！　抜け毛、脱毛、ハゲ激増
●清涼飲料やドリンク剤は〝有毒ベンゼン〟入り！
●子どもに〝覚醒剤〟——ＡＤＨＤ治療薬〝リタリン〟の恐怖
●成長異常、発ガン……狂牛病より怖い？〝成長ホルモン〟●人口透析は８割不要　患者一人、年500万円の荒稼ぎ
●高血圧治療で死亡率５倍に急増！